中国临床专科医师参考系列

骨质疏松性骨折

主　编　史晓林　吴连国

副主编　许　超　刘　康

编　委　张晋红　尹　航　何　滨
　　　　黄俊俊　毛应德龙　梁博程
　　　　唐彬彬　崔龙慷　何伟涛
　　　　李　振　刘　全　毛一凡

U0221417

ZHEJIANG UNIVERSITY PRESS
浙江大学出版社

图书在版编目(CIP)数据

骨质疏松性骨折 / 史晓林,吴连国主编. —杭州:
浙江大学出版社,2020.9
ISBN 978-7-308-20300-5

Ⅰ.①骨… Ⅱ.①史… ②吴… Ⅲ.①骨质疏松—骨
折—诊疗 Ⅳ.①R681 ②R683

中国版本图书馆 CIP 数据核字(2020)第 103979 号

骨质疏松性骨折

史晓林　吴连国　主编

策划编辑	陈　波
责任编辑	阮海潮(1020497465@qq.com)
责任校对	蔡晓欢　陈静毅
封面设计	续设计
出版发行	浙江大学出版社
	(杭州市天目山路 148 号　邮政编码 310007)
	(网址:http://www.zjupress.com)
排　版	杭州星云光电图文制作有限公司
印　刷	浙江省邮电印刷股份有限公司
开　本	787mm×1092mm　1/16
印　张	11
字　数	282 千
版 印 次	2020 年 9 月第 1 版　2020 年 9 月第 1 次印刷
书　号	ISBN 978-7-308-20300-5
定　价	55.00 元

前　言

　　骨质疏松症是最常见的骨骼疾病之一，是一种以骨量低下、骨组织微结构损坏导致骨脆性增加而易发生骨折为特征的全身性骨病，目前，已经被世界卫生组织列为全球第五大疾病。骨质疏松症最严重的并发症是骨质疏松性骨折。随着社会人口老龄化，骨质疏松症和骨质疏松性骨折发病率不断上升。根据流行病学调查，2010年我国骨质疏松性骨折患者达233万。据预测，到2050年，我国骨质疏松性骨折患病人数将达600万。临床上，骨质疏松性骨折具有较多的并发症和较高的死亡率。据权威杂志报道，老年骨质疏松性髋部骨折的死亡率可高达20%。这些情况对骨质疏松性骨折患者的治疗、管理和康复提出了巨大的挑战。

　　目前，对骨质疏松和骨质疏松性骨折的研究成果犹如雨后春笋般涌现。伴随着骨质疏松相关学术团体的成立，骨质疏松症和骨质疏松性骨折防治的专业指南被陆续制定出来。但指南存在基础内容局限的缺点，不适用于对骨质疏松性骨折的系统认识和学习，不利于向更多基层医院推广应用。对于广大骨科医生和相关专业医生来说，出版一本详细介绍骨质疏松和骨质疏松性骨折基本内容且可学习参考的应用性专著，具有一定现实意义。有鉴于此，我们组织浙江中医药大学附属第二医院（浙江省新华医院）的相关专家编写了本专著。编者均为多年从事骨质疏松性骨折防治工作的临床专家，具有丰富的临床经验和丰硕的科研成果，这使得本书具有较高的临床和科研参考价值。在编写过程中，专家们认真制定编写方案，反复讨论编写内容，三易其稿，希望本书能为提高我国骨质疏松性骨折的医疗、教学和科研水平发挥积极作用。

　　本书参考了近几年国内外骨质疏松和骨质疏松性骨折领域最新的研究成果及专业指南，同时结合各位作者的临床实践经验编写而成。本书对骨质疏松性骨折的基本内容和临床诊治进行了全面论述，分别介绍了骨的基本知识、骨质疏松症的基本概念、骨质疏松性骨折概述、骨质疏松性骨折的诊断、骨质疏松性骨折的治疗方案选择、骨质疏松性骨折的西药治疗、常见骨质疏松性骨折的类型、骨质疏松性骨折的治疗进展、骨质疏松性骨折的康复。本书突出体现骨质疏松性骨折的临床治疗原则，同时引入骨折术后快速康复理念，不同于以往骨质疏松性骨折的专著。本书条理清晰，篇目完整，内容翔实，对临床与科研工作具有重要的指导意义。

　　由于骨质疏松性骨折涉及多学科领域，加之新的研究结果不断涌现，书中不足之处在所难免，恳请读者不吝批评指正！

史晓林　吴连国

目　录

第一章　骨的基础知识 ……………………………………………………………… 1

第一节　骨的形态与结构 ……………………………………………………… 1

第二节　骨重建 ………………………………………………………………… 4

第三节　骨组织分子生物学 …………………………………………………… 7

第四节　骨的基质 …………………………………………………………… 11

第五节　骨的代谢及其调节 ………………………………………………… 13

参考文献 ……………………………………………………………………… 18

第二章　骨质疏松症的基本概念 …………………………………………………… 19

第一节　骨质疏松症的定义 ………………………………………………… 19

第二节　骨质疏松症的分类 ………………………………………………… 19

第三节　骨质疏松症的流行病学 …………………………………………… 19

第四节　骨质疏松症的临床表现 …………………………………………… 20

第五节　骨质疏松症的预防与治疗 ………………………………………… 22

参考文献 ……………………………………………………………………… 25

第三章　骨质疏松性骨折概述 ……………………………………………………… 27

第一节　骨质疏松性骨折的定义和分类 …………………………………… 27

第二节　骨质疏松性骨折的病理特点和流行病学 ………………………… 27

第三节　骨质疏松性骨折的危险因素及风险评估 ………………………… 29

第四节　骨质疏松性骨折的常见并发症 …………………………………… 31

第五节　骨质疏松性骨折愈合的生物学机制 ……………………………… 33

参考文献 ……………………………………………………………………… 36

第四章　骨质疏松性骨折的诊断 …………………………………………………… 38

第一节　骨质疏松性骨折的临床表现 ……………………………………… 38

第二节　骨质疏松性骨折的影像学检查 …………………………………… 38

第三节　骨质疏松性骨折的生化检查 ……………………………………… 40

第四节　骨质疏松性骨折的国内外临床诊断标准 ………………………… 41

参考文献 ……………………………………………………………………… 41

第五章　骨质疏松性骨折的治疗方案选择 ·· 42

第一节　骨质疏松性骨折治疗原则 ··· 42

第二节　骨质疏松性骨折程度的评估 ··· 48

第三节　外科治疗的适应证和内固定物的选择 ······························· 52

第四节　骨质疏松性骨折的围手术期处理 ····································· 54

参考文献 ··· 55

第六章　骨质疏松性骨折的西药治疗 ·· 58

第一节　钙剂和维生素 D ··· 58

第二节　双膦酸盐类 ··· 61

第三节　降钙素 ··· 63

第四节　甲状旁腺激素 ·· 64

第五节　性激素补充疗法 ··· 66

第六节　选择性雌激素受体调节剂 ·· 67

参考文献 ··· 68

第七章　骨质疏松性骨折的中医药治疗 ·· 72

第一节　中医对骨质疏松症的认识 ··· 72

第二节　骨质疏松性骨折的中医分期治疗 ····································· 75

第三节　骨质疏松性骨折的常用方药 ··· 76

第八章　骨质疏松性骨折的治疗进展 ·· 79

第一节　骨质疏松性骨折的手术技术进展 ····································· 79

第二节　骨质疏松性骨折的药物治疗展望 ····································· 83

参考文献 ··· 86

第九章　常见骨质疏松性骨折 ··· 90

第一节　脊柱骨质疏松性骨折 ·· 90

第二节　骨质疏松性髋部骨折 ·· 96

第三节　假体周围骨质疏松性骨折 ··· 105

第四节　关节周围骨质疏松性骨折 ··· 107

第五节　骨质疏松性桡骨远端骨折 ··· 118

第六节　肱骨近端骨质疏松性骨折 ··· 127

参考文献 ··· 132

第十章　骨质疏松性骨折康复 ··· 141

第一节　抗骨质疏松药物康复治疗 ··· 141

第二节　营养康复治疗 ··· 142

第三节 康复治疗中的体重控制 …………………………………………………… 146

第四节 肌肉减少症 …………………………………………………………………… 146

第五节 运动训练 ……………………………………………………………………… 147

第六节 物理治疗 ……………………………………………………………………… 155

第七节 脊柱支持 ……………………………………………………………………… 156

第八节 疼痛管理 ……………………………………………………………………… 156

第九节 心理治疗 ……………………………………………………………………… 157

第十节 其他康复相关问题 ………………………………………………………… 158

第十一节 总结 ………………………………………………………………………… 159

参考文献 ……………………………………………………………………………… 159

第一章　骨的基础知识

第一节　骨的形态与结构

骨骼作为一种器官,具有一定的形态和功能,与骨连结和骨骼肌共同构成复杂的运动系统,在神经系统、内分泌系统的调节和各器官、系统的配合下,对机体起着重要的作用,这些作用包括:①力学支撑和运动;②器官保护;③矿物质的代谢和平衡;④造血和免疫系统的构成。

一、骨的形态

骨的形态(pattern of bone)与结构和功能密切相关。正常成人有 206 块骨,大致分为躯干骨、颅骨、四肢骨(外周骨)三部分。依据骨的形态特征,一般分为扁骨、短骨、长骨和不规则骨四种。

(一)扁骨

扁骨多位于人体中轴和四肢肢带部,多呈宽扁、板状,如颅顶骨、盆骨、肋骨、肩胛骨等。扁骨构成容纳重要脏器的腔壁,起保护作用。

(二)短骨

短骨多位于需承受较大压力而又有较复杂活动的部位,彼此连接稳固,如跗骨和腕骨等。

(三)长骨

长骨多位于四肢,有长有短,长的如股骨、胫骨、肱骨、桡骨等,短的如掌骨、指骨,均与其附着肌群长短和运动幅度不同相关。多呈管状,中间部分稍细,称骨干(diaphysis);两端部分膨大,称骨骺(epiphysis);骨干与骨骺相邻的部分称干骺端(metaphysis)。成年后,纵向生长停止,骺软骨骨化,骺板消失。长骨内多有空腔,乃骨髓所在之处,故称骨髓腔。

(四)不规则骨

形态不规则与其功能密切相关,如椎骨、骨窦、籽骨和听骨等。

二、骨的组织结构[1]

人体的 206 块骨,分为多种类型,其中以长骨的结构最为复杂。长骨由骨干和骨骺两部分构成,表面覆有骨膜和关节软骨。典型的长骨,如股骨和肱骨,其骨干为一壁厚且中空的圆柱体,中央是充满骨髓的大骨髓腔。长骨由密质骨、松质骨和骨膜等构成。密质骨为松质骨质量的 4 倍,但松质骨代谢率却为密质骨的 8 倍,这是因为松质骨具有大量表面积,为细胞活动提供了条件。松质骨一般存在于骨干端、骨骺和如椎骨的立方形骨中,松质骨内部的板层或杆状结构形成了沿着机械压力方向排列的三维网状构架。松质骨承受着压力和应变张力的合作用,但压力负荷仍是松质骨承受的主要负载形式。密质骨组成长骨的骨干,承受弯曲、扭转和压力负荷。长骨骨干除骨髓腔面有少量松质骨外，其余均为密质骨。骨干中部的密质骨最厚，越向两端越薄。

(一)密质骨

骨干主要由密质骨构成，内侧有少量松质骨形成的骨小梁。密质骨在骨干的内外表层形成环骨板，在中层形成哈弗斯系统和间骨板。骨干中有与骨干长轴几乎垂直走行的穿通管，内含血管、神经和少量疏松结缔组织，结缔组织中有较多骨祖细胞；穿通管在骨外表面的开口即为滋养孔。

1. 环骨板

环骨板是指环绕骨干外、内表面排列的骨板，分别称为外环骨板和内环骨板。

(1)外环骨板　外环骨板厚，居骨干的浅部，由数层到十多层骨板组成，比较整齐地环绕骨干平行排列，其表面覆盖骨外膜。骨外膜中的小血管横穿外环骨板深入骨质中。贯穿外环骨板的血管通道称穿通管(perforating canal)或福尔克曼管(Volkmann's canal)，其长轴几乎与骨干的长轴垂直。通过穿通管，营养血管进入骨内，与纵向走行的中央管内的血管相通。

(2)内环骨板　内环骨板居骨干的骨髓腔面，仅由少数几层骨板组成，不如外环骨板平整。内环骨板表面衬以骨内膜，后者与被覆于松质骨表面的骨内膜相连续。内环骨板中也有穿通管穿行，管中的小血管与骨髓血管通连。从内、外环骨板最表层骨陷窝发出的骨小管，一部分伸向深层，与深层骨陷窝的骨小管通连，一部分伸向表面，终止于骨和骨膜交界处，其末端是开放的。

2. 哈弗斯骨板(Haversian lamella)

哈弗斯骨板介于内、外环骨板之间，是骨干密质骨的主要部分，它们以哈弗斯管(Haversian canal)为中心呈同心圆排列，并与哈弗斯管共同组成哈弗斯系统。哈弗斯管也称中央管，内有血管、神经及少量结缔组织。长骨骨干主要由大量哈弗斯系统组成，所有哈弗斯系统的结构基本相同，故哈弗斯系统又有骨单位之称。

骨单位为厚壁的圆筒状结构，其长轴基本上与骨干的长轴平行，中央有一条细管称中央管，围绕中央管有5～20层骨板呈同心圆排列，宛如层层套入的管鞘。改建的骨单位不总是呈单纯的圆柱形，可有许多分支互相吻合，具有复杂的立体构型。因此，可以见到由同心圆排列的骨板围绕斜行的中央管。中央管之间还有斜行或横行的穿通管互相连接，但穿通管周围没有同心圆排列的骨板环绕，据此特征可区别穿通管与中央管。哈弗斯骨板一般为5～20层，故不同骨单位的横断面积大小不一。每层骨板的平均厚度为$3\mu m$。

骨板中的胶原纤维绕中央管呈螺旋形行走，相邻骨板中胶原纤维互成直角关系。有人认为，骨板中的胶原纤维的排列是多样性的，并根据胶原纤维的螺旋方向，将骨单位分为3种类型：Ⅰ型，所有骨板中的胶原纤维均以螺旋方向为主；Ⅱ型，相邻骨板的胶原纤维分别呈纵行和环行；Ⅲ型，所有骨板的胶原纤维以纵行为主，其中掺以极少量散在的环行纤维。不同类型骨单位的机械性能有所不同，其压强和弹性系数以横行纤维束为主的骨单位最大，以纵行纤维束为主的骨单位最小。每个骨单位最内层骨板表面均覆以骨内膜。

中央管长度为3～5mm，中央管的直径因各骨单位而异，差异很大，平均$300\mu m$，内壁衬附一层结缔组织，其中的细胞成分随着骨单位活动状态的不同而不同。在新生的骨质内多为骨祖细胞，被破坏的骨单位则有破骨细胞(osteoclast，OC)。骨沉积在骨外膜或骨内膜表面形成的骨单位，或在松质骨骨骼内形成的骨单位，称为初级骨单位。中央管被同心圆骨板柱围绕，仅有几层骨板。初级骨单位常见于未成熟骨,如幼骨,特别是胚胎骨和婴儿骨,随着年龄的增长,初级骨单位也相应减少。次级骨单位与初级骨单位相似,是初级骨单位经改建后形成的。次级骨单位或称继发性哈弗斯系统,有一黏合线,容易辨认,并使其与邻近的矿化组织分开来。

中央管中通行的血管不一致。有的中央管中只有一条毛细血管,其内皮有孔,胞质中可见吞饮小泡,包绕内皮的基膜内有骨细胞。有的中央管中有两条血管,一条是小动脉,或称毛细血管前微动脉,另一条是小静脉。骨单位的血管彼此通连,并与穿通管中的血管交通。在中央管内还可见到细的神经纤维,与血管伴行,大多为无髓神经纤维,偶可见有髓神经纤维,这些神经主要由分布在骨外膜的神经纤维构成。

3. 间骨板

间骨板位于骨单位之间或骨单位与环骨板之间,大小不等,呈三角形或不规则形,也由平行排列骨板构成,大都缺乏中央管。间骨板与骨单位之间有明显的黏合线分界。间骨板是骨生长和改建过程中哈弗斯骨板被溶解吸收后的残留部分。

在以上三种结构之间,以及所有骨单位表面都有一层黏合质,呈强嗜碱性,为骨盐较多而胶原纤维较少的骨质。在长骨横断面上呈折光较强的轮廓线,称黏合线。伸向骨单位表面的骨小管,都在黏合线处折返,不与相邻骨单位的骨小管连通。因此,同一骨单位内的骨细胞都接受来自其中央管的营养供应。

(二)松质骨

长骨两端的骨骺主要由松质骨构成,仅表面覆以薄层密质骨。松质骨的骨小梁粗细不一,相互连接而成拱桥样结构,骨小梁的排列配布方向完全符合机械力学规律。骨小梁也由骨板构成,但层次较薄,一般不显示骨单位,在较厚的骨小梁中,也能看到小而不完整的骨单位。例如,股骨上端、股骨头和股骨颈处的骨小梁排列方向,与其承受的压力和张力曲线大体一致;而股骨下端和胫骨上、下端,由于压力方向与它们的长轴一致,故骨小梁以垂直排列为主。骨所承受的压力均等传递,变成分力,从而减轻骨的负荷,但骨骺的抗压抗张强度小于骨干的抗压抗张强度。松质骨骨小梁之间的间隙相互连通,并与骨干的骨髓腔直接相通。

(三)骨膜

骨膜是由致密结缔组织组成的纤维膜。包在骨表面的较厚层结缔组织称骨外膜;被衬于骨髓腔面的薄层结缔组织称骨内膜。除骨的关节面、股骨颈、距骨的囊下区和某些籽骨表面外,骨的表面都有骨外膜。肌腱和韧带的骨附着处均与骨外膜连续。

1. 骨外膜

成人长骨的骨外膜一般可分为内、外两层,但两者并无截然分界。

纤维层是最外的一层薄的、致密的、排列不规则的结缔组织,其中含有一些成纤维细胞。结缔组织中含有粗大的胶原纤维束,彼此交织成网状,有血管和神经在纤维束中穿行,沿途有些分支经深层穿入穿通管。有些粗大的胶原纤维束向内穿进骨质的外环层骨板,称穿通纤维(perforating fiber),又称沙比纤维(Sharpey fiber),起固定骨膜和韧带的作用。骨外膜内层直接与骨相贴,为薄层疏松结缔组织,其纤维成分少,排列疏松,血管及细胞丰富,细胞贴骨分布,排列成层,一般认为它们是骨祖细胞。

骨外膜内层的组织成分随年龄的增长和功能活动而变化,在胚胎期和出生后的生长期,骨骼迅速生成,内层的细胞数量较多,骨祖细胞层较厚,其中许多已转变为成骨细胞。成年后骨处于改建缓慢的相对静止阶段,骨祖细胞相对较少,不再排列成层,而是分散附着于骨的表面,变为梭形,与结缔组织中的成纤维细胞很难区别。当骨受损后,这些细胞又恢复造骨的能力,变为典型的成骨细胞,参与新骨质形成。由于骨外膜内层有成骨能力,故又称生发层或成骨层。

2.骨内膜

骨内膜是一薄层含细胞的结缔组织,衬附于骨干和骨骺的骨髓腔面以及所有骨单位中央管的内表面,并且相互连续。骨内膜非常薄,不分层,由一层扁平的骨祖细胞和少量的结缔组织构成,并与穿通管内的结缔组织相连续。非改建期骨的骨内膜表面覆有一层细胞,称为骨衬细胞,其细胞表型不同于成骨细胞。一般认为它是静止的成骨细胞,在适当刺激下,骨衬细胞可再激活成为有活力的成骨细胞。

骨膜的主要功能是营养骨组织,为骨的修复或生长不断提供新的成骨细胞。骨膜具有成骨和成软骨的双重潜能,临床上利用骨膜移植,已成功地治疗骨折延迟愈合或不愈合、骨和软骨缺损、先天性腭裂和股骨头缺血性坏死等疾病。骨膜内有丰富的游离神经末梢,能感受痛觉。

(四)骨髓

骨松质的腔隙彼此连通,其中充满小血管和造血组织,称为骨髓。在胎儿和幼儿期,全部骨髓呈红色,称红骨髓。红骨髓有造血功能,内含发育阶段不同的红骨髓和某些白细胞。在5岁以后,长骨骨髓腔内的红骨髓逐渐被脂肪组织代替,呈黄色,称黄骨髓,失去造血活力,但在慢性失血过多或重度贫血时,黄骨髓可逐渐转化为红骨髓,恢复造血功能。在椎骨、髂骨、肋骨、胸骨及肱骨和股骨等长骨的骺内终生都是红骨髓,因此临床常选髂前上棘或髂后上棘等处进行骨髓穿刺,检查骨髓象。

第二节 骨重建

骨是不断进行新陈代谢的组织,人体内每时每刻都有旧骨的吸收和新骨的形成。这种骨重建过程是紧密协调的。在吸收期一定量的旧骨被清除,在形成期又被形成的新骨所替代,从而达到修复微骨折,防止骨老化和维持内环境稳定等目的。

一、成骨细胞与破骨细胞的相互作用[2]

在1980年前后有人提出破骨细胞的激活是由成骨细胞(osteoblast,OB)来进行调控的。这种设想是基于甲状旁腺激素(parathyroid hormone,PTH)受体对PTH的反应在成骨细胞中比在破骨细胞中敏感,骨吸收中前列腺素前体的作用总是与成骨细胞中环磷酸腺苷(cAMP)的累积有关,PTH和$1,25$-$(OH)_2VD_3$可以诱导成骨细胞形态发生明显变化。内衬细胞发生变化暴露骨基质,从而影响到破骨细胞功能。破骨细胞骨吸收实验证明PTH和白细胞介素-1(IL-1)具有间接影响,但成骨和破骨细胞间的相互作用还不十分清楚。实验中发现成骨细胞和骨髓联合培养时白细胞介素-6(IL-6)可诱导破骨细胞产生;IL-6通过成骨细胞膜上的IL-6受体促使成骨细胞合成环氧化酶-2(cyclooxygenase-2,Cox-2),从而诱导破骨细胞产生,这一过程可被IL-6受体的抗体及Cox-2的拮抗剂NS-398阻断。实验中发现甲状旁腺素作用于成骨细胞能分泌一种破骨细胞刺激因子,使与之共培养的破骨细胞活性增强 4.2 倍,而生物活性磷作用于成骨细胞分泌一种破骨细胞抑制因子,使与之共培养的破骨细胞活性降低 60%。研究中发现,前列腺素 E_2(PGE_2)作用于成骨细胞产生蛋白激酶 A 刺激破骨细胞的形成及破骨细胞的吸收活动。而 PGE_2 作用于单独的破骨细胞则抑制其骨吸收活动。一方面,成骨细胞和前破骨细胞共培养可促进后者转化为破骨细胞,这主要是培养基中的粒细胞、肥大细胞克隆刺激因子起作用;另一方面,破骨细胞也分泌一些细胞因子影响成骨细胞功能活动。破骨细胞可产生肝细胞生长因子,作用于成骨细胞引起其迁移及 DNA 复制。

通过骨髓基质细胞的体外实验发现破骨细胞形成需要成骨细胞和基质细胞的存在,并且这些细胞与破骨细胞的接触几乎是必不可少的。细胞与细胞之间和细胞与基质间的相互作用在破骨细胞形成中发挥着重要作用,多种表面分子参与其中。在鼠的骨髓基质细胞中特异性 C_3 补体抗体和巨噬细胞表面分子抗原(MAC-1)抑制破骨细胞的形成。在破骨细胞前体中发现 C_3,在成骨细胞中发现并被 $1,25\text{-}(OH)_2VD_3$ 上调,促进破骨细胞的形成。通过破骨细胞培养发现,脾细胞和骨髓破骨细胞前体与成骨细胞或基质细胞接触是必需的。据报道,在啮齿类动物中,成骨细胞和基质细胞是雌激素的靶细胞,被认为可能是通过 IL-6 的产生来调控破骨细胞形成的。破骨细胞形成后或者通过与成骨细胞的接触,或者与矿化基质接触从而被激活。巨噬细胞也可通过异原体而被激活。通过与白细胞比较,激活的破骨细胞可以通过释放趋化因子对其他的破骨细胞或者破骨细胞前体发生影响。

二、成骨细胞与骨细胞的相互作用[2]

在体内,成骨细胞产生细胞外基质(extracellular matrix,ECM),基质逐渐钙化,成骨细胞包埋于钙化基础中;成骨细胞逐渐转化为骨细胞;在一定条件下,骨细胞在自身 ECM 包埋中可转化为成骨细胞。两者相比,骨细胞碱性磷酸酶(ALP)活性低,但 PTH 刺激的环磷酸腺苷(cAMP)及骨钙素(osteocalcin,OC)、骨桥蛋白(osteopontin,OPN)、骨粘连蛋白(osteonectin)表达强于成骨细胞。骨细胞的机械应力感受能力强于成骨细胞,骨细胞通过膜上整合与 ECM 紧密接触感受机械应力,引起胞内信号传递,ALP 及破骨细胞表达量增加,并通过界沟将信号传递到相邻成骨细胞,引起成骨细胞发生相应变化。研究证实,骨细胞与成骨细胞的应力信号传递通道不一样,分别可被不同的阻断剂阻断。

三、骨重建分期[2]

在通常情况下,骨重建包括静止期、激活期、骨吸收期、耦联期和骨形成期这五个先后发生的过程。

(一)静止期

在正常骨组织中,80%以上的松质骨表面和 90%以上的密质骨表面是处于静止状态的。处于静止状态中的矿化骨表面覆盖着一层厚 $0.1 \sim 0.5\mu m$ 的类骨质,类骨质上又覆盖着一层扁平的骨衬细胞。骨表面的这两层覆盖物又称骨膜屏障,使矿化骨与外界隔绝而不受各种因子的影响。

(二)激活期

骨重建的激活过程指骨表面从静止状态转变为骨吸收状态的过程。在全身和局部因素的影响下,骨衬细胞开始收缩并分泌蛋白溶酶,使骨衬细胞由扁平形状变为立方形而暴露了下面的类骨质薄层,进而被蛋白溶酶所降解。这时的骨膜屏障被完全去除。矿化骨表面被完全暴露,破骨细胞前体因而向裸露的骨表面迁移,同时又在骨衬细胞释放的破骨细胞分化因子的诱导下分化,相互融合成为成熟的破骨细胞而具有强烈的骨吸收功能。

(三)骨吸收期

在与矿化骨表面接触后,破骨细胞开始吸收骨组织。生成的表面凹陷在松质骨中称为骨吸收陷窝(resorption lacuna),在皮质骨中则称为切割锥形体。随着破骨细胞向前挖掘,切割锥形体也向前推进。动物试验显示,破骨细胞的纵向挖掘速度可达每天 $20\sim40\mu m$,而其横向挖掘速度则为每天 $50\sim10\mu m$。骨吸收腔的平均深度在松质骨表面约为 $60\mu m$,而在皮质骨表面则为 $100\sim125\mu m$。骨重建的吸收阶段大约需要 $1\sim3$ 周时间来完成。

(四)耦联期

骨吸收完成后,通常在 $1\sim2$ 周后骨形成才开始。由于这一阶段把两个完全相反的过程(破骨和成骨)连接在一起,所以我们把它称为耦联期。组织切片上可见破骨细胞只出现在切割锥形体的前半部,而后半部则被一些功能不明的单核细胞所占据。一些学者认为,破骨细胞的功能仅限于去矿化,而骨基质的降解和吞噬则由单核细胞来负责。还有学者认为,单核细胞是成骨前体细胞,需要 $1\sim2$ 周时间分化为成熟成骨细胞,进而开始成骨过程。在生理状况下,骨重建工程中的成骨细胞耦联于破骨细胞是骨生物学的基本常识。然而产生这一耦联的细胞学机制和激素调控机制尚未完全清楚。一些学者认为,骨吸收过程中有许多局部因子从骨基质内释放出来,如胰岛素样生长因子Ⅰ和Ⅱ、转移生长因子和纤维生长因子等。这些局部因子诱导了成骨前体细胞的增殖、分化和成熟,从而启动了骨形成过程。

(五)骨形成期

骨形成的过程包括类骨质的合成与分泌和类骨质矿化这两个过程。当成骨细胞排列在陷窝表面时,首先分泌一层黏合剂而形成黏合线,然后开始分层地分泌类骨质带。相邻两层的类骨质带中胶原纤维的走向是相互垂直的。分泌类骨质后,其中的胶原纤维分子需要 10d 时间互相交联,并在连接处形成孔腔结构而接受矿物质的沉积和结晶。类骨质的矿化是一个由快到慢的过程,在该过程的头 $5\sim10d$ 内,类骨质的矿物化程度可达 70%,另有 25% 则需要 $3\sim6$ 个月的时间来完成。在正常的骨组织中,矿化速度不会达到 100%,只有在坏死骨中才可达到 100% 的矿化程度。

骨重建是维持骨组织代谢和力学功能的重要机制。骨骼由于微缺损的产生和累积,如不及时修复则会导致疲劳性骨折,唯一的修复途径是经过骨的重建。骨重建是一个骨组织自我更新和自我调整的生理过程。而骨重建的产物,在皮质骨中是新哈弗斯系统的形成,在松质骨表面则是新骨小梁的形成。在人的一生中骨的重建过程是始终存在的。骨组织不断自我更新使皮质骨的平均年龄维持在 20 年左右,使松质骨的平均年龄维持在 4 年左右。骨重建对组织水平的骨质量有正负两方面的影响。骨重建在修复微缺损,取代死骨而使骨组织适应外部环境的同时可以因过度吸收而穿透骨小梁,进而使之消失;还可以因过度吸收造成皮质骨小孔增多,厚度变薄而导致强度减弱。

第三节 骨组织分子生物学

　　骨是骨骼系统的主要器官,由骨组织、骨髓和骨膜构成。骨骼构成了人体的支架,并赋予人体基本形态,起着保护、支持和运动的作用。在运动中,骨起着杠杆作用,关节是运动的枢纽,骨骼肌则是运动的动力器官。骨骼作为钙、磷、镁等无机矿物质的贮存库和缓冲库,在骨代谢调节激素的作用下,维持矿物质的内环境稳定。骨髓是主要的造血系统和机体免疫系统的组成部分,也是成骨性谱系细胞和破骨性谱系细胞的来源。在活体中,骨能不断地进行新陈代谢,并有修复和改建的能力。

　　骨组织是一种特殊的结缔组织,是骨的结构主体,由数种细胞和大量钙化的细胞间质组成,钙化的细胞间质称为骨基质。骨组织的特点是细胞间质有大量骨盐沉积,即细胞间质矿化,使骨组织成为人体最坚硬的组织之一。

　　在活跃生长的骨中,有4种细胞,即骨祖细胞、成骨细胞、骨细胞和破骨细胞,其中骨细胞最多,位于骨组织内部,其余3种均分布在骨质边缘。

一、骨祖细胞[1]

　　骨祖细胞又称骨原细胞,是骨组织的干细胞,位于骨膜内。胞体小,呈不规则梭形,突起很细小。核椭圆形或细长形,染色质颗粒细而分散,故核染色浅。胞质少,呈嗜酸性或弱嗜碱性,含细胞器很少,仅有少量核糖体和线粒体。骨祖细胞着色浅淡,不易鉴别。骨祖细胞具有多分化潜能,可分化为成骨细胞、破骨细胞、成软骨细胞或成纤维细胞,分化取向取决于所处部位和所受刺激性质。骨祖细胞存在于骨外膜及骨内膜贴近骨质处,当骨组织生长或重建时,它能分裂分化成骨细胞。骨祖细胞有两种类型:决定性骨祖细胞(determined osteoprogenitor cell,DOPC)和诱导性骨祖细胞(inducible osteoprogenitor cell,IOPC)。DOPC位于或靠近骨的游离面上,如骨内膜和骨外膜内层、生长骨骺板的钙化软骨小梁上和骨髓基质内。在骨的生长期和骨内部改建或骨折修复以及其他形式损伤修复时,DOPC很活跃,细胞分裂并分化为成骨细胞,具有蛋白质分泌细胞特征的细胞逐渐增多。IOPC存在于骨骼系统以外,几乎普遍存在于结缔组织中。IOPC不能自发地形成骨组织,但经适宜刺激,如骨形态发生蛋白(BMP)或泌尿道移行上皮细胞诱导物的作用,可形成骨组织。

二、成骨细胞[1]

　　成骨细胞又称骨母细胞,是指能促进骨形成的细胞,主要来源于骨祖细胞。成骨细胞不但能分泌大量的骨胶原和其他骨基质,还能分泌一些重要的细胞因子和酶类,如基质金属蛋白酶、碱性磷酸酶、骨钙素、护骨素等,从而启动骨的形成过程,同时也通过这些因子将破骨细胞耦联起来,控制破骨细胞的生成、成熟及活化。成骨细胞常见于生长期的骨组织中,大都聚集在新形成的骨质表面。

(一)成骨细胞的形态与结构

　　骨形成期间,成骨细胞被覆骨组织表面,当成骨细胞生成基质时,被认为是活跃的。活跃的成骨细胞胞体呈圆形、锥形、立方形或矮柱状,通常单层排列。细胞侧面和底部出现突起,与相邻的成骨细胞及邻近的骨细胞以突起相连,连接处有缝隙连接。胞质强嗜碱性,与粗面内质网的核糖体有关。在粗面内质网上镶嵌着圆形或细长形的线粒体,成骨细胞的线粒体具有清除胞质内钙离子的作用,同时也是能量的加工厂。某些线粒体含有一些小的矿化颗粒,沉积并附着在嵴外面,微探针分析表明这些颗粒有较高的钙、磷和镁的踪迹。骨的细胞常有大量的线粒体颗粒,可能是激素作用于细胞膜的结果。例如,甲状旁腺激素能引起进入细胞的钙增加,并随之有线粒体颗粒数目的增加。成骨细胞核大而圆,位于远离骨表面的细胞一端,核仁清晰。在核仁附近有一浅染区,高尔基复合体位于此区内。成骨细胞胞质呈碱性磷酸酶强阳性,可见许多 PAS 染色(periodic acid-Schiff stain)阳性颗粒,一般认为它是骨基质的蛋白多糖前身。当新骨形成停止时,这些颗粒消失,胞质碱性磷酸酶反应减弱,成骨细胞转变为扁平状,被覆于骨组织表面,其超微结构类似成纤维细胞。

(二)成骨细胞的功能

在骨形成非常活跃处,如骨折、骨痂及肿瘤或感染引起的新骨中,成骨细胞可形成复层堆积在骨组织表面。成骨细胞有活跃的分泌功能,能合成和分泌骨基质中的多种有机成分,包括I型胶原蛋白、蛋白多糖、骨钙蛋白、骨粘连蛋白、骨桥蛋白、骨唾液酸蛋白等。因此,我们认为其在细胞内的合成过程与成纤维细胞或软骨细胞相似。成骨细胞还分泌胰岛素样生长因子I、胰岛素样生长因子II、成纤维细胞生长因子、白细胞介素-1 和前列腺素等,它们对骨生长有重要作用。此外,还分泌破骨细胞刺激因子、前胶原酶和胞质素原激活剂,它们有促进骨吸收的作用。

因此,成骨细胞的主要功能概括起来有:①产生胶原纤维和无定形基质,即形成类骨质。②分泌骨钙蛋白、骨粘连蛋白和骨唾液酸蛋白等非胶原蛋白,促进骨组织的矿化。③分泌一些细胞因子,调节骨组织形成和吸收。成骨细胞不断产生新的细胞间质,并经过钙化形成骨质,成骨细胞逐渐被包埋在其中。此时,细胞内的合成活动停止,胞质减少,胞体变形,即成为骨细胞。总之,成骨细胞是参与骨生成、生长、吸收及代谢的关键细胞。

1.成骨细胞分泌的酶类

(1)碱性磷酸酶(ALP)   成熟的成骨细胞能产生大量的ALP。由成骨细胞产生的ALP称为骨特异性碱性磷酸酶(BALP),它以焦磷酸盐为底物,催化无机磷酸盐的水解,从而降低焦磷酸盐浓度,有利于骨的矿化。在血清中可以检测到四种不同的 ALP 同分异构体,这些异构体都能作为代谢性骨病的诊断标志,但各种异构体是否与不同类型的骨质疏松症(绝经后骨质疏松症、老年性骨质疏松症以及半乳糖血症、乳糜泻、肾性骨营养不良等引起的继发性骨质疏松症)相关,尚有待于进一步研究。

(2)组织型谷氨酰胺转移酶(tTGs)   谷氨酰胺转移酶是在组织和体液中广泛存在的一组多功能酶类,具有钙离子依赖性。虽然其并非由成骨细胞专一产生,但在骨的矿化中有非常重要的作用。成骨细胞主要分泌组织型谷氨酰胺转移酶,处于不同阶段或不同类型的成骨细胞,其胞质内的谷氨酰胺转移酶含量是不一样的。tTGs 能促进细胞的黏附、细胞播散、细胞外基质的修饰,同时也在细胞凋亡、损伤修复、骨矿化进程中起着重要作用。成骨细胞分泌的tTGs,以许多细胞外基质为底物,促进各种基质的交联,其最主要的底物为纤连蛋白和骨桥蛋白。tTGs 的活化依赖钙离子,即在细胞外钙离子浓度升高的情况下,才能催化纤连蛋白与骨桥蛋白的自身交联。由于钙离子和细胞外基质成分是参与骨矿化最主要的物质,在继发性骨质疏松症和乳糜泻患者的血液中也可检测到以 tTGs 为自身抗原的自身抗体,因而 tTGs 在骨的矿化中肯定发挥着极其重要的作用。

（3）基质金属蛋白酶（MMP） MMP是一类锌离子依赖性的蛋白水解酶类,主要功能是降解细胞外基质,同时也参与成骨细胞功能与分化的信号传导。

2.成骨细胞分泌的细胞外基质

成熟的成骨细胞分泌大量的细胞外基质,也称为类骨质,包括各种胶原和非胶原蛋白。

（1）骨胶原 成骨细胞分泌的细胞外基质中大部分为胶原,其中主要为Ⅰ型胶原,占ECM的90%以上。约10%为Ⅲ型、Ⅴ型和Ⅹ型胶原及多种非胶原蛋白。Ⅰ型胶原主要构成矿物质沉积和结晶的支架,羟基磷灰石在支架的网状结构中沉积。Ⅲ型胶原和Ⅴ型胶原能调控胶原纤维丝的直径,使胶原纤维丝不致过分粗大,而Ⅹ型胶原主要是作为Ⅰ型胶原的结构模型。

（2）非胶原蛋白 成骨细胞分泌的各种非胶原成分如骨桥蛋白、骨涎蛋白、纤连蛋白和骨钙素等在骨的矿化、骨细胞的分化中起重要的作用。

3.成骨细胞的凋亡

成骨细胞经历增殖、分化、成熟、矿化等各个阶段后,被矿化骨质包围或附着于骨基质表面,逐步趋向凋亡或变为骨细胞、骨衬细胞。成骨细胞的这一凋亡过程是维持骨的生理平衡所必需的。与其他细胞凋亡途径一样,成骨细胞的凋亡途径也包括线粒体激活的凋亡途径和死亡受体激活的凋亡途径,最终导致成骨细胞核的碎裂、DNA的有控降解、细胞皱缩、膜的气泡样变等。由于成骨细胞上存在肿瘤坏死因子受体,且在成骨细胞的功能发挥中起着重要作用,因此推测成骨细胞主要可能通过死亡受体激活的凋亡途径而凋亡。细胞因子、细胞外基质和各种激素都能诱导或组织成骨细胞的凋亡。骨形态发生蛋白（BMP）被确定为四肢骨细胞凋亡的关键作用分子。此外,甲状旁腺激素、糖皮质激素、性激素等对成骨细胞的凋亡均有调节作用。

三、骨细胞[1]

骨细胞是骨组织中的主要细胞,埋于骨基质内,细胞体所在的腔隙称骨陷窝,每个骨陷窝内仅有一个骨细胞胞体。骨细胞的胞体呈扁卵圆形,有许多细长的突起,这些细长的突起伸进骨陷窝周围的小管内,此小管即骨小管。

（一）骨细胞的形态

骨细胞的结构和功能与其成熟度有关。刚转变的骨细胞位于类骨质中,它们的形态结构与成骨细胞非常相似。胞体为扁椭圆形,位于比胞体大许多的圆形骨陷窝内。突起多而细,通常各自位于一个骨小管中,有的突起还有少许分支。核呈卵圆形,位于胞体的一端,核内有一个核仁,染色质贴附核膜分布。HE染色时胞质嗜碱性,近核处有一浅染区。胞质呈碱性磷酸酶阳性,还有PAS染色阳性颗粒,一般认为这些颗粒是有机基质的前体。较成熟的骨细胞位于矿化的骨质浅部,其胞体也呈双凸扁椭圆形,但体积小于年幼的骨细胞。核较大,呈椭圆形,居胞体中央,在HE染色时着色较深,仍可见核仁。胞质相对较少,HE染色呈弱嗜碱性,甲苯胺蓝着色甚浅。

电镜下其粗面内质网较少,高尔基复合体较小,少量线粒体分散存在,游离核糖体也较少。

成熟的骨细胞位于骨质深部,胞体比原来的成骨细胞缩小约70%,核质比例增大,胞质易被甲苯胺蓝染色。电镜下可见一定量的粗面内质网和高尔基复合体,线粒体较多,此外尚可见溶酶体。线粒体中常有电子致密颗粒,与破骨细胞的线粒体颗粒相似,现已证实,这些颗粒是细胞内的无机物,主要是磷酸钙。成熟骨细胞最大的变化是形成较长突起,其直径为85~

100nm，为骨小管直径的 1/4～1/2。相邻骨细胞的突起端对端地相互连接，或以其末端侧对侧地相互贴附，其间有缝隙连接。成熟的骨细胞位于骨陷窝和骨小管的网状通道内。骨细胞最大的特征是细胞突起在骨小管内伸展，与相邻的骨细胞连接，深部的骨细胞由此与邻近骨表面的骨细胞突起和骨小管相互连接和通连，构成庞大的网样结构。骨陷窝-骨小管-骨陷窝组成细胞外物质运输通道，是骨组织通向外界的唯一途径。

深埋于骨基质内的骨细胞正是通过该通道运输营养物质和代谢产物的。而骨细胞-缝隙连接-骨细胞形成细胞间信息传递系统，是骨细胞直接通讯的结构基础。据测算，成熟骨细胞的胞体及突起的总表面积占成熟骨基质总表面积的 90% 以上，这对骨组织液与血液之间经细胞介导的无机物交换起着重要作用。骨细胞的平均寿命为 25 年。

(二)骨细胞的功能

1.骨细胞性溶骨和骨细胞性成骨

大量研究表明，骨细胞可能主动参与溶骨过程，并受甲状旁腺激素、降钙素和维生素 D_3 的调节以及机械性应力的影响。Belanger 发现骨细胞具有释放枸橼酸、乳酸、胶原酶和溶解酶的作用。溶解酶会引起骨细胞周围的骨吸收，Belanger 把这种现象称为骨细胞性溶骨。骨细胞性溶骨表现为骨陷窝扩大，陷窝壁粗糙不平。骨细胞性溶骨也可类似破骨细胞性骨吸收，使骨溶解持续地发生在骨陷窝的某一端，从而使多个骨陷窝融合。当骨细胞性溶骨活动结束后，成熟的骨细胞又可在较高水平的降钙素作用下进行继发性骨形成，使骨陷窝壁增添新的骨基质。在生理情况下，骨细胞性溶骨和骨细胞性成骨是反复交替的，即平时维持骨基质的成骨作用，在机体需提高血钙量时，又可通过骨细胞性溶骨活动从骨基质中释放钙离子。

2.参与调节钙、磷平衡

现已证实，骨细胞除了通过溶骨作用参与维持血钙、磷平衡外，骨细胞还具有转运矿物质的能力。成骨细胞膜上有钙泵存在，骨细胞可能通过摄入和释放钙和磷，并可通过骨细胞相互间的网样连接结构进行离子交换，参与调节钙和磷的平衡。

3.感受力学信号

骨细胞遍布骨基质内并构成庞大的网样结构，成为感受和传递应力信号的结构基础。

4.合成细胞外基质

成骨细胞被基质包围后，逐渐转变为骨细胞，其合成细胞外基质的细胞器逐渐减少，合成能力也逐渐减弱。但是，骨细胞还能合成极少部分行使功能和生存所必需的基质，骨桥蛋白、骨连蛋白以及 I 型胶原在骨的黏附过程中起着重要作用。

四、破骨细胞[1]

(一)破骨细胞的形态

1.光镜特征

破骨细胞(OC)是多核巨细胞，细胞直径可达 $50\mu m$ 以上，胞核的大小和数目有很大的差异，15～20 个不等，直径为 $10～100\mu m$。核的形态与成骨细胞、骨细胞的核类似，呈卵圆形，染色质颗粒细小，着色较浅，有 1～2 个核仁。在常规组织切片中，胞质通常为嗜酸性，但在一定pH 下，用碱性染料染色，胞质呈弱嗜碱性，即破骨细胞具嗜双色性。胞质内有许多小空泡。破骨细胞的数量较少，约为成骨细胞的 1%，细胞无分裂能力。破骨细胞具有特殊的吸收功能，从事骨的吸收活动。破骨细胞常位于骨组织吸收处的表面,在吸收骨基质的有机物和矿物质的过程中,造成基质表面不规则,形成近似细胞形状的凹陷称骨吸收陷窝。

2.电镜特征

功能活跃的破骨细胞具有明显的极性,电镜下分为 4 个区域,紧贴骨细胞侧的细胞膜和胞质分化成褶皱缘区和亮区。①褶皱缘区:此区位于吸收腔深处,是破骨细胞表面高度起伏不平的部分,光镜下似纹状缘,电镜下观察发现是由内陷很深的质膜内褶组成,呈现大量的叶状突起或指突起,粗细不均,远侧端可膨大,并常分支互相吻合,故名褶皱缘。ATP 酶和酸性磷酸酶沿褶皱缘细胞膜分布。褶皱缘细胞膜的胞质有非常细小的鬃毛状附属物,长 15～20nm,间隔约 20nm,致使该处细胞膜比其余部位细胞膜厚。突起之间有狭窄的细胞外裂隙,其内含有组织液及溶解中的羟基磷灰石、胶原蛋白和蛋白多糖分解形成的颗粒。②亮区:环绕于褶皱缘区周围,微微隆起,平整的细胞膜紧贴骨组织,好像一堵环行围堤,包围褶皱缘区,使褶皱缘区密封与细胞外间隙隔绝,造成一个特殊的微环境。因此,将这种环行特化的细胞膜和细胞质称为封闭区。切面上可见两块封闭区位于褶皱缘区两侧。封闭区有丰富的肌动蛋白微丝,但缺乏其他细胞器。电镜下观察封闭区电子密度低。破骨细胞若离开骨组织表面,褶皱缘区和亮区均消失。③小泡区:此区位于褶皱缘的深面,内含许多大小不一、电子密度不等的膜被小泡和大泡。小泡数量多,为致密球形。小泡是初级溶酶体或内吞泡或次级溶酶体,直径 0.2～0.5μm。大泡数目少,直径 0.5～3.0μm,其中有些大泡对酸性磷酸酶呈阳性反应。小泡区还有许多大小不一的线粒体。④基底区:位于亮区和小泡区的深面,是破骨细胞远离骨组织侧的部分。细胞核聚集在该处,胞核之间有一层粗面内质网、发达的高尔基复合体和线粒体,还有与核数目相对应的中心粒,很多双中心粒聚集在一个大的中心粒区。破骨细胞膜表面有丰富的降钙素受体和亲脂粘连蛋白或称细胞外粘连蛋白受体等,参与调节破骨细胞的活动。破骨细胞表型的标志是褶皱缘区和亮区以及溶酶体内的抗酒石酸酸性磷酸酶(TRAP),细胞膜上的 ATP 酶和降钙素受体,以及降钙素反应性腺苷酸环化酶活性。近年研究发现,破骨细胞含有固有型一氧化氮合酶(cNOS)和诱导型一氧化氮合酶(iNOS),用 NADPH-黄递酶组化染色,破骨细胞呈强阳性,cNOS 是 NOS 活性的表现。

(二)破骨细胞的功能

破骨细胞在吸收骨质时具有将基质中的钙离子持续转移至细胞外液的特殊功能。骨吸收的最初阶段是羟基磷灰石的溶解,破骨细胞移动活跃,细胞能分泌有机酸,使骨矿物质溶解和羟基磷灰石分解。在骨的矿物质被溶解吸收后,接下来就是骨的有机物质的吸收和降解。破骨细胞可分泌多种蛋白分解酶,主要包括半胱氨酸蛋白酶(CP)和基质金属蛋白酶(MMP)两类。有机质经蛋白水解酶水解后,在骨的表面形成吸收陷窝。在整个有机质和无机矿物质的降解过程中,破骨细胞与骨的表面是始终紧密结合的。此外,破骨细胞能产生一氧化氮(NO),NO 对骨吸收具有抑制作用,与此同时破骨细胞数量也减少。

第四节　骨的基质

骨的基质简称骨质,即钙化的骨组织的细胞外基质。骨基质含水较少,约占湿骨重量的 8%～9%。骨基质由有机质和无机质两种成分构成。

一、无机质[1]

无机质即骨矿物质,又称骨盐,占干骨重量的 65%～75%,其中 95% 是固体钙和磷,无定形的钙-磷固体在嫩的、新形成的骨组织中较多(40%～50%),在老的、成熟的骨组织中少(25%～30%)。骨矿物质大部分以无定形的磷酸钙和结晶的羟基磷灰石[$Ca_{10}(PO_4)_6(OH)_2$]的形式分布于有机质中。无定形磷酸钙是最初沉积的无机盐,以非晶体形式存在,占成人骨无机质总量的 20%～30%。无定形磷酸钙继而组成结晶的羟基磷灰石。电镜下观察,羟基磷灰石结晶体呈柱状或针状,长 20～40nm,宽 2～3nm。经 X 线衍射法研究表明,羟基磷灰石结晶体大小很不相同,体积为(2.5～5.0)nm×40nm×(20～35)nm。结晶体体积虽小,但密度极大,每克骨盐含 10^{16} 个结晶体,故其表面积甚大,可达 100m²。它们位于胶原纤维表面和胶原纤维之间,沿纤维长轴以 60～70nm 的间隔有规律地排列。在液体中的结晶体被一层水包围形成一层水化壳,离子只有通过这层物质才能达到结晶体表面,有利于细胞外液与结晶体进行离子交换。羟基磷灰石主要由钙、磷酸根和羟基结合而成。结晶体还吸附许多其他矿物质,如镁、钠、钾和一些微量元素,包括锌、铜、锰、氟、铅、铁、铝、镭等。因此,骨是钙、磷和其他离子的储存库。这些离子可能位于羟基磷灰石结晶的表面,或能置换结晶体中的主要离子,或者两者同时存在。

骨骼中的矿物质晶体与骨基质的胶原纤维之间存在十分密切的物理-化学和生物化学-高分子化学结构功能关系。正常的羟基磷灰石形如长针状,大小较一致,有严格的空间定向,如果羟基磷灰石在骨矿化前的定点与排列紊乱,骨的矿化即可发生异常,同时也使基质的生成与代谢异常。

二、有机质[1]

有机质包括胶原纤维和无定形基质(蛋白脂质,特别是磷脂类)。

(一)胶原纤维

胶原纤维是一种结晶纤维蛋白原,被包埋在含有钙盐的基质中。在有机质中胶原纤维占 90%,人体的胶原纤维大约 50% 存在于骨组织。构成骨胶原纤维的化学成分主要是 Ⅰ 型胶原,占骨总重量的 30%,还有少量 Ⅴ 型胶原,占骨总重量的 1.5%。在病理情况下,可出现 Ⅲ 型胶原。骨的胶原纤维与结缔组织胶原纤维的形态结构基本相同,分子结构为 3 条多肽链,每条肽有 1000 多个氨基酸,交织成绳状,故又称三联螺旋结构。胶原纤维的直径为 50～70nm,具有 64nm 周期性横纹。Ⅰ 型胶原由 20 多种氨基酸组成,其中甘氨酸约占 33%,脯氨酸和羟脯氨酸约占 25%。骨的胶原纤维和其他胶原蛋白的最大不同在于它在稀酸液中不膨胀,也不溶解于可溶解其他胶原的溶剂中,如中性盐和稀溶液等。骨的胶原纤维之所以具有这些特殊物理性能,是因为骨 Ⅰ 型胶原蛋白分子之间有较多的分子间交联。骨胶原与羟基磷灰石结晶结合,形成了抗挤压和抗扭拉很强的骨组织。随着骨代谢的不断进行,胶原蛋白液不断降解和合成。胶原的功能是使各种组织和器官具有强度一定的结构与机械力学性质,1mm 直径的胶原可承受 98～392N 的力。骨质含的胶原细纤维普遍呈平行排列,扫描电镜下胶原细纤维分支,形成连接错综复杂的网状结构。

(二)无定形基质

无定形基质仅占有机质的 10% 左右,是一种没有固定形态的胶状物,主要成分是蛋白多糖和蛋白多糖复合物,后者由蛋白多糖和糖蛋白组成。

蛋白多糖类占骨有机物的 4%～5%,由一条复杂的多肽链组成,还有几个硫酸多糖侧链与其共价连接。多糖部分为氨基葡聚糖,故 PAS 染色阳性,某些区域呈弱的异染性。尽管骨有机质中存在氨基葡聚糖,但由于含有丰富的胶原蛋白,骨组织切片染色呈嗜酸性。还有很少脂质,占干骨重 0.1%,主要为磷脂类、游离脂肪酸和胆固醇等。

第五节　骨的代谢及其调节

钙对增强和调节细胞膜的通透性起重要作用。对于功能正常的细胞,细胞内钙离子浓度必须维持在 10^{-7} mol/L 以下,pH 也必须维持正常。Ca^{2+} 和 HPO_4^{2-} 离子浓度不应超过 10^{-3} mol/L,以防止磷酸钙沉积在细胞内。

钙在细胞内环境中保持稳定的情况表明,细胞外液的钙离子浓度与细胞内液之间相比差异较大,还表明细胞膜对二价离子是相对不可渗透的。但是,钙离子却能不断地进入细胞内,或许与线粒体的存在与确切地控制细胞内钙离子的浓度有关。钙泵(calcium pump)位于细胞膜,具有运送钙离子对抗细胞外化学梯度的功能。

钙离子由小肠黏膜吸收,或肾小球滤过由肾小管吸收后,通过细胞本身运输,很快泵出细胞,防止阻碍细胞的代谢过程。从理论上说,在线粒体的控制下,钙离子能很快地通过渗透膜,然后通过泵很快地排出细胞,不会引起细胞内钙离子高于允许的限度。

在血浆中,钙的浓度约为 2.5mmol/L,可弥散的钙离子是没有被不能弥散的血浆蛋白络合的部分,稍多于总量的 50%,这样保持钙离子浓度低于溶液产生磷酸钙盐的水平。这些离子和另外一些细胞膜的络合物之间的平衡,维持了细胞外离子浓度的恒定。当这种平衡改变时,会引起高血钙或低血钙等临床病理改变,导致离子经细胞膜排出或反向运动。

血钙水平受其他因素的影响,钙离子在小肠上段被吸收,经肾小球滤过后,又被肾小管吸收,形成不休止地进出骨的液体间隙的现象。整个血浆钙和骨间隙液中的钙每 20min 交换一次。

骨内矿物质不断吸收和沉积,发挥了保持钙环境稳定的重要作用。此外,某些内在因素,如激素(甲状旁腺激素、降钙素)、肾脏(肾小管)和维生素 D 的代谢,对维持血浆钙离子浓度的平衡也起重要作用。

活跃的骨组织被一层细胞所覆盖,形成一动力接触面,使液体与骨和细胞外液的细胞间成分相互交流。在幼年动物,几乎 100% 的骨面被覆盖;而老年大约 40% 的骨面未覆盖,这些区域不参与细胞外液钙离子的消耗。

这种细胞间相互交流的方式,维持了钙离子在两种液体间隙之间的差异(即骨和细胞外液)。细胞表面的钙泵可使离子进入细胞外液的速度和滤过细胞之间进入骨间隙液的速度一样快。

胃、小肠和肾脏的钙离子通过细胞运输至细胞外液,肠内钙离子经饮食摄取,肾小管经肾小球滤过获得钙离子并进行运输。由骨表面覆盖的细胞获得钙离子,经细胞间的管道进入骨间隙液。

正常小肠有调节钙吸收的功能,钙摄入量较多时,减少吸收量,钙摄入量较少时,增加吸收量。小肠吸收钙离子也受饮食的来源和其他因素的影响,例如维生素 D 的代谢影响吸收过程。

胆汁盐使脂肪乳化,便于脂溶性维生素 D 的吸收。如果细胞外液的钙来源受限,可通过骨的吸收增加骨间隙液的钙含量。骨间隙液维持着骨细胞和其他形式的磷酸钙的平衡,能提供一定量的钙,进入细胞外液以维持所需的水平。

小肠调节功能减弱在老年性骨质疏松的发病中起重要作用,老年人钙吸收量降低,与小肠调节功能减弱有一定关系。有研究表明,小肠对钙吸收的调节功能随年龄增长而减弱,高盐摄入也损伤小肠钙吸收的调节功能。过多的钠摄入影响肾脏对钙的重吸收功能,导致高尿钙。因此,有高钠摄入习惯者易患骨质疏松。

一、磷在骨代谢中的作用[3]

磷在细胞生理和骨骼矿化中起重要作用,它是核酸、羟基磷灰石、高能磷酸键、细胞膜磷脂的重要组成成分。磷是分布最广泛的组织成分之一,磷平衡失调,会影响几乎所有的器官与组织。正常人体内磷总量为 400～800g,其中 80%～90%以无机磷酸盐的形式存在于骨内(占骨矿物质的 8%),其余 10%～20%存在于血液、软组织及脏器的细胞内和细胞外液中。在骨内与钙结合形成羟基磷灰石[$Ca_{10}(PO_4)_6(OH)_2$]。骨内磷酸盐由不稳定的碎片组成,与血中离子状磷酸盐保持动态平衡。稳定的磷酸盐碎片附着在骨组织中。

正常成人每天磷最低需要量是 0.88g,在发育期儿童和孕妇稍多一些。主要的饮食来源是奶、乳饼、肉类、蛋、坚果和所有谷类食物中,白面和大米中也有少量磷。磷在食物中以有机或无机两种形式存在。

磷以可溶性无机磷酸盐的形式经小肠吸收,吸收过程受维生素 D 的控制。摄入钙过多,会使磷酸盐在小肠内变为不可溶性,致使磷的摄入减少,使血清磷降低,导致低磷性佝偻病(hypophosphatemic rickets)或骨软化(osteomalacia)。摄入钙不适当,血清磷酸盐存在相对较多,会引起代偿性甲状旁腺激素增多,出现骨吸收,增加尿磷酸盐排泄。肾小管磷的吸收降低,钙的吸收增加,使血钙水平恢复正常。

约 60%的摄入量经尿内排出,血清磷以无机磷酸盐离子形式存在,成人正常水平为 1～1.3mmol/L,儿童稍高,为 1.6～1.9mmol/L。所有磷酸盐以离子形式经肾小球滤过吸收,吸收过程受甲状旁腺激素(PTH)、维生素 D 与降钙素的控制。其中,PTH 是调节肾磷排泄的主要激素,也是血浆磷浓度的主要影响因素。

二、钙在骨代谢中的作用[3]

钙是人体必不可少的物质,体内钙含量约为 1kg,血浆和细胞外液中钙含量约为 1g,其余均以磷酸盐、碳酸盐和氢氧化物的形式存在于骨组织中。它是血凝结的必要物质,对保持神经-肌肉的应激性和肌肉的收缩起重要作用,对黏蛋白和黏多糖的构成,以及许多酶的形成也是必不可少的。钙是维持细胞渗透压、调节酸碱平衡和加强骨的抗机械力的重要因素。70kg体重的正常成人每日需要钙量为 0.65g,生长期儿童和孕妇每日需钙 1.0g。妊娠后 3 个月和哺乳期的需要量则更大。

奶和奶制品是钙饮食中的主要来源。

钙吸收部位主要在小肠上段,小部分也可在结肠被吸收。每天成人食入钙为 0.6～1.0g,但仅 200～250mg 被吸收,其余经粪便排出。肠吸收钙可分为两个概念,即真性吸收和纯吸收。前者指饮食中的钙被吸收的量和进入肠道的消化液中的钙被吸收数量的总和,后者指饮食含钙量与粪钙量之差。前者反映肠道的吸收功能,而后者则说明机体摄取钙的数量。钙的吸收依赖于维生素 D、甲状旁腺激素和降钙素。某些因素也影响钙的吸收,酸性环境增加了钙盐的可溶性,有利于钙的吸收;相反,碱性环境(例如碱摄入量高)降低了钙的吸收。

正常人血浆钙维持在 2.2～2.7mmol/L,儿童稍高一些。钙进入体内与蛋白质结合,约占 30%,形成不弥散形式。而弥散形式是离子状的,约占 70%。

钙的排泄主要通过肾,小部分通过肠道。肾排泄量差异很大,受每个人的饮食和其他因素的影响。成人每天经肾排泄 400mg,儿童一般情况下为 4～6mg/kg,高于或低于这个范围则为异常。测定正常值时,食入钙量事先应细致地控制几日。

离子状或非离子状的钙滤过肾小球后,在肾小管远端或近端被重吸收。吸收率取决于维生素 D 和甲状旁腺激素,滤过肾小球的钙 95% 以上被吸收,甲状旁腺激素和某些利尿药能增加钙的吸收率。

三、镁在骨代谢中的作用[3]

镁直接影响骨细胞功能,以及羟基磷灰石晶体的形成,影响骨的矿化过程,使骨生长受损,成骨细胞活性降低,骨的强度减弱以及骨脆性增加,镁缺乏可能是骨质疏松的危险因素。

镁离子是两价阳离子,它的盐类是可溶性的,能与血浆蛋白结合(约为 25%)。

镁通过小肠黏膜时不易被吸收,体内大约 2/3 的镁在骨内(约 2g),剩余部分的一半在肌肉内,在骨内仅见于结晶体的表面,并与细胞外液的镁离子保持动态平衡。体液内的镁浓度较低(约为 0.75×10^{-4} mol/L)。

镁的摄入量不足是很少见的,临床上产生镁不足的情况与肌肉过度活动有关,如手足搐搦(tetany)。镁是一种辅因子(cofactor),辅助细胞内许多酶的反应过程,特别是影响糖分解周期的各个步骤,许多是拮抗钙的作用。在其他反应中,这两种离子能交换或起协同作用。镁是碱性磷酸酶、酸性磷酸酶和焦磷酸酶的激活剂。在氧化磷酸化和保持线粒体膜的完整性时,镁是必需的。从整个作用来看,它是细胞内调控功能的重要因素。甲状腺激素影响血浆镁的浓度,但这种影响会同时引起对钙的控制。在甲状旁腺组织培养研究中发现,镁浓度降低,会引起甲状旁腺激素的分泌,同时会降低钙的浓度。因此,镁缺乏会导致低血钙,可用钙对抗治疗;同样,给予镁会恢复钙的正常水平。肾是参与镁平衡的重要器官。正常人缺镁时,肾潴留镁,尿中排镁减少;相反,镁摄入过多时,尿中排镁增加。肾镁排出是一个滤过与重吸收机制,有 20%～30% 滤过的镁在近曲小管被重吸收。

四、维生素 D[3]

维生素 D 是一类胆固醇衍生物的总称,是调节钙磷代谢的重要物质,可升高血钙与血磷,有利于骨质矿化和骨形成。维生素 D 广泛参与骨代谢和机体细胞代谢,是调节细胞生长、发育、分化与增殖的重要物质。在一般情况下,只要皮肤接触阳光中的紫外线,并不需要外界补充维生素 D。

外源性获得的麦角固醇(ergosterol)和 7-去氢胆固醇(7-dehydrocholesterol)贮存在皮肤内,经紫外线的作用,麦角固醇转化为维生素 D_2,而 7-去氢胆固醇转化为维生素 D_3。然后,维生素 D_2 和维生素 D_3 经肝内代谢,转变为 25-羟维生素 D。这是一种较活跃的形式,又经肾脏代谢转变为另外 2 种形式,即 1,25-$(OH)_2VD_3$ 和 24,25-$(OH)_2VD_3$,25-羟维生素 D 在甲状旁腺激素影响下转变为 $1,25-(OH)_2VD_3$（骨化三醇），其活性较高，可增加小肠黏膜和肾小管对钙的吸收，在降钙素的影响下，经过很不活跃的代谢产生 $24,25-(OH)_2VD_3$。

维生素 D 在小肠上端吸收，胆盐协助这一过程。胆道和胰腺患病时，固醇（sterol）的吸收减少。三种内源性激素[$1,25-(OH)_2VD_3$、甲状旁腺激素与降钙素]共同发挥作用，使钙磷水平维持在很窄的机体所需范围之内，保证了正常的神经肌肉功能。维生素 D 协助小肠吸收钙，对骨矿物质的沉积必不可少，缺乏时会导致软骨钙化过程和骨样组织矿质化过程受阻，出现佝偻病和骨软化症。另一方面，若维生素 D 过多，会刺激甲状旁腺激素，促进骨质吸收，使血清钙水平增高，钙转移性沉积，增加尿排泄，形成磷酸钙管型和结石。有人认为，这时维生素 D 直接引起肾小管对磷的吸收降低，继发性地引起磷排泄增加。维生素 D 的摄入量过多（如在治疗抗维生素 D 的佝偻病中），必须仔细地进行实验室监测，Sulkowitch 反应阳性和尿中发现磷酸钙管型，则表明为高血钙。血清钙值为 3.25mmol/L 或高于此值，提示服用维生素 D 的剂量应减少。

年幼动物的生长板内软骨矿质化和规律性生长需要维生素 D。当缺乏维生素 D 时，矿物质颗粒不能沉积在长骨生长板软骨细胞的线粒体内，不能发生软骨基质矿质化，网质骨的形成和板状骨的改造过程受阻。此外，维生素 D 对破骨细胞的吸收和钙质在骨内的代谢很重要。一些实验提示，外源性 $1,25-(OH)_2VD_3$ 能选择性刺激骨母细胞的活性，不会增加骨的破坏，适当高钙饮食，对治疗某些骨质减少性疾病（osteopenic disease）是很有用的。

五、甲状旁腺激素[3]

甲状旁腺激素（PTH）是影响血钙水平的主要激素，主要的生物作用是直接影响骨与肾钙的水平以及小肠内靶细胞的功能，维持血浆钙的正常水平，保证身体各种细胞发挥生理功能。

一般认为，PTH 最重要的生物效应有：①升高血钙浓度；②降低血磷浓度；③通过降低肾小管对磷的再吸收，增加尿中磷的排泄量；④增加肾小管对钙的再吸收，降低钙经尿丢失；⑤增加骨的改建和骨的吸收率；⑥增加骨质溶解（osteolysis）和骨表面的破骨细胞数目；⑦增加尿中羟脯氨酸（hydroxyproline）的排泄；⑧激活靶细胞内腺苷酸环化酶（adenylyl cyclase）；⑨加速维生素 D 的形成。

PTH 对骨的作用是将骨质内的钙移入细胞外液，给予 PTH，会引起最初钙水平下降，然后再升高的过程。血钙暂时性下降被认为是磷酸钙滞留在骨和软组织内的结果，其后升高是由于 PTH 与骨细胞和破骨细胞相互作用的结果。

PTH 分泌长期增多，会导致大量骨母细胞的增加，产生骨形成和骨吸收，然而骨吸收常常大于骨形成。生理状态下的 PTH 的主要作用是骨膜表面的骨细胞和哈弗斯管内的细胞形成。成骨细胞活性超过破骨细胞，骨形成大于骨吸收。非生理性 PTH 升高，会激活骨祖细胞（osteoprogenitor cell），致使骨膜样骨细胞形成，在骨膜表面出现活跃的骨代谢单位，因而不论是原发性还是继发性 PTH 升高，X 线片均会出现特征性的骨膜下区骨吸收。

PTH 直接影响肾小管的功能，使磷酸盐重吸收下降，加快钙的重吸收，对维持钙环境稳定起很重要的作用。

PTH 和维生素 D 对钙环境的稳定都很重要，其中一个缺乏时，会发生低血钙。缺乏维生素 D 的动物，骨对 PTH 不易产生反应，但使用大剂量激素时，这种情况可纠正。PTH 水平能直接引起骨的溶解，同时由于发生骨母细胞增殖，会产生代偿性骨形成增加。

六、降钙素[3]

降钙素(calcitonin)由甲状腺滤泡周围的 C 细胞分泌,但也存在于其他部位,如甲状旁腺与胸腺等处,但很难证实。降钙素是通过靶细胞发挥其功能的。这些靶细胞主要在骨和肾,少部分在小肠。降钙素和 PTH 对骨吸收有拮抗作用,但对降低肾小管对磷的再吸收上有协同作用。降钙素所致的低血钙,主要是暂时地抑制了 PTH 刺激骨吸收的作用,减少了钙从骨进入血浆的量。低血磷是降钙素直接作用的结果,增加了磷排出血浆进入软组织和骨的量,以及抑制了骨的吸收。降钙素的作用与维生素 D 无关,因为降钙素对维生素 D 缺乏的动物和服用大剂量维生素 D 的动物都能发挥作用。

药理剂量的降钙素可完全抑制破骨细胞的骨吸收作用,降钙素可降低胞质钙浓度,使不稳定骨钙流失减少,抑制骨吸收。降钙素抑制破骨细胞活力,使溶骨过程减弱,同时还使成骨作用增强,钙磷沉积增加,血钙与血磷水平因此而下降。降钙素降低血钙是通过抑制破骨细胞的骨吸收与增加尿钙排出来实现的。降钙素降低血钙的作用迅速,其作用受降钙素的种类、剂量、给药途径及骨转换状态等因素的影响。对高钙状态者用降钙素降血钙的作用明显,而对正常血钙者,降钙素无明显降血钙作用。

降钙素对抑制骨吸收的作用是通过阻碍骨细胞和破骨细胞的作用完成的。降钙素对骨形成的影响,使用初期是增加,但长期服用降钙素会导致骨的吸收和形成都减少。降钙素和 PTH 都能使肾小管对磷酸盐再吸收减少,导致磷酸盐尿(phosphaturia)。另外,降钙素会产生钠、氯和钙的排泄性利尿,输入 PTH 会产生钙和氢离子的滞留。降钙素能防止由于饭后钙的吸收较快而形成的高钙血症,防止钙和磷在孕期从母体骨中过多丢失。降钙素抑制骨吸收的特点,对骨吸收率过高有一定的治疗价值,如老年性骨质疏松、Paget 病以及肾性骨营养不良(renal osteodystrophy)。

在正常情况下,碱性磷酸酶在小肠黏膜、骨和肾含量较高,其主要功能是在这些部位吸收和沉积,促进钙和磷的排泄,在骨,主要集中在骨化部位(即骨骺线和骨膜下区),在骨破坏活跃区,碱性磷酸酶在细胞内和血中水平增高,反射性地刺激骨母细胞增加以代替骨。最常用的正常值为 1～4 布氏单位或 4～13 金氏单位。儿童正常值较高,为 5～14 布氏单位,Paget 病患者可高达 135 布氏单位,佝偻病患者活动期轻度增高,骨肉瘤患者轻或中度升高。

研究表明,碱性磷酸酶参与细胞外基质矿化过程,抑制其活性,在体内和体外均导致骨矿化不良。酶活性缺失,也导致机体骨骼低矿化。另外,碱性磷酸酶被证实还参与调节成骨细胞迁移及黏附。

酸性磷酸酶与碱性磷酸酶相对应,主要存在于成人前列腺,少部分存在于精囊、输精管、睾丸和附睾等组织,在体内其他组织中也可见到,正常血清水平为 0～1 布氏单位。前列腺癌转移时,血中含量明显增高,甚至在 X 线片上出现骨转移之前常有增高,此时碱性磷酸酶也会增高。有时 Paget 病患者的骨母细胞期(osteoblastic phase)和成骨肉瘤的骨母细胞型(osteoblastic type)当存在前列腺转移癌时,在 X 线片上常易混淆。一般来说,Paget 病患者仅为碱性磷酸酶水平显著升高,而成骨肉瘤患者碱性磷酸酶轻至中度升高,前列腺转移癌患者的碱性磷酸酶和酸性磷酸酶均增高,但以后者为著。

参考文献

［1］田伟．积水潭实用骨科学［M］．北京：人民卫生出版社，2008．

［2］刘忠厚．骨矿与临床［M］．北京：中国科学技术出版社，2006．

［3］胥少汀，葛宝丰，徐印坎．实用骨科学：上册［M］．4 版．北京：人民军医出版社，2012．

第二章　骨质疏松症的基本概念

第一节　骨质疏松症的定义

骨质疏松症(osteoporosis,OP)是最常见的骨骼疾病,是一种以骨量低,骨组织微结构损坏,导致骨脆性增加,易发生骨折为特征的全身性骨病[1]。2001年,美国国立卫生研究院(National Institutes of Health,NIH)将其定义为以骨强度下降和骨折风险增加为特征的骨骼疾病,从而明确指出骨质疏松症系骨骼系统疾病[2~3]。骨强度反映骨骼的两个主要方面,即骨矿密度和骨质量。这比过去单纯根据骨量小于平均峰值骨量2.5个标准差更为全面,同时也强调了骨量、骨丢失和骨结构的重要性[4]。

第二节　骨质疏松症的分类

骨质疏松症分为原发性和继发性两大类。原发性骨质疏松症包括绝经后骨质疏松症(Ⅰ型)、老年性骨质疏松症(Ⅱ型)和特发性骨质疏松症(包括青少年型)。绝经后骨质疏松症一般发生在女性绝经后5~10年内,为高转换型骨质疏松,其骨形成和骨吸收均增高,但骨吸收的速度大于骨形成,反映骨形成和骨吸收的指标皆增高,主要与绝经后雌激素的缺乏有关[5],其特点是肠钙吸收减少、骨丢失加剧,且以骨小梁丢失明显[6]。老年骨质疏松症是由于机体老化、器官功能减退、内分泌功能下降而引起的骨质疏松症,好发于70岁以上人群,男女比例约为1∶2。其体内反映骨形成和骨吸收的生化指标正常或降低,为低转换型骨质疏松[5]。特发性骨质疏松症是指儿童、青少年和成人期的不明原因的骨质疏松。这类骨质疏松症并不常见,主要发生在青少年,病因和发病机制尚未清楚[6]。继发性骨质疏松症指由任何影响骨代谢的疾病和(或)药物及其他明确病因导致的骨质疏松症。相对于原发性骨质疏松症而言,继发性骨质疏松症往往能找出引起骨质疏松的明确病因。临床上以内分泌疾病、结缔组织疾病、肾脏疾病、消化道疾病和药物所致者多见[7],如糖尿病、类风湿性关节炎、炎症性肠病、慢性肝肾疾病、使用糖皮质激素、饮酒、营养缺乏以及失用性因素等[8],这些病因一旦得以纠正,骨质疏松会得到相应改善或治愈。

第三节　骨质疏松症的流行病学

2012年,卫生部发布的《防治骨质疏松知识要点》指出:骨质疏松症是我国排名第四位的慢性疾病,也是老年人最常见的骨骼疾病[9],与增龄相关,可发生于任何年龄,但多见于绝经后女性和老年男性。目前我国 60 岁以上人口已超过 2.1 亿(约占总人口的 15.5%),65 岁以上人口近 1.4 亿(约占总人口的 10.1%)[10],是世界上老年人口绝对数最大的国家。随着人口老龄化的日趋严重,骨质疏松症已成为我国面临的重要公共卫生问题。早期的流行病学调查资料显示,我国 50 岁以上人群以椎体和股骨颈骨密度值为基础的骨质疏松症总患病率,女性为 20.7%,男性为 14.4%;60 岁以上人群骨质疏松症患病率明显增高,女性尤为突出[3]。据估算,2006 年我国骨质疏松症患者近 7000 万,骨量减少者已超过 2 亿[11]。尽管缺乏最近的流行病学数据,但估测我国骨质疏松症和骨量减少人数已远超过以上数字。

骨质疏松性骨折(或称脆性骨折)指受到轻微创伤或日常活动中即发生的骨折,是骨质疏松症的严重后果。骨质疏松性骨折的常见部位是椎体、髋部、前臂远端、肱骨近端和骨盆等[12]。其中最常见的是椎体骨折,我国 50 岁以上人群椎体骨折的患病率约为 13.3%[13],50 岁以后椎体骨折的患病率随增龄而渐增。髋部骨折是最严重的骨质疏松性骨折,常是老年人的死亡原因,近年来我国髋部骨折的发生率呈显著上升趋势。研究表明,1990—1992 年,50 岁以上髋部骨折发生率男性为 83/10 万,女性为 80/10 万[14];2002—2006 年,此发生率增长为男性 129/10 万和女性 229/10 万[15-17],而且还在不断增加。全世界骨质疏松性髋部骨折人数到 2050 年将由 1990 年的 170 万人增至 630 万人,其中人口增长迅速和老龄化人口剧增的亚洲骨质疏松性髋部骨折发生率将会猛增[18]。据估计,2015 年我国主要骨质疏松性骨折(腕部、椎体和髋部)约为 269 万例次,预计到 2035 年约为 483 万例次,到 2050 年约达 599 万例次[19]。还需指出的是,女性一生中骨质疏松性骨折的危险性明显高于乳腺癌、子宫内膜癌和卵巢癌的总和,男性则高于前列腺癌。这些冰冷而庞大的数字不只说明骨质疏松症患者的数量将会持续升高,同时还提示骨质疏松性骨折患者数量亦将不断升高[3]。

骨质疏松性骨折的危害巨大,是老年人致残和致死的主要原因之一,而且骨质疏松症及骨折的医疗和护理需要投入大量的人力、物力和财力,造成沉重的家庭和社会负担。2011 年,加拿大医疗保健系统用于治疗骨质疏松性骨折的费用达 19 亿美元,预计到 2041 年,单纯髋关节骨折每年造成的经济损失将达到 24 亿美元[20]。据 2015 年预测,我国 2015 年、2035 年和 2050 年用于主要骨质疏松性骨折(腕部、椎体和髋部)的医疗费用将分别高达 720 亿元、1320 亿元和 1630 亿元[19]。然而,必须强调的是骨质疏松症可防、可治。需加强对高危人群的早期筛查与识别,即使已经发生过脆性骨折的患者,经过适当的治疗,可有效降低再次骨折的风险。目前我国骨质疏松症诊疗率在地区间、城乡间还存在显著差异,整体诊治率均较低。即使患者发生了脆性骨折(椎体骨折和髋部骨折),骨质疏松症的诊断率仅为 2/3 左右,接受有效抗骨质疏松药物治疗者尚不足 1/4[21]。鉴于我国目前骨质疏松症诊治率过低的严峻现实,《原发性骨质疏松症诊疗指南(2017)》建议在医疗卫生工作中重视骨质疏松症及其骨折的防治,注意识别高危人群,给予及时诊断和合理治疗[22]。

第四节　骨质疏松症的临床表现

骨质疏松症发生初期通常没有明显的临床表现,因而被称为"寂静的疾病"或"静悄悄的流行病"。但随着病情进展,骨量不断丢失,骨微结构破坏,患者会出现骨痛、脊柱变形,甚至发生骨质疏松性骨折等后果。部分患者可没有临床症状,仅在发生骨质疏松性骨折等严重并发症后才被诊断为骨质疏松症[22]。

一、疼痛

疼痛是骨质疏松症最常见、最主要的症状,包括骨痛和肌肉疼痛。骨痛可发生在全身各部位,最常见的为腰背痛。疼痛通常在翻身时、起坐时及长时间行走后出现,夜间或负重活动时疼痛加重,并可能伴有肌肉痉挛,甚至活动受限[22]。骨吸收增加是引起骨质疏松性疼痛的始动因素,由于骨吸收的不断增加,骨量严重丢失,表现为骨小梁变薄、变细、穿孔甚至断裂,骨皮质变薄、髓腔扩大,骨内压增高,从而影响微循环,产生淤血、骨膜应力增大等,引起张力性疼痛。在椎体则因微细骨折引起椎体压缩变形,脊柱失去原有稳定性,肌肉需代偿性增加张力,从而引起肌肉痉挛性疼痛。组织损伤后产生前列腺素等致痛因子也会引起炎性疼痛。另外,骨质疏松症促发或诱发的一些病症也可引起疼痛,以慢性酸痛、胀痛、钝痛、深部痛为主,当出现骨折时可引起急性剧痛,而椎体压缩骨折时约半数患者感到疼痛或疼痛加重[23]。

二、脊柱变形

以"驼背"为主的身材缩短、脊柱变形是原发性骨质疏松症常见的体征。发生骨质疏松症时椎体骨小梁首先遭到破坏,骨小梁数量、形态、结构的病理改变使骨强度显著下降,在反复负荷的作用下出现细微骨折致椎体压缩,椎间盘退变和椎体压缩均可使身高降低,当有较多椎体压缩时身长缩短更为显著,部分严重骨质疏松者脊柱长度可缩短 10～15cm。当椎体被压缩时,前中柱高度降低,而脊柱的后功能单位(椎板、椎弓根、棘突等)高度不变,从而发生脊柱前屈、后突,形成"驼背"。由于骨质疏松症时椎体的骨吸收并非是均质的,加上外力的影响,也可以出现脊椎的侧弯畸形[23]。另外,多发性胸椎压缩性骨折可导致胸廓畸形,甚至影响心肺功能;严重的腰椎压缩性骨折可能会导致腹部脏器功能异常,引起便秘、腹痛、腹胀、食欲降低等不适[22]。

三、骨折

骨质疏松性骨折属于脆性骨折,通常指在日常生活中受到轻微外力时发生的骨折。过量的骨吸收使骨量、骨结构及骨的生物学特性发生衰变,在这一慢性变化过程中,骨的细微损伤日积月累,骨的重建和修复失去代偿和平衡,最终使得骨强度下降、脆性增加,这是骨质疏松性骨折的病理基础。骨折在骨质疏松症中不仅常见,有时甚至是骨质疏松症患者的首诊原因。骨质疏松症与骨折存在着显著的因果关系,加之该类患者大部分为老年人,存在视力、平衡力、肌力不足和注意力不集中等情况,日常生活中容易摔倒,是骨质疏松性骨折的主要外部因素[23]。骨质疏松性骨折发生的常见部位为椎体(胸、腰椎)、髋部(股骨近端)、前臂远端和肱骨近端,其他如肋骨、跖骨、腓骨、骨盆等部位亦可发生骨折。另外,骨质疏松性骨折发生后,再骨折的风险显著增加[22]。

四、对心理状态及生活质量的影响

骨质疏松症及其相关骨折对患者心理状态的危害常被忽略,主要的心理异常包括恐惧、焦虑、抑郁、自信心丧失等。老年患者自主生活能力下降,以及骨折后缺少与外界接触和交流,均会给患者造成巨大的心理负担[24]。应重视和关注骨质疏松症患者的心理异常,并给予必要的治疗。

第五节　骨质疏松症的预防与治疗

骨骼强壮是维持人体健康的关键,骨质疏松症的防治应贯穿于生命全过程。骨质疏松性骨折会增加致残率或致死率,因此骨质疏松症的预防与治疗同等重要。骨质疏松症的防治措施主要包括基础措施、药物干预和康复治疗。

一、调整生活方式

养成健康的生活习惯,保持正常饮食、起居作息。饮食中应保证足量钙质的摄取,建议摄入富含钙、低盐和适量蛋白质的均衡膳食,推荐每天摄入牛奶 300ml 或相当量的奶制品;避免过度熬夜;适量运动,至少每天坚持 30min,每周 3～5 次的体育锻炼;充足日照;戒烟、限酒,避免过量饮用咖啡和碳酸饮料,尽量避免或少用影响骨代谢的药物等[22]。同时,关注重点人群,尤以绝经后妇女为重点,中年人应每年进行 1 次骨密度检查,对快速骨量减少的人群,应及早采取防治措施,尽可能保存体内钙质,丰富钙库,将骨峰值提高到最大值是预防生命后期骨质疏松症的最佳措施[25]。

二、骨健康基本补充剂

骨健康基本补充剂主要为钙剂和维生素 D。充足的钙摄入对获得理想骨峰值、减缓骨丢失、改善骨矿化和维护骨骼健康有益。成人每日钙推荐摄入量为 800mg(元素钙),50 岁及以上人群每日钙推荐摄入量为 1000～1200mg[26]。尽可能通过饮食摄入充足的钙,饮食中钙摄入不足时,可给予钙剂补充,其中碳酸钙含钙量高,吸收率高,易溶于胃酸;充足的维生素 D 可增加肠钙吸收,促进骨骼矿化,保持肌力,改善平衡能力和降低跌倒风险。维生素 D 不足可导致继发性甲状旁腺功能亢进,增加骨吸收,从而引起或加重骨质疏松症。补充钙剂和维生素 D 可降低骨质疏松性骨折发生风险,同时维生素 D 不足还会影响其他抗骨质疏松药物的疗效。成人推荐维生素 D 摄入量为 400U(10g)/d;65 岁及以上老年人因缺乏日照以及摄入和吸收障碍常有维生素 D 缺乏,推荐摄入量为 600U(15g)/d,可耐受最高摄入量为 2000U(50g)/d[27];维生素 D 用于骨质疏松症防治时,剂量可为 800～1200U/d;对于日光暴露不足和老年人等维生素 D 缺乏的高危人群,建议酌情检测血清 25-(OH)VD 水平,以了解患者维生素 D 的营养状态,指导维生素 D 的补充,但不推荐使用活性维生素 D 纠正维生素 D 缺乏[22]。

三、药物干预

有效的抗骨质疏松症药物可以增加骨密度,改善骨质量,显著降低发生骨折的风险,原发性骨质疏松症诊疗指南(2017)推荐抗骨质疏松症药物治疗的适应证主要包括:经骨密度检查确诊为骨质疏松症的患者;已经发生过椎体和髋部等部位脆性骨折者;骨量减少但具有高骨折风险的患者[22]。目前,临床上治疗骨质疏松症的药物按作用机制可分为骨吸收抑制剂、骨形成促进剂、其他机制类药物及传统中药。骨吸收抑制剂主要包括双膦酸盐、降钙素、雌激素、选择性雌激素受体调节剂等；骨形成促进剂主要有甲状旁腺激素类似物等；其他机制类药物主要有活性维生素 D 及其类似物、维生素 K₂ 类、锶盐等；中药有骨碎补总黄酮制剂、淫羊藿苷类制剂、人工虎骨粉制剂等。通常首选具有较广抗骨折谱的药物，如阿仑膦酸钠、唑来膦酸、利塞膦酸钠和狄诺塞麦等。对低、中度骨折风险者（如年轻的绝经后妇女，骨密度水平较低但无骨折史）首选口服药物治疗。对口服不能耐受、禁忌、依从性欠佳及高骨折风险者（如多发椎体骨折或髋部骨折的老年患者、骨密度极低的患者）可考虑使用注射制剂（如唑来膦酸、特立帕肽或狄诺塞麦等）。

(一)双膦酸盐类

双膦酸盐类是目前临床上应用最为广泛的抗骨质疏松症药物，能够特异性结合到骨重建活跃的骨表面，抑制破骨细胞功能，从而抑制骨吸收。目前用于防治骨质疏松症的双膦酸盐类主要包括阿仑膦酸钠、唑来膦酸、利塞膦酸钠、伊班膦酸钠、依替膦酸二钠和氯膦酸二钠等[22]。首次口服或静脉输注含氮双膦酸盐类可出现一过性发热、骨痛和肌痛等类流感不良反应，多在用药 3d 内明显缓解，症状明显者可用非甾体抗炎药或其他解热镇痛药对症治疗[28]。用药时间：建议口服双膦酸盐类治疗 5 年，静脉双膦酸盐类治疗 3 年。应对骨折风险进行评估，如为低风险，可考虑实施药物假期停用双膦酸盐类；如骨折风险仍高，可以继续使用双膦酸盐类或换用其他抗骨质疏松药物（如特立帕肽或雷洛昔芬）。

(二)降钙素

降钙素为一种钙调节激素，可以快速抑制破骨细胞活性，减少破骨细胞的数量，具有止痛、增加活动功能和改善钙平衡的功能。对于骨折的患者具有止痛的作用，适用于对双膦酸盐类和雌激素有禁忌证或不能耐受的患者[29]。新发骨折伴疼痛的患者可考虑短期使用降钙素。少数患者使用后出现面部潮红、恶心等不良反应，偶有过敏反应[22]，应予以注意。

(三)激素替代疗法

绝经激素治疗类药物能抑制骨转换，减少骨丢失。包括雌激素补充疗法和雌、孕激素补充疗法，能减少骨丢失，降低骨质疏松性骨折、非椎体及髋部骨折的风险，被认为是治疗绝经后妇女骨质疏松症的有效方法[22]。存在问题是激素替代疗法可能带来其他系统的不良反应。激素替代疗法应避免用于患有乳腺疾病的患者，以及不能耐受其副作用者[29]。

(四)选择性雌激素受体调节剂(selective estrogen receptor modulators, SERMs)

SERMs 在某些器官具有弱的雌激素样作用，而在另一些器官可起雌激素拮抗作用。如 SERMs 制剂雷洛昔芬在骨骼与雌激素受体结合，发挥类雌激素作用，抑制骨吸收，增加骨密度，降低椎体骨折发生风险；而在乳腺和子宫则发挥拮抗雌激素的作用，因而不刺激乳腺和子宫。另外，SERMs 还能减少心血管疾病、乳腺癌和子宫内膜癌的发生率。但是有静脉栓塞病史及有血栓倾向者禁用，同时也不适用于男性骨质疏松症患者[22]。如仅椎体骨折高风险，而髋部和非椎体骨折风险不高的患者，可考虑选用雌激素或选择性雌激素受体调节剂[22]。

(五)甲状旁腺激素类似物(parathyroid hormone analogue, PTHa)

PTHa 是当前促骨形成的代表性药物，如特立帕肽。间断使用小剂量 PTHa 能刺激成骨细胞活性，促进骨形成，增加骨密度，改善骨质量，降低椎体和非椎体骨折的发生风险。特立帕肽使用时间不宜超过 24 个月,停药后应序贯使用抗骨吸收药物治疗,以维持或增加骨密度,持续降低骨折风险[22]。

(六)锶盐

锶是人体必需的微量元素之一,其化学结构与钙和镁相似。雷奈酸锶是合成锶盐,可同时作用于成骨细胞和破骨细胞,具有抑制骨吸收和促进骨形成的双重作用,可降低椎体和非椎体骨折的发生风险[30]。常见的不良反应包括恶心、腹泻、头痛、皮炎和湿疹,一般在治疗初始时发生,程度较轻,多为暂时性,可耐受。同时需关注该药物可能引起心脑血管严重不良反应,存在某些心脏或者循环系统问题的患者不得使用本药物[22]。

(七)RANKL 抑制剂

狄诺塞麦(denosumab)能够减少破骨细胞形成,降低其功能和缩短其存活时间,从而降低骨吸收,增加骨量,改善皮质骨和松质骨的强度,适应证为较高骨折风险的绝经后骨质疏松症。治疗前必须纠正低钙血症,治疗前后需补充充足的钙剂和维生素 D。低钙血症患者禁用本药[22]。

2010 年,美国临床内分泌医师协会(American Association of Clinical Endocrinologists,AACE)建议阿仑膦酸钠、利塞膦酸钠、唑来膦酸和狄诺塞麦作为骨质疏松症的一线药物,而伊班膦酸钠为二线药物,雷洛昔芬为二线或三线药物,降钙素为最后的选择,特立帕肽用于骨折极高风险且二膦酸盐治疗失败的患者[31]。2017 年,美国内科医师学院(American College of Physicians,ACP)建议阿仑膦酸钠、利塞膦酸钠、唑来膦酸和狄诺塞麦治疗女性或男性骨质疏松症。ACP 反对使用绝经期雌激素或更年期雌激素加孕激素或雷洛昔芬治疗女性骨质疏松症。虽然有证据表明,雷洛昔芬和伊班膦酸钠可降低椎体骨折,而特立帕肽减少脊椎和非脊椎骨折,但有研究显示这些药物不能降低所有类型的骨折,因此 ACP 不推荐这些药物作为一线治疗[32]。

三、康复治疗

针对骨质疏松症的康复治疗主要包括运动疗法、物理因子治疗、作业疗法及康复工程等。总之,骨质疏松症是慢性病,涉及骨骼、肌肉等多种组织、器官,需要综合防治。在常规药物、手术等治疗的同时,积极、规范、综合的康复治疗除可改善骨强度、降低骨折发生率外,还可促进患者生活、工作能力的恢复[22]。

四、预防骨质疏松性骨折或再骨折

引起骨质疏松的原因很多,除种族、年龄、绝经等自然因素外,还有吸烟、过度饮酒或饮用咖啡、缺乏体力活动、钙剂及维生素 D 不足等非自然因素。所以,骨量正常或仅骨量减少者,通过调整生活习惯,加强体育锻炼,适当补充钙剂、维生素 D 等有助于预防骨质疏松,也有助于防治骨质疏松性骨折的出现。但对于已有骨质疏松症甚至骨质疏松性骨折者,虽然通过上述方法有助于改善其骨质量,但预防跌倒是预防骨质疏松性骨折或再骨折行之有效的关键措施。所以,对于老年人而言,如何预防跌倒比如何补充钙、维生素 D 和如何加强活动等更受益、有效[3]。

参考文献

[1]Consensus development conference：diagnosis，prophylaxis，and treatment of osteoporosis [J]. Am J Med，1993，94(6)：646-650.

[2]NIH Consensus Development Panel on Osteoporosis Prevention，Diagnosis，and Therapy，March 7-29，2000：Highlights of the Conference[J]. South Med J，2001，94(6)：569-573.

[3]刘利民.《骨质疏松性骨折诊疗指南》《原发性骨质疏松症诊疗指南》联合解读[J].北京医学，2017，39(2)：180-182.

[4]何保玉，刘宝戈，李学民，等.原发性骨质疏松症发病机制的研究概况[J].中国医药，2015，10(11)：1704-1709.

[5]叶山东.原发性骨质疏松症的流行病学[J].安徽医学，2009，30(11)：1261-1262.

[6]李险峰.骨质疏松症的临床类型及其特点[J].新医学，2007，38(5)：344-347.

[7]胡咏新，徐书杭，刘超.继发性骨质疏松症的诊疗进展[J].实用医学杂志，2015，31(14)：2243-2244.

[8]巨鹏，蒋电明.常见继发性骨质疏松症发病机制研究进展[J].检验医学与临床，2013，10(11)：1464-1466.

[9]防治骨质疏松知识要点[EB/OL].[2011-06-15][2018-03-01].http://wsb.moh.gov.cn/mohjbyfkzj/s5878/201106/52035.shtml.

[10]中华人民共和国国家统计局.中国统计年鉴[M].北京：中国统计出版社，2015.

[11]中国健康促进基金会骨质疏松防治中国白皮书编委会.骨质疏松症中国白皮书[J].中华健康管理学杂志，2009，3(3)：148-154.

[12]Siris ES，Adler R，Bilezikian J，et al. The clinical diagnosis of osteoporosis：a position statement from the National Bone Health Alliance Working Group[J]. Osteoporos Int，2014，25(5)：1439-1443.

[13]文天林，孙天胜，王玲.骨质疏松症的流行病学、病因和分类[J].人民军医，2010，53(9)：662-663.

[14]Xu L，Lu A，Zhao X，et al. Very low rates of hip fracture in Beijing，People's Republic of China the Beijing Osteoporosis Project[J]. Am J Epidemiol，1996，144(9)：901-907.

[15]Xia WB，He SL，Xu L，et al. Rapidly increasing rates of hip fracture in Beijing，China[J]. J Bone Miner Res，2012，27(1)：125-129.

[16]Tian FM，Zhang L，Zhao HY，et al. An increase in the incidence of hip fractures in Tangshan，China[J]. Osteoporos Int，2014，25(4)：1321-1325.

[17]Wang J，Wang Y，Liu WD，et al. Hip fractures in Hefei，China：the Hefei osteoporosis project [J]. J Bone Miner Metab，2014，32(2)：206-214.

[18]王伟，倪力刚，李春雯，等.老年骨质疏松性髋部骨折的研究进展[J].中华中医药学刊，2012(5)：1069-1072.

[19]Si L，Winzenberg TM，Jiang Q，et al. Projection of osteoporosis-related fractures and costs in China：2010-2050[J]. Osteoporos Int，2015，26(7)：1929-1937.

[20]Osteoporosis Canada：Towards a Fracture-Free Future[EB/OL].[2011-03-02][2018-03-01].http://www.osteoporosis.ca/multimedia/pdf/White_Paper_March_2011

[21]Wang O,Hu Y,Gong S,et al. A survey of outcomes and management of patients post fragility fractures in China[J]. Osteoporos Int,2015,26(11)：2631-2640.

[22]中华医学会骨质疏松和骨矿盐疾病分会.原发性骨质疏松症诊疗指南（2017）[J].中华骨质疏松和骨矿盐疾病杂志，2017，10(5)：413-443.

[23]文天林,孙天胜,王玲.骨质疏松症的临床表现及诊断[J].人民军医，2010（9）：664-665.

[24]Borgström F,Lekander I,Ivergård M,et al. The International Costs and Utilities Related to Osteoporotic Fractures Study (ICUROS)—quality of life during the first 4 months after fracture [J]. Osteoporos Int,2013,24(3)：811-823.

[25]胡军,张华,牟青.骨质疏松症的流行病学趋势与防治进展[J].临床荟萃,2011,26(8)：729-731.

[26]中国营养学会.中国居民膳食营养素参考摄入量速查手册[M].北京：中国标准出版社,2014.

[27]Holick MF. Vitamin D deficiency [J]. N Engl J Med,2007,357(3)：266-281.

[28]Ding Y,Zeng JC,Yin F,et al. Multicenter study on observation of acute-phase responses after infusion of zoledronic acid 5 mg in Chinese women with postmenopausal osteoporosis[J]. Orthop Surg,2017,9(3)：284-289.

[29]刘健彤.骨质疏松症的药物治疗分析[J].中国地方病防治杂志,2016,31(12)：1379-1381.

[30]Meunier PJ,Roux C,Seeman E,et al. The effects of strontium ranelate on the risk of vertebral fracture in women with postmenopausal osteoporosis[J]. N Engl J Med,2004,350(5)：459-468.

[31]Watts，Nelson，Bilezikian，et al. American Association of Clinical Endocrinologists Medical Guidelines for Clinical Practice for the diagnosis and treatment of postmenopausal osteoporosis[J].Endocr Pract,2010,16(Suppl 3):1-37.

[32]Forciea MA,Mclean RM，Qaseem A. Treatment of Low Bone Density or Osteoporosis to Prevent Fractures in Men and Women：A Clinical Practice Guideline Update From the American College of Physicians[J]. Ann Intern Med,2017,166(11):818-839.

第三章 骨质疏松性骨折概述

第一节 骨质疏松性骨折的定义和分类

骨质疏松性骨折是指在患有骨质疏松症的基础上出现的骨折,也可以理解为骨骼的一种"病理性"骨折。骨质疏松症是一种全身性、代谢性骨骼系统疾病,其病理特征为骨量降低,骨微细结构破坏,骨脆性增加,骨强度下降,易发生骨折。骨质疏松性骨折不同于常见的外伤暴力性骨折,它在无外界暴力或者轻微暴力作用下即可发生骨折,是骨质疏松症的最严重后果,常是骨质疏松患者的首发症状和就诊原因,被认为是人生中的"最后一次骨折"。

骨质疏松性骨折有多种分类方法。根据骨质疏松症的病因可以分为原发性骨质疏松性骨折和继发性骨质疏松性骨折;根据骨折发生时间可以分为急性和陈旧性骨质疏松性骨折;根据发生部位可分为四肢骨折和躯干骨折。目前,临床骨质疏松性骨折主要是根据骨折部位骨块的名称命名,再根据骨折的不同形状进行分型。

第二节 骨质疏松性骨折的病理特点和流行病学

随着人们生活水平和医疗水平的不断提高,人均寿命在不断延长,老年人口逐渐增多,许多国家都进入了老龄化社会。老年公共卫生问题成为人们不得不关注的问题并被提上议事日程。老年骨质疏松性骨折成为威胁老年人身心健康和影响生活质量的仅次于心血管疾病的严重疾病。防治骨质疏松是我们亟须解决的重大问题,而骨质疏松的病理特点和流行病学正是研究老年骨折的发病因素、演变规律、疾病分布及探讨预防措施等方面的科学。

一、病理特点

骨质疏松是骨组织内骨量的减少,具体包括骨内有机质和无机质的减少。骨质疏松性骨折是指在日常活动中受到轻微创伤即发生的骨折,是骨质疏松症的严重后果。骨质疏松早期表现为松质骨骨小梁变细、断裂、消失,骨小梁数量减少,剩余骨小梁负荷加大,发生显微骨折,进而骨结构遭到破坏。进一步发展会使骨皮质内表面的 1/3 慢慢转换成类似于松质骨结构,骨强度明显下降,包括弹性和硬度均降低,以上是骨质疏松性骨折的发病基础。实验研究发现,在启动及初始阶段,骨质疏松性骨折与非骨质疏松性骨折愈合机制相似。但 8 周后,骨质疏松性骨折的骨质中破骨细胞仍非常活跃,胶原纤维形成不足,矿化相对较少,新骨形成和骨痂成熟均比较慢。骨愈合的形态学特点是胶原排列紊乱,板层骨形成迟缓,骨小梁纤细,特别是软骨性骨痂发育为成熟骨痂较为缓慢。两者在临床上骨愈合的时间差别也较大。

骨质疏松性骨折后,由于患者在围骨折期需要制动,增加了失用性骨质疏松的危险,其严重程度取决于制动的时间和方式,骨折急性期患者制动后每周的骨丢失量约占骨总量的1%,相当于正常人1年的"生理性骨丢失量",2周内每24h的尿钙排出量增加40%。而骨折后患者因疼痛致制动时间延长,将进一步加重骨丢失。避免由于长时间制动而造成持续性骨丢失也是其重要的病理特点[1]。

二、流行病学

(一)发病率

随着人口老龄化的加剧,各国已有越来越多的老龄人口,骨质疏松性骨折的发病率也呈逐渐上升的趋势。据估计,全世界每3s就发生一起骨质疏松性骨折,50岁以后约1/3的女性和1/5的男性将会罹患一次骨折。老年人群由于骨质量更差、钙和维生素D缺乏更为严重和易于跌倒等因素,将会导致更高的骨折风险[2]。

(二)常见发病部位

骨质疏松性骨折的常见部位是椎体、髋部、桡骨远端、肱骨近端等,其中最常见的是椎体压缩性骨折。

由于缺乏全球统一的脊椎骨折的定义,使对脊椎骨折的流行病学研究受到阻碍。而且,有很大部分脊椎变形在临床没有任何表现。但是随着形态测量学描述以及半定量视觉技术的出现,已经有了一些关于椎体骨折流行病学的研究报道。只有1/3的影像学上的椎体变形患者会去医院就诊,其中不到10%需要住院治疗。在美国明尼苏达州的罗彻斯特,>50岁的女性中椎体变形发生率为25.3%,在这些患者中,新的椎体变形的发生率为每年17.8/1000[3]。与此相反,一项欧洲的椎体骨质疏松研究表明,1/8大于50岁的女性和男性有明显的椎体变形。男性和女性的椎体变形发生率均随着年龄的增加而平稳上升,而女性的上升程度更加急剧。在欧洲,不同国家椎体变形的发生率有着3倍的差异,而同一国家内不同中心之间变形的发生率也有着2倍的差异,这可能反映了椎体变形的发生有着遗传和环境两方面的影响因素[4]。高活动量男性发生椎体变形的风险明显提升,说明创伤的病因学的重要性;而高活动量女性发生椎体变形的风险反而降低。我国基于影像学的流行病学调查显示,50岁以上女性椎体骨折患病率约为15%,50岁以后椎体骨折患病率随增龄而渐增,80岁以上女性椎体骨折患病率可高达36.6%[5]。

髋部骨折是骨质疏松最严重的后果,因为它需要住院治疗并且有着很高的死亡率和致残率。对大多数人来说,髋部骨折的发生率随着年龄呈指数函数增高。大多数髋部骨折发生于站立时摔倒。在1990年,全球范围内约有166万髋部骨折患者,随着社会的老龄化进程,预计这一数字在2050年将上升到630万,超过半数的髋部骨折发生在亚洲,约320万[6]。在西方人群中,>50岁女性更容易发生髋部骨折,男女比例约为1:2。总的来说,约98%的髋部骨折发生于>35岁的人群,其中80%发生于女性患者[7]。髋部骨折的发生呈季节性,好发于气候温和国家的冬季,常常发生在室内,说明发生率上升并不是冬天路滑所致,而可能与冬天神经肌肉反应迟缓以及能见度低有关。据2013年国际骨质疏松基金会(International Osteoporosis Foundation,IOF)亚洲调查资料估计,中国、印度和日本每年分别发生68.7万、44万和11.79万例髋部骨折。骨质疏松性骨折危害大,致残率及病死率高,再发骨折风险高[8]。近年来我国髋部骨折的发生率呈显著上升趋势。研究表明,1990—1992年,50岁以上髋部骨折发生率男性为83/10万,女性为80/10万;2002—2006年,此发生率增长为男性129/10万和女性229/10万,分别增加了0.55倍和1.86倍。预计在未来几十年中国人髋部骨折发生率仍将处于增长期。据估计,到2035年约为483万例次,到2050年约达599万例次。骨质疏松性骨折的危害巨大,发生髋部骨折后1年之内,20%患者会死于各种并发症,约50%患者致残,生活质量明显下降[9]。

桡骨远端骨折几乎均是摔倒时前臂着地所致。这类骨折的发生率在妇女围绝经期急剧上升,而后则趋于平稳。在男性人群中,前臂远端骨折的发生率并没有随着年龄的增长而升高。在白人女性,40～65岁骨折的发生率呈直线上升,而后稳定;而男性发生率在20～80岁保持不变。与其他骨折相比,前臂骨折有着极强的性别比例,男女比约为1∶4。来自英国多西特的数据表明:>35岁,发生前臂骨折的患者再次发生髋部骨折的风险均较正常人群升高,女性为正常人群的1.4倍,男性为正常人群的2.7倍;而>70岁,发生前臂骨折的患者再发骨折的风险没有明显上升[10]。

由上可以看出,骨质疏松性骨折发生率较高,对人类危害较大,因此治疗骨质疏松症及骨折投入大量的人力和财力至关重要。骨质疏松症在中国正在逐渐被患者、医务人员和政府所关注,但是大量的骨质疏松性骨折患者仍未能得到及时的诊断及抗骨质疏松治疗。随着人们对医学知识了解的加深及政府对医疗的大力支持,据估计,我国2035年和2050年用于主要骨质疏松性骨折的医疗费用将分别高达1320亿元和1630亿元。因此,骨质疏松性骨折必须引起全社会的重视,做好防治工作[11]。

第三节　骨质疏松性骨折的危险因素及风险评估

与其他疾病一样,骨质疏松性骨折也有其发生的危险因素。从某种意义上讲,骨质疏松性骨折的预防更重于治疗。因此,我们有必要对其发生的危险因素及风险进行评估,更好地来预防骨质疏松性骨折的发生。

一、危险因素

临床风险因素主要包括年龄的增长、既往骨折史与髋部骨折家族史、长期激素治疗、视力减退、体重降低、神经肌肉障碍及吸烟史等。这些风险因素很容易通过常规的病史提供以及体格检查获得,在无法获得骨密度的情况下,结合评估这些风险因素,能对患者髋部骨折风险进行初步预测。

(1)年龄的增长　骨密度值(T-score,T值)相同的患者,骨折风险随年龄增加而增加。T值都为-2.5SD的女性患者,80岁患者的骨折风险为50岁患者的5倍。

(2)既往骨折史和直系亲属骨折史　骨折,尤其是非外伤性的脆性骨折,是另一项重要的骨折风险因素,一次骨折发生预示今后该患者发生骨折危险性加倍。一项关于9700名年龄≥65岁的老年女性的纵向研究中,平均随访时间15年,2680名既往有椎体骨折患者再发椎体骨折风险为25%～50%[12]。

(3)低体重指数　低体重(≤58kg)与骨质疏松以及骨折发生风险增加相关。女性50岁后身高缩短会使得髋部骨折风险增加,而增加体重能抵消所增加的风险。

(4)吸烟史 荟萃分析显示,吸烟可以减少骨密度并增加骨折风险,并且,吸烟史越长,发生骨折的风险越高。

(5)过量饮酒 饮酒量与骨折发生风险增加直接相关,一项荟萃分析显示,每日摄入相当于纯酒精量28g的酒类,髋部骨折相对风险增加13.9%。

(6)合并基础疾病 许多内科疾病都与骨密度降低及骨折风险升高相关,如类风湿性关节炎、炎症性肠病、甲状腺功能亢进、1型和2型糖尿病、慢性肾功能不全,可能的原因是一些潜在的炎症、吸收功能障碍、肾脏对活性维生素D的转化障碍及对钙的排泄障碍所致。

(7)跌倒 跌倒是骨质疏松性骨折的重要危险因素。理论上大多数肢体骨折是由于跌倒造成的,无论男女,肢体骨折危险性与跌倒的发生率明显相关。研究提示,大于65岁人群中的30%,大于80岁人群中的50%每年至少摔倒1次,其中5%~10%的摔倒可导致骨折。而增加跌倒风险的因素包括平衡能力下降、运动能力下降、视听力下降、认知障碍、反应迟钝、体位性低血压等内在因素以及光线差、路面原因、交通原因等外界环境因素[13]。

(8)其他可能的风险因素 除了以上提到的之外,其他风险因素包括性别、种族、绝经年龄、维生素D和钙的缺乏、缺乏运动、碳酸饮料及咖啡的过量饮用、药物影响(如干扰代谢的药物、免疫抑制剂、抗凝药、抗抑郁药、安眠药等)。

二、风险评估

(一)骨密度测定对骨质疏松性骨折风险的评估

骨密度测定具有安全、快速、无损伤等特点,是骨质疏松诊断和骨折危险性评估的重要指标。骨密度与骨强度密切相关,是人群中骨质疏松诊断和脆性骨折预测的一种有效方法。但脆性骨折是由于骨强度下降所致,而骨强度包含骨量和骨质量。骨折因素除骨密度下降外,20%~40%的因素是由于骨结构和骨力学性能的改变所致,60%~80%才由骨量决定,骨密度相同的骨骼并不一定有一样的骨质量,临床上骨质疏松患者中有些人骨密度很低但未发现骨折,而有些患者骨密度并不很低却发生多处骨折,所以有些学者认为骨质疏松性骨折的风险不能完全由骨密度的高低来判断[14]。

女性骨质疏松发生率和骨折发生率均明显高于男性,在骨密度的测定中,男性的骨峰值高于女性,骨量的丢失时间也明显晚于女性。女性在绝经后有一快速骨丢失,而男性在70岁以后有一较快速的骨丢失。在髋部骨密度测定中,因为髋部少受骨质增生的影响,所以骨密度对于预测骨折风险的价值相对较大,尤其是股骨颈和全髋部的骨密度对于预测骨折风险最有意义,但髋部骨密度测定对于预测椎体骨折不如预测髋部骨折意义大。在腰椎骨密度测定中,腰2~4骨密度值对于骨折风险评估价值最大[15]。

(二)既往骨折史是预报骨折风险的最重要指标

椎体骨折是独立于骨密度测定、年龄、体重等危险因素的预测再次骨折的最重要指标。1个节段椎体骨折在接下来的1年内发生再次椎体骨折的危险性是19%。椎体压缩性骨折累及的椎体越多,发生再次骨折的可能性越大,发生的骨折也越严重。有学者指出,如有1次脊柱骨折发生,则其髋部骨折发生率较无脊柱骨折者增加2倍,再次脊柱骨折发生率增加5倍。腕部、髋部、肱骨近段低能量损伤造成的骨折也提示再次发生骨折风险提高。同样发生非椎体脆性骨折的骨折数越多发生再次骨折的风险越大。相关研究表明,椎体变形不容轻视,即使是最轻微的变形,也可认为是骨质疏松症的开始,而多个椎体变形更是发生骨折风险的重要指标。椎体从前缘到后缘深度的增加也会提高发生脆性骨折的风险。脊柱骨折和椎体变形的出现,说明骨微结构的改变及强度的降低,脆性的增加,对预测再次发生骨折非常重要。再次骨折大多发生在初次骨折发生后的第1年内。在预测再次骨折的危险性时,结合骨密度降低和脊柱骨折更有价值[16]。

(三)骨转换和骨形态

骨骼的大小形态,尤其是股骨颈的长短和股骨颈皮质的厚度是提示骨质疏松性髋部骨折危险性的敏感指标。据报道,股骨颈形态与股骨上段骨强度密切相关,股骨颈长而且骨皮质较薄的绝经后妇女,髋部骨折的危险性明显高于正常人。股骨颈形态学研究表明,股骨颈骨皮质变薄或骨皮质厚度下降是脆性骨折的重要危险因素,并独立于骨密度测定。股骨颈的形态在不同性别提示不同的骨质疏松性骨折风险。目前大量研究表明,骨转换指标尤其是骨吸收指标与椎体和非椎体骨折风险增高有关,而且独立于骨密度。

第四节　骨质疏松性骨折的常见并发症

骨质疏松性骨折是一个缓慢的渐进过程,是骨质疏松症最严重的后果,早期表现为松质骨骨小梁变细、断裂、消失,骨小梁数量减少使剩余骨小梁负荷加大,发生显微骨折,骨结构遭到破坏,若进一步发展,骨皮质内表面1/3逐渐转变成类似于松质骨结构,皮质骨变薄造成骨强度明显下降,包括弹性和硬度均降低。骨质疏松性骨折常是骨质疏松患者的首发症状和就诊原因,而这类患者骨折后,不管是保守治疗还是手术治疗,更容易出现各种并发症,造成巨大的生理、心理压力。因此,认识骨质疏松性骨折相关并发症,并加以防治,有利于骨折的愈合和患者生存质量的提高。

一、短期并发症

短期并发症主要包括疼痛、肢体肿胀、活动受限、开放性及闭合性出血、神经和血管损伤,除此之外脂肪栓塞综合征也是其常见并发症,多见于长骨干骨折后,骨髓脂肪进入血流,形成脏器及组织的脂肪栓塞。临床上以呼吸困难、皮肤黏膜出血及神经系统症状为主要表现,严重者因肺部疾病导致呼吸衰竭。

二、长期并发症

(一)骨折后骨质疏松加重

创伤和肢体废用是导致骨质疏松加重的主要原因,老年人由于性激素水平下降,骨丢失更为严重,骨折后同时启动愈合机制,坏死骨的清除又产生骨吸收,骨转换加速,骨质吸收与钙排出量增加。骨质疏松性骨折后,运动量下降,特别是卧床后,软组织和骨组织内血流量下降,血液倾向酸化,更进一步导致钙溶解流失,加重骨质疏松,易发生再骨折,形成恶性循环。研究发现,当骨折患者需卧床休养,患肢被固定制动时,每周全身骨丢失的总量约占全身骨量的1%,

并以每天 150～200mg 的速度丢失骨钙,相当于正常人一年生理性钙丢失量。相反,运动使骨组织血液增加,促使成骨细胞活动增强。此外,运动及负重应力负荷使含有结晶结构的骨组织因压电效应而产生微弱的负电位,使带正电荷的钙离子易于结合沉着,加速骨痂形成[17]。

(二)内固定困难

尽管目前有许多药物治疗在提高骨量和降低骨折危险性方面取得了较好的效果,但由于骨量减少和骨强度的降低,手术治疗的困难大大增加,就骨科手术而言依旧面临着骨质疏松性骨折植入物稳定性差的难题,怎样使内固定获得足够的把持力,使骨折端达到稳定,确保在骨愈合过程中不移位,并能进行一定的功能锻炼,同时减少手术时间,是骨科医生面临的考验。由于骨骼的小梁骨和皮质骨的大量丢失使得其对假体植入物的支撑强度明显下降,骨折虽已达到解剖复位,但骨强度下降,骨折部位不能获得牢固的接触致内固定失败。骨质疏松时负载超过骨应变强度会出现骨微裂缝和过度吸收,导致内固定松动。骨质疏松性骨折患者,骨小梁表面凹凸不平,内部胶原纤维紊乱,稀疏明显,某些部位因骨吸收而断离,这就从超微结构水平削弱了骨的力学强度,所以骨质疏松性骨折不仅固定难度加大,而且也会增加固定局部再骨折的风险,整复和固定应以方法简便、安全有效为原则,以尽早恢复伤前生活质量为目的,应尽量选择创伤小、对关节功能影响少的方法,不应强求骨折的解剖复位,对于确需手术治疗者,需充分考虑骨质疏松骨折骨质量差、愈合缓慢等不同于一般创伤性骨折的特点。

(三)骨折愈合不良

骨质疏松骨代谢异常、破骨细胞功能亢进、成骨细胞功能丧失是骨质疏松性骨折发生和骨折愈合延迟的主要生物学影响因素。骨质疏松性骨折愈合过程中,由膜内成骨与软骨内成骨形成的小梁状骨的骨吸收明显加快,而相应的骨形成却缓慢或不足,这样一来导致软骨性骨痂向骨性骨痂演变过程延缓,而在编织骨向成熟骨改建的过程中,小梁状骨表面成骨细胞数量减少,成骨能力降低;相反,破骨细胞吸收能力旺盛,导致骨结构松散,骨痂质量下降。骨质疏松对骨折愈合的各期均有影响,但比较明显的是在骨折愈合的后期,也有文献表明患者骨折前即有骨转换的升高,易发骨折,骨折后又会导致骨转换的增加。这为临床上对骨质疏松性骨折愈合的干预提供了有意义的参考。关节运动可以刺激软骨基质液的挤出和吸入,促进关节软骨的新陈代谢,防止关节粘连、强直,还可防止肌肉失用性萎缩。在骨质疏松性骨折治疗期间适当应用抗骨质吸收的药物抑制破骨,如降钙素等药物等,在恢复期和功能康复期,活性维生素 D 不仅有增加骨量、降低再骨折率的作用,而且有助于改善神经、肌肉功能,防止跌倒,这样一来不仅有利于新骨折的愈合,还能降低再骨折的发生率。

(四)相关卧床并发症

骨质疏松性骨折发生在脊柱和髋部的概率相当高,由此限制了老年人的行动能力,容易出现多种卧床并发症。①肺部感染。长期卧床患者,因失去自理能力,对疾病缺乏了解,康复信念下降,易致悲观、恐惧、抑郁,从而拒绝或不配合治疗,为产生坠积性肺炎留下隐患。长期卧床患者,尤其是老年人,呼吸功能减退,肺顺应性降低,肺活量减小,痰涎积聚,咳嗽反射减弱,咳出困难,口腔分泌物倒流入气管,致病菌便可以移居下呼吸道而引起感染。②泌尿系感染。老年人由于生理性老化,膀胱渐渐丧失支持的弹性组织,形成膀胱小室,残余尿量增多,有些老年人不习惯床上排尿,以及其他原因造成的尿残留和潴留,使膀胱组织对细菌的抵抗力下降。留置尿管后也会增加细菌侵入人体的途径,更换接尿袋、进行膀胱冲洗和导尿等环节易造成污染,特别是会阴部不洁净,使细菌经过尿管周围黏膜鞘进入膀胱。③压疮。长期卧床使组织受压、血流不畅,在肩胛骨、骶尾骨、股骨大转子、坐骨结节、膝、踝、足跟等部位缺乏脂肪组织保护,无肌肉包裹或肌层较薄极易发生压疮。另外,由于营养不良、水肿、出汗、患者皮肤较薄、抵抗力弱等,受压易致压疮。④深静脉血栓形成。患者因卧床,活动少,创伤制动,肌肉张力及主、被动活动能力差,"肌肉泵"作用减弱,静脉回流减慢,或血管内膜损伤,或创伤应激下的高凝状态,易致肢体深静脉血栓形成,是直接威胁肢体功能、甚至生命的严重并发症。此外,肌肉萎缩、关节僵直也是骨质疏松性骨折患者长期卧床之后常见的并发症,严重影响患者骨折愈合和功能恢复。

对骨质疏松性骨折患者除防治骨折引起的局部并发症外,还应重视全身状况的改善。骨质疏松性骨折患者如身体条件允许,在符合手术指征的情况下,一般建议手术治疗,通过适当的外科治疗可使患者早日离床活动,阻止骨量继续丢失,对减少并发症、病残率、死亡率的意义重大。骨质疏松性骨折患者在针对骨折治疗的同时应积极进行抗骨质疏松治疗,通过药物改善骨代谢,降低骨吸收,促进骨形成,增强骨质,同时增加室外活动,接受日光照射,也有助于钙磷代谢。对卧床患者,加强护理,可减少卧床相关并发症,在患者可耐受状态下,循序渐进地进行功能锻炼,有利于骨折愈合,从被动运动过渡到主动运动,最大限度地提高患者的行动能力。另外,在日常环境中,需对老年人群加强预防跌扑措施,降低外伤致骨折的风险。

第五节 骨质疏松性骨折愈合的生物学机制

总体而论,骨质疏松性骨折愈合启动过程与非骨质疏松性骨折相同,但骨折部位的成骨细胞数量较少,血肿机化期延迟,破骨细胞的吸收能力旺盛。骨折后8~12周时骨的吸收仍较旺盛,骨矿化相对减少,胶原纤维形成不足,骨痂成熟及骨形成迟缓。

一般在伤后1~2周,骨质疏松性骨折的纤维骨痂疏松,且新生的毛细血管较少,因此骨折端血肿机化比较迟缓。伤后2周,原始骨小梁表面成骨细胞数较少,结缔组织数量多,小梁骨较细小,骨小梁间为结缔组织所填充。小梁骨及其小梁胶原纤维排列方向较紊乱。伤后4~8周,软骨痂向骨性骨痂转化缓慢,骨折端仍可见透明样软骨,已形成的骨小梁排列杂乱,小梁粗细不等。软骨痂向骨性骨痂的转化,及原始小梁骨向成熟小梁骨的转化均缓慢,且原已形成的成熟小梁骨多吸收、消失,可以看到大量活跃的巨噬细胞和破骨细胞。巨噬细胞和破骨细胞的功能亢进及胶原纤维的减少直接影响着骨质疏松性骨折后期的愈合。

随着分子生物学技术的发展,骨折愈合机制的研究已从细胞水平发展到分子水平。现阶段学者们已发现多种分子具有促进骨折愈合的作用,主要包括内分泌因子、细胞因子、转录因子、受体及受体拮抗分子等。骨折后局部组织、骨与软骨细胞产生多种促进骨愈合的生长因子和调节因子,这些因子相互作用,以自分泌或旁分泌的方式促进确定性骨祖细胞和诱导性骨祖细胞的增殖、分化及基质合成,对骨折修复的启动、维持、调节及塑形均起重要作用,共同促进骨折愈合。另外,由这些分子之间形成的复杂信号传导通路在骨折愈合中发挥了关键性的作用。

一、内分泌因子

内分泌因子是由内分泌系统分泌的一类高效能的生物活性物质,与神经系统互相配合,保证人体各项复杂的生理活动严密而有序地进行。在骨再生中内分泌因子主要在系统和整体水平发挥调控作用,保证骨局部活动与整体相互适应。目前,应用于骨组织工程的内分泌因子主要包括甲状旁腺激素(PTH)、甲状旁腺激素相关蛋白等。Rixon 等通过实验证明 PTH 刺激骨生长的机制主要是通过与成骨细胞的 PTH 受体的低亲和力区相结合激活蛋白激酶 A 信息传递通路而完成的[3]。其主要途径有刺激成骨细胞分泌胰岛素样生长因子Ⅰ(insulin-like growth factor Ⅰ,IGF-Ⅰ)和转化生长因子 β(transforming growth factor β,TGF-β)等促骨形成生长因子;另外,刺激骨髓中成骨细胞前体增殖并分化为成骨细胞,同时加强成骨细胞的活力,刺激骨形成。而有学者认为,PTH 同时启动了破骨效应,认为 PTH 在成骨-破骨这一重建环节上的作用究竟何者占主导仍不能很好地解释。PTH 及其相关蛋白在控制成骨细胞增殖、分化和功能等议题上再次引发了学术界的争论而成为研究热点。

二、细胞因子

细胞因子是一类由细胞分泌的蛋白质和多肽类分子,构成复杂的信号网络系统,对于细胞的增殖、生长、分化起着重要的调控作用。骨再生中细胞因子通过自分泌和旁分泌方式,发挥重要的局部调控作用。根据其生物学特性可分为 4 类:①促进靶细胞趋化、增殖和分化的有骨形态发生蛋白(bone morphogenetic protein,BMP)、TGF-β、成纤维细胞生长因子 b(basic fibroblast growth factor,bFGF)、血小板衍生生长因子(platelet derived growth factor,PDGF)、血管内皮生长因子(vascular endothelial growth factor,VEGF)、胰岛素样生长因子(IGF);②促进靶细胞内基质合成的有 BMP、IGF;③与血管生成有关的包括 bFGF、VEGF、PDGF;④耦联骨形成和骨吸收的包括 TGF-β、IGF。细胞因子主要包括骨形态发生蛋白、转化生长因子、血小板衍生生长因子、成纤维细胞生长因子、胰岛素样生长因子、血内皮细胞生长因子等。转化生长因子超家族成员骨形态发生蛋白(BMP)和转化生长因子(TGF)可以促进多种细胞的增殖和分化,如成骨细胞、软骨细胞、成纤维细胞和血管内皮细胞,并能诱导软骨和骨基质的合成,从而促进骨形成,在调节骨与软骨形成中起重要作用。BMP 是一类具有修复和调节作用的生长因子,具有强大诱骨活性,能有效促进骨愈合,是治疗严重骨折及骨不愈合的有效靶点,不仅能缩短骨愈合时间,而且能增强骨强度[18]。Joyce 等研究提示,TGF-β 影响骨折愈合的各个阶段,在表达上存在时间和空间的不同,TGF-β 对基因表达的调节作用取决于细胞的成熟状态及分化阶段,并可以调节软骨向骨转化[19]。bFGF 是骨细胞发挥其作用及骨形成的重要调节者,bFGF 可通过激活磷酸蛋白激酶 C(phosphoprotein kinase C,PKC)途径、丝裂原激活蛋白激酶(mitogen-activated protein kinases,MAPKs)及磷脂酰肌醇三磷酸激酶糖原合酶激酶-3(phosphatidylinositol triphosphate kinase glycogen synthase kinase-3,PI3K GSK-3)等成骨细胞的信号传导通路途径而发挥趋化作用促进细胞迁移,使成骨细胞、间充质细胞、巨噬细胞、成纤维细胞等向创伤部位聚集,从而启动成骨效应。bFGF 的靶细胞有成纤维细胞、血管内皮细胞、软骨细胞、成骨细胞等,其主要生物学功能为促进新生血管形成,促进软组织、软骨、骨组织的修复,促进肢体再生。另外,VEGF、PDGF、IGF、神经生长因子(nerve growth factor,NGF)等诸多分子能通过促进内皮细胞增殖和血管生成,作用相应的骨系细胞,激活相关的信号传导通路,最终促进成骨细胞标志物的合成和分泌,启动骨愈合过程。

三、受体

受体是内分泌因子、细胞因子等信号分子的配体,通过复杂的细胞内信号传导通路将信号分子的信息传入细胞内部,受体拮抗因子是受体的调节分子。与骨再生有关的受体及受体拮抗因子主要包括白细胞介素-1受体、骨形态发生蛋白受体、矿化蛋白1等。尤为重要的另一类是核受体,核受体作为一类转录因子,其本身可被特异配体(天然或人工合成)激活或抑制的属性使它成为药物作用很好的靶点。G蛋白耦联受体和离子通道之后,核受体作为非酶性治疗靶点也越来越受到关注。雌激素受体(estrogen receptor,ER)和维生素D受体(vitamin D receptor,VDR)在骨愈合过程中的作用越来越引起广大学者的关注[20,21]。

四、转录因子

转录因子是对于基因的转录起正调控作用的反式作用因子,通过与基因的启动子序列结合,辅助RNA聚合酶引起基因的转录及表达。骨再生信号通路中转录因子主要包括核心结合因子α_1(core binding factor α_1,cbfα1)、Osterix、Sox9等。核心结合因子α_1(cbfα1)又称Runt相关基因-2(runt related gene-2,Runx2),属于Runt cbfα转录因子家族,是成骨细胞的特异性转录因子,是骨形成的关键基因,而且在成骨细胞表达的主要功能基因中起关键的调节作用,能启动相关成骨分化标志物,如骨钙素(OC)、骨桥蛋白(OPN)、骨唾液酸蛋白(bone sialoprotein,BSP)、Ⅰ型胶原等基因的表达[22]。另外,cbfα1决定间充质祖细胞分化为成骨祖细胞的过程,是骨发生最早、最特异性的标志。成骨细胞中很多分化发育信号都集中到Runx2上发挥作用,因此对Runx2基因表达及其产物活性的调控是成骨细胞分化研究中一个非常重要的方向。Sox9是软骨细胞分化的特异性转录因子,也是成软骨分化的关键,这在骨愈合的软骨内成骨机制中尤为重要。

五、骨形态发生蛋白2(BMP-2)

BMP-2对骨质疏松性骨折愈合的影响:在骨质疏松性骨折中,骨重建明显减缓,导致骨折难以愈合,而增加局部BMP-2的浓度可明显促进其愈合,其机制是BMP-2能够诱导间充质细胞在骨组织形成区的增生、移行和向成骨细胞的分化,能够协同其他成骨因子共同刺激成骨细胞增殖,增强成骨细胞活性,加速骨重建。肖荣驰等在治疗骨质疏松性转子间骨折时,将BMP-2与人工骨复合后植入骨折缺损处及其周围,对照组则选用自体髂骨植骨。术后研究发现,BMP-2人工骨植入组在临床愈合时间、髋关节功能恢复、不良事件发生率等方面均明显优于自体髂骨植骨组[11]。Tang等利用组织工程骨联合BMP-2基因转染治疗骨质疏松大鼠下颌骨骨缺损,发现基因转染7d后即在转染的骨髓间充质干细胞(BMSCs)中测得BMP-2和碱性磷酸酶的表达,而未转组未测得相应指标[23]。植入含BMP-2转染的BMSCs组织工程骨4周时,转染过的BMSCs即可促使成熟骨基质生成,仅在其缺损的中心处有部分纤维组织,而骨缺损在8周时几乎完全闭合,新生成的骨组织有明显的、典型的小梁结构,是成熟的骨组织,而对照组的骨缺损仍未修复。Egermann用腺病毒介导BMP-2 cDNA转染骨质疏松山羊BMSCs,并将其局部注射至骨质疏松山羊的胫骨骨折处,发现与对照组相比,注射后第4、8、14天实验组骨折处BMSCs的骨向分化较对照组明显升高;21d后,实验组BMSCs的矿化染色同样较对照组升高[24]。术后 8 周时,实验组骨折处的骨痂强度、骨痂面积明显大于对照组。因此,Eger-mann 等认为局部注射 BMP-2 可以促进羊骨质疏松骨折愈合[24]。Li 等研究发现,将 BMP-2 磷酸钙水泥复合物植入骨质疏松山羊腰骨缺损处,1 周后缺损处的碱性磷酸酶表达较对照组明显升高,X 线检测显示实验组在 10 周后缺损基本愈合,而对照组无明显愈合[8]。因此,在骨质疏松性骨折处适当增加其 BMP-2 浓度,将有助于骨质疏松骨折的愈合。骨质疏松性骨折愈合是一个由多因素参与、受多因素影响的复杂过程,关于其具体机制的研究目前仍存在一定的局限,还有待于进一步深化和拓展。

参考文献

[1]王亦璁,姜保国.骨与关节损伤[M].5 版.北京:人民卫生出版社,2012.

[2]Rozen N, Lewinson D, Bick T, et al. Role of bone regeneration and turnover modulators in control of fracture[J]. Crit Rev Eukaryot Gene Expr, 2007,17(3):197-213.

[3]Rixon RH, Whitfield JF, Gagnon L, et al. Parathyroid hormone fragments may stimulate bone growth in ovariectomized rats by activating adenylyl cyclase[J]. J Bone Miner Res,1994,9(8):1179-1189.

[4]Dean DB, Watson JT, Moed BR,et al. Role of bone morphogenetic proteins and their antagonists in healing of bone fracture[J]. Front Biosci, 2009,14:2878-2888.

[5]白旭华.雌激素受体与绝经后骨质疏松症(英文)[J].中国组织工程研究与临床康复,2008(37):7398-7400.

[6]Yamashita S, Andoh M, Ueno-Kudoh H, et al. Sox9 directly promotes Bapx1 gene expression to repress Runx2 in chondrocytes[J]. Exp Cell Res,2009, 315(13):2231-2240.

[7]Kanakaris NK, Petsatodis G, Tagil M, et al. Is there a role for bone morphogenetic proteins in osteoporotic fractures? [J]. Injury, 2009,40(Suppl 3):S21-26.

[8]Li M, Liu XY, Liu XD, et al. Calcium phosphate cement with BMP-2-loaded gelatin microspheres enhances bone healing in osteoporosis:a pilot study[J]. Clin Orthop Relat Res, 2010,468(7):1978-1985.

[9]黄建林,王维佳.骨形态发生蛋白-2 成骨机制及应用研究现状[J].现代中西医结合杂志,2007,12(17):2482-2484.

[10]Åkesson K, Marsh D, Mitchell PJ,et al. Capture the fracture:a best practice framework and global campaign to break the fragility fracture cycle[J]. Osteoporos Int, 2013, 24(8):2135-2152.

[11]肖荣驰,李宁宁,唐志宏,等.内固定基础上应用骨形态发生蛋白人工骨与自体髂骨植骨治疗骨质疏松性髋骨折的效果比较[J].中国组织工程研究与临床康复,2007(11):4077-4080.

[12]Siris ES, Adler R, Bilezikian J,et al. The clinical diagnosis of osteoporosis:a position statement from the National Bone Health Alliance Working Group[J]. Osteoporos Int, 2014,25 (5):1439-1443.

[13]Ling X, Cummings SR, Mingwei Q, et al. Vertebral fractures in Beijing, China: the Beijing Osteoporosis Project[J]. J Bone Miner Res, 2000,15(10):2019-2025.

［14］Mithal A，Bansal B，Kyer CS，et al． The Asia-Pacific Regional Audit-Epidemiology，Costs，and Burden of Osteoporosis in India 2013：a report of International Osteoporosis Foundation［J］． Indian J Endocrinol Metab，2014,18(4):449-454.

［15］Xia WB，He SL，Xu L，et al． Rapidly increasing rates of hip fracture in Beijing，China［J］． J Bone Miner Res，2012,27(1):125-129.

［16］Tian FM，Zhang L，Zhao HY，et al． An increase in the incidence of hip fractures in Tangshan，China［J］． Osteoporos Int，2014,25(4):1321-1325.

［17］Wang J，Wang Y，Liu WD，et al． Hip fractures in Hefei，China：the Hefei osteoporosis project［J］． J Bone Miner Metab，2014,32(2):206-214.

［18］Si L，Winzenberg TM，Jiang Q，et al． Projection of osteoporosis-related fractures and costs in China：2010—2050［J］． Osteoporos Int，2015,26(7):1929-1937.

［19］Joyce ME，Terek RM，Jingushi S，et al． Role of transforming growth factor-beta in fracture repair［J］． Ann N Y Acad Sci,1990,593:107-123.

［20］Kanis JA，Johnell O，Laet CD，et al． A meta-analysis of previous fracture and subsequent fracture risk［J］． Bone，2004,35(2):375-382.

［21］Wood WA，Muss H． Quantitation of individual risk for osteoporosis fracture［J］． Oncology(Williston Park),2010,24(8):753-755.

［22］Friedlaender GE． The role of the orthopaedic surgeon in minimizing mortality and morbidity associated with fragility fractures［J］． J Am Acad Orthop Surg，2010,18(5):278-285.

［23］Tang YC，Tang W，Lin YF，et al. Combination of bone tissue engineering and BMP-2 gene transfection promotes bone healing in osteoporotic rats［J］． Cell Biol Int，2008,32(9):1150-1157.

［24］Egermann M，Baltzer AW，Adamaszek S，et al． Direct adenoviral transfer of bone morphogenetic protein-2 cDNA enhances fracture healing in osteoporotic sheep［J］． Hum Gene Ther，2006,17(5):507-517.

第四章 骨质疏松性骨折的诊断

第一节 骨质疏松性骨折的临床表现

一、骨折

骨质疏松性骨折属低能量损伤,即只要轻微的暴力即可导致骨折,其是骨骼承受外伤或身体应力与骨骼强度较量的结果。骨质疏松性骨折属于病理性骨折,其病理机制为骨质疏松导致骨小梁变细、骨小梁间空隙增大、骨小梁间交叉连接点变少、骨小梁断裂点多、骨皮质变薄,最终使骨强度下降,导致骨承受应力负荷的能力减弱,最终发生骨折。骨折是骨质疏松最严重的并发症,常发生部位为髋部、桡骨、尺骨远端及肱骨近端等。胸椎、腰椎压缩性骨折可使脊椎弯曲,胸廓变形,影响心肺功能,患者可出现胸闷、气短、呼吸困难等症状。因此,一旦发生骨质疏松性骨折则有一般骨折的临床体征,如骨折部位疼痛、肿胀、皮下淤血、瘀斑、肢体功能障碍等,也可有畸形、骨擦音(感)、异常活动等骨折的专有体征。

二、疼痛

疼痛是骨质疏松最常见、最主要的临床表现,以腰背部常见,严重时翻身、起坐及行走困难。骨量丢失>12%即可出现骨痛。

三、身高变矮、驼背

椎体主要由松质骨组成,较早出现骨量减少,骨质疏松严重者脊椎椎体前部负重量大,容易压缩变形,使椎体前倾,形成身高缩短、驼背。

第二节 骨质疏松性骨折的影像学检查

影像学检查是诊断骨折不可缺少的重要手段,可确定骨折部位、类型、移位的方向和程度,对骨折诊断和治疗有重要价值。

一、X线片

X线片在诊断骨质疏松性骨折中具有一定价值。骨质疏松性骨折的X线平片表现为骨密度普遍降低、骨小梁减少、骨小梁间隙增宽、骨皮质变薄(呈素描症);一般要求拍摄正、侧位片,必要时可加拍特殊位置。需注意,拍片时应包括损伤部位邻近关节,以免漏诊。

二、双能X线吸收测定法

X线管球通过一定的装置获得低能和高能光子峰两种能量。当这两种光子峰穿透身体后,扫描系统将所接收的信号传送至计算机,并对数据进行处理,最终测得骨矿含量。该仪器能测量出身体任何部位的骨密度(bone mineral density，BMD)，尤其是在骨折易发生的部位。双能 X 线吸收测定法(dual energy X-ray absorptiometry，DXA)可反映骨皮质和骨松质的总和，所测量的结果为单位面积的 BMD，单位为 g/cm^2。DXA 具有精确性和准确性好、操作方便、检测时间短、患者电离辐射剂量低(其放射量相当于胸片的 1/30)的优点，世界公认其为测量 BMD 的首选方法。BMD 为骨质疏松和临床预测骨折的诊断参数，是诊断骨质疏松的金标准。世界卫生组织(World Health Organization，WHO)制定的骨质疏松诊断标准即双能 X 线吸收 BMD 仪测量的标准。绝经后妇女或≥50 岁男性的 BMD 报告使用骨密度值(T-score，T 值)；绝经前妇女或<50 岁男性的 BMD 报告使用 Z 值，不能使用 T 值，尤其是儿童。参照 WHO 推荐的诊断标准，如表 4-1 所示。DXA 测定骨密度值低于同性别、同种族健康成人的骨峰值不足 1 个标准差为正常(T 值≥−1.0SD)；降低 1~2.5 个标准差为骨量低下或骨量减少(−2.5SD<T 值 <−1.0SD)；降低程度等于或大于 2.5 个标准差为骨质疏松(T 值≤−2.5SD)；降低程度符合骨质疏松诊断标准，同时伴有一处或多处骨折为严重骨质

表 4-1　基于 DXA 测定骨密度分类标准

分类	T 值
正常	T 值≥−1.0SD
低骨量	−2.5SD<T 值<−1.0SD
骨质疏松	T 值≤−2.5SD
严重骨质疏松	T 值≤−2.5SD+脆性骨折

疏松。对于鉴别诊断，应该注意与引起骨量减少的外科系统疾病(如骨肿瘤等)以及导致骨量低下的内科系统疾病(如肾上腺、甲状旁腺等影响骨代谢的疾病，类风湿性关节炎等免疫系统疾病以及长期服用糖皮质激素治疗者)相鉴别。

三、定量计算机断层扫描测定法

定量计算机断层扫描(quantitative computed tomography，QCT)测定法利用三维技术来测量 BMD，可将皮质骨与松质骨分开，精确测量出选择的特定部位的骨密度，测量结果为单位体积的 BMD，单位为 g/cm^3。QCT 的原理也是通过 X 线衰减来反映骨密度，似采用 CT 技术可以同时观察椎体的横截面。由于松质骨的转化率较皮质骨快 8 倍，因此这种方法为观察中轴骨早期代谢变化提供了敏感的指标，而单光子吸收法(single photon absorptiometry，SPA)、双光子吸收法(dual photon absorptiometry，DPA)以及 DXA 测量的均为平面密度，无法区分皮质骨和松质骨，因此 QCT 在这一方面要优于它们。QCT 测量时先扫描一个已知密度的人体模型，建立扫描值与密度的关系曲线，然后扫描人体的腰椎。根据曲线可求得椎体的骨密度值。这种方法适用于有脊柱后突或无法平卧的患者，可增加测量准确性。影响 QCT 测量准确性的因素有老年骨质疏松患者骨髓中脂肪含量较高、体位摆放困难以及射线强度等。QCT 主要用来测量腰椎椎体的松质骨、胫骨、前臂和股骨近端的 BMD。该方法具有分辨率高、受体积影响小的优点，其结果可通过三维旋转功能排除患者摆位的干扰。其缺点为受检者接受的辐射量较大。当骨骼矿物质含量降低，骨骼的生物力学强度就会降低，骨骼的脆性就会增加。当骨矿含量减少到一定程度，骨骼便有可能发生骨折，此时的骨矿含量数值称为骨折阈值。在单层 QCT 测量出脊柱松质骨的 BMD 值中，$120mg/cm^3$ 为骨量减少的阈值(与 DXA 中 T 值=−1.0SD 相对应)，$80mg/cm^3$ 为诊断骨质疏松症的阈值(与 DXA 中 T 值=−2.5SD 相对应)。采用 QCT 测量技术来测量髋关节的 BMD，重复性较高，且其测得的 BMD 与 DXA 测得的 BMD 结果存在一定相关。

四、其他检查方法

合理应用 CT 和 MRI 检查，对椎体骨折、微细骨折的显示，尤其在做出鉴别诊断方面有较

大价值;CT 三维成像技术,能清晰显示关节内或关节周围骨折。MRI 检查对鉴别新鲜和陈旧性骨质疏松性椎体骨折具有较大意义。普通 MRI 则表现为,骨折椎体在 T1WI 图像中呈低信号,在 T2WI 图像中呈高信号,椎体压缩但密度尚均匀,椎间盘呈真空现象,据此可与转移性肿瘤鉴别。骨骼为固体结构,磁场内的信号迅速衰弱,虽然早期认为 MRI 对骨质疏松的诊断意义不大,但却能利用骨髓信号来显示松质骨结构。

核素骨扫描对新鲜椎体骨质疏松性骨折的诊断价值不大,但在陈旧性骨折与转移性肿瘤鉴别中有一定意义。对于这些患者,必须检查骨密度以明确骨质疏松诊断,并及时给予必要的干预,对于预防严重的骨质疏松性骨折有非常重要的临床意义[1]。

第三节　骨质疏松性骨折的生化检查

骨代谢生化指标包括反映成骨细胞活性的骨形成指标和反映破骨细胞活性的骨吸收指标。骨代谢生化指标可以敏感地反映短期内的骨代谢情况,骨密度则在相对长的时间保持恒定,反映骨代谢的形态结果。根据病情的监测、药物选择及疗效观察和鉴别诊断需要,有条件的单位可分别选择有关骨代谢和骨转换的指标(包括骨形成和骨吸收指标)。这类指标有助于骨转换的分型、骨丢失速率、老年妇女骨折的风险性评估、病情进展和干预措施的选择和评估。反映骨形成的指标有血清碱性磷酸酶(ALP)、骨钙素(OC)、骨源性碱性磷酸酶(BALP)、Ⅰ型前胶原 C 端肽(P1CP)和 N 端肽(P1NP)。反映骨吸收的指标有空腹 2h 的尿钙/肌酐比值或血浆抗酒石酸酸性磷酸酶(TPACP)、Ⅰ型胶原 C 端肽(CTX-Ⅰ)、尿吡啶啉(Pyr)和脱氧吡啶啉(dPyr)、尿Ⅰ型胶原 C 端肽(U-CTX)和 N 端肽(UNTX)等。

根据鉴别诊断需要可选择检测血尿常规、肝肾功能、血糖、钙、磷、碱性磷酸酶、性激素和其他项目,如 25-羟维生素 D 和 1,25-羟维生素 D、甲状旁腺激素等。

一、血清碱性磷酸酶(ALP)

ALP 是成骨细胞的一种外酶,它的表达活性是成骨细胞分化的一个明显特征。ALP 在机体中的主要生理功能是在成骨过程中水解磷酸酯,为羟基磷灰石的沉积提供必要的磷酸,同时水解焦磷酸盐,解除其对骨盐形成的抑制作用,有利于成骨。正常人的 ALP 是骨形成指标之一,是由骨、肠、肝、胎盘和肾等同工酶组成的,所以特异性不强。

二、甲状旁腺激素(PTH)

PTH 是人体内钙磷调节的重要激素,是甲状旁腺主细胞分泌的碱性单链多肽类激素。它的主要功能是调节脊椎动物体内钙和磷的代谢,促使血钙水平升高,血磷水平下降。PTH 促使血浆钙离子浓度升高,其作用的主要靶器官是骨和肾。它动员骨钙入血,促进肾小管对钙离子的重吸收和磷酸盐的排泄,使血钙浓度增加和血磷浓度下降。此外,PTH 还间接促进肠道对钙离子的吸收。PTH 的分泌主要受血浆钙离子浓度的调节,血浆钙离子浓度升高,PTH 的分泌即受到抑制,血浆钙离子浓度降低,则刺激 PTH 的分泌。

三、骨钙素(OC)

骨钙素(OC)是由成熟的成骨细胞合成分泌的非胶原蛋白,其生理功能与骨转换有关。目前认为,当骨形成与骨吸收耦联时,OC 为反映骨转换的指标;当骨形成与骨吸收解耦联时,OC 为反映骨形成的特异性指标。

四、25-羟维生素 D

维生素 D 是一种脂溶性维生素,吸收入血后与特异性的维生素 D 结合蛋白结合随着血液循环进入肝脏,经肝内的 25-羟化酶作用而形成 25-(OH)VD,再随血液循环进入肾脏,在肾脏内 1α 羟化酶的作用下,进一步转化为具有较强生物学活性的 1,25-(OH)$_2$VD,由于 25-(OH)VD 在血中含量相对较高,且半衰期较长,所以临床上一般通过测定 25-(OH)VD 的水平来反映人体内维生素 D 的水平。

第四节　骨质疏松性骨折的国内外临床诊断标准

在诊断骨质疏松性骨折时,除了病史、体征、辅助检查等一般性骨折的诊断依据外,还要参考患者年龄、性别、停经史、脆性骨折史和(或)骨密度检查(可术前或术后),或骨转换生化标志物检查等进行诊断。当患者实在不便搬动而无法行骨密度检查时,可结合一些次要指标,如高龄、女性、轻微或无外伤情况下多处骨折;老年人活动时出现胸背疼痛,静止后疼痛缓解,无明显贫血、恶液质表现,脊椎呈圆背状,身高变矮,都是考虑骨质疏松症诊断的重要临床体征。

骨质疏松性骨折可发生于身体任何部位,但以脊柱、股骨近端、桡骨远端、肱骨近端等部位最为多见,其中脊柱骨折约占 1/3,髋部骨折约占 1/3,腕部骨折约占 1/6,其余部位的骨折约占 1/6。脊柱是全身最早、也是最易发生骨质疏松的部位,以压缩性骨折为主,主要集中在脊柱胸段和胸腰段。约 20% 的患者发生骨折时无任何临床不适症状,仅在偶尔体检摄片时才发现,因而实际骨质疏松患者数远大于确诊人数。组织学检查可观察到脊柱骨质疏松患者的椎体松质骨内存在大量显微骨折,当其累积到一定数量时,椎体的力学强度明显下降,从而导致骨折发生。因此,大多数无明显外伤史的脊柱骨折患者其影像学表现为椎体压缩、楔形改变。

髋部是骨质疏松性骨折另一个好发部位,包括股骨颈骨折和股骨粗隆间骨折,一般都由跌倒所致,其中股骨粗隆间骨折的发生率略高于股骨颈骨折。然而,这两种骨折患者的预后差异显著,绝大多数股骨粗隆间骨折均能愈合,而股骨颈骨折则不易愈合,常易导致股骨头缺血坏死。低骨密度、高龄和女性是髋部骨折的三大高危因素,60 岁以后,每增加 5 岁,髋部骨质疏松性骨折的发病率将成倍增长,而女性的发病率则是男性的 2 倍以上[2]。

桡骨远端是骨质疏松较早发生且程度较严重的部位,故也是骨质疏松性骨折的好发部位。多数桡骨远端骨质疏松性骨折患者有明确的跌倒史,临床表现为骨折呈粉碎性伴压缩性骨缺损,骨折复位和维持复位困难,常遗留腕关节功能不良。

参考文献

[1]中华医学会骨质疏松和骨矿盐疾病协会. 原发性骨质疏松症诊断指南[J]. 中华骨质疏松与骨矿盐疾病杂志,2011,4(1):2-17.

[2]Koh LKH, Sedrine WB, Torralba TB, et al. A simple tool to identify Asian women at increased risk of osteoporosis[J]. Osteoporos Int, 2001,12(8):699-705.

第五章 骨质疏松性骨折的治疗方案选择

第一节 骨质疏松性骨折治疗原则

骨质疏松导致骨量减少、骨质量衰退，从而使骨骼的强度下降。骨质疏松性骨折是骨质疏松症最严重的后果，也是中老年最常见的骨骼疾病。骨质疏松性骨折常见于脊柱、髋部、桡骨远端等部位，具有发病率高、致残致死率高的特点，严重影响老年人生活质量和身心健康。

一、定义

（一）骨质疏松症

骨质疏松症（osteoporosis，OP）是一种以骨量减少和骨组织微细结构发生退变为特征，骨质脆性增加，并容易导致骨折的一种疾病。骨质疏松症分为原发性、继发性和特发性。原发性骨质疏松症是指没有明确原因而发生的骨质疏松，主要见于绝经后妇女和老年人，在骨质疏松症中所占比例最大。继发性骨质疏松症是原因明确的一类疾病，主要是由某些疾病或某些诱因（如药物）引发的骨质疏松。特发性骨质疏松症是一种原发性骨代谢疾病[1]。

（二）骨质疏松性骨折

骨质疏松性骨折为低能量或非暴力骨折，指在日常生活中未受到明显外力或受到"通常不会引起骨折的外力"作用而发生的骨折，属于脆性骨折（fragility fracture）。"通常不会引起骨折的外力"指人体从站立高度或低于站立高度跌倒产生的作用力[2]。骨质疏松性骨折与创伤性骨折不同，是基于全身骨质疏松存在的一个局部骨组织病变，是骨强度下降的明确体现，也是骨质疏松症的最终结果。

二、骨质疏松性骨折的诊断

（一）临床表现

可有疼痛、肿胀和功能障碍，可出现畸形、骨擦感（音）、反常活动。但也有患者缺乏上述典型表现，具有骨质疏松症的一般表现。

（二）影像学检查

1. X 线诊断

X 线诊断骨质疏松性骨折准确、简便，是非常实用的一种辅助检查法，可确定骨折的部位、类型、错位情况、复位、愈合等。另外，X 线片也可作为估计骨矿含量的一种方法来诊断骨质疏松。由于骨量减少 30%～50% 才能在 X 线片上明确显示骨小梁稀疏，骨皮质变薄，骨小梁数目减少,小梁间隙增宽,骨髓腔扩大,但是用X线诊断骨质疏松精确度误差达10%以上,所以,尤其是基层医院医生应根据X线片报告,结合一些钙、磷等生化指标检测进行诊断,而不能全部依赖于X线片[3]。

2.定量CT

定量CT(QCT)常用于判断骨折的程度和粉碎情况、椎体压缩程度、椎体周壁是否完整、椎管内的压迫情况。所用的设备为普通的全身CT扫描机。QCT能精准地选择特定部位的骨测量骨密度,能分别评估皮质骨和海绵骨的骨密度。另外,由于QCT的测量不受相邻组织的影响,测量结果具有较高的敏感性和准确性,也具有较高的重复精度。因此,QCT在骨质疏松研究领域占有重要地位,具有独特的作用。

3.定量磁共振成像(quantitative magnetic resonance imaging,QMRI)

通过T_2、T_2^* 和 R_2^* 等弛豫参数、表观扩散系数(apparent diffusion coefficient,ADC)等来研究骨小梁与骨髓交界面磁场梯度以间接评价骨小梁空间排列的新方法[4]。

4.骨显像

骨显像适用于无法行MR检查或排除肿瘤骨转移等。

(三)骨密度检查

拟诊为骨质疏松性骨折的患者建议行骨密度检查。骨密度及骨测量方法较多,不同方法在骨质疏松症的诊断、疗效监测以及骨折风险性评估中的作用有所不同。双能X线吸收测定法(DXA)是世界卫生组织(WHO)推荐的骨质疏松症评估方法,是骨质疏松诊断金标准,可用于骨质疏松症的诊断、骨折风险性预测和药物疗效评估,也是流行病学研究常用的骨骼评估方法,在临床和科研中常用。

目前,获得广泛认可的用DXA测量骨密度的部位是中轴骨,包括腰椎和股骨近端,如腰椎和股骨近端测量受限,可选择非优势侧桡骨远端1/3(33%)。DXA正位腰椎测量感兴趣区包括椎体及其后方的附件结构,故其测量结果受腰椎的退行性改变(如椎体和椎小关节的骨质增生硬化等)和腹主动脉钙化的影响。用DXA测量股骨近端感兴趣区为股骨颈、大粗隆、全髋和Wards三角区,其中用于骨质疏松症诊断的感兴趣区是股骨颈和全髋。

(四)实验室检查

在诊断原发性骨质疏松性骨折时,应排除转移性骨肿瘤、胸腰椎结核、多发性骨髓瘤、甲状旁腺功能亢进等内分泌疾病[5]、类风湿关节炎等免疫性疾病、长期服用糖皮质激素或其他影响骨代谢药物以及各种先天或获得性骨代谢异常疾病[6]。

(1)基本检查项目　血尿常规,肝肾功能,血钙、磷、碱性磷酸酶等。

(2)骨转换生化标志物　IOF推荐Ⅰ型前胶原N端肽(P1NP)和Ⅰ型胶原C端肽(CTX-Ⅰ),分别为反映骨形成和骨吸收敏感性较高的标志物。

(3)酌情检查项目　为进一步鉴别诊断,可酌情选择性进行以下检查,如血沉、C-反应蛋白、性腺激素、血清泌乳素、25-羟维生素D、甲状旁腺激素、甲状腺功能、尿游离皮质醇或小剂量地塞米松抑制试验、血气分析、尿本周蛋白、血尿轻链,甚至放射性核素骨扫描、骨髓穿刺或骨活检等。

(五)诊疗原则及流程

骨质疏松性骨折的诊断应结合患者的年龄、性别、绝经史、脆性骨折史、临床表现及影像学和(或)骨密度检查结果进行综合分析[6]。

三、骨质疏松性骨折的治疗原则

复位、固定、功能锻炼和抗骨质疏松治疗是治疗骨质疏松性骨折的基本原则。骨质疏松性骨折的治疗应强调个体化,可采用非手术或手术治疗,具体方法应根据骨折部位、骨折类型、骨质疏松程度和患者全身状况而定,权衡手术与非手术治疗的利弊,做出合理选择。

骨质疏松性骨折多见于老年人,整复和固定应以方法简便、安全有效为原则,以尽早恢复伤前生活质量为目的;应尽量选择创伤小、对关节功能影响少的方法,不应强求骨折的解剖复位,而应着重于功能恢复和组织修复[7]。

手术时应考虑骨质疏松性骨折骨质量差、愈合缓慢等不同于一般创伤性骨折的特点,可酌情采取以下措施:使用特殊固定器材,如锁定加压钢板、粗螺纹钉、具有特殊涂层材料的固定器材或假体等;采用骨水泥或植骨材料充填等局部强化技术[8]。

对骨质疏松性骨折患者除防治骨折引起的并发症外,还应积极防治下肢深静脉血栓、坠积性肺炎、泌尿系感染和压疮等并发症。

四、常见骨质疏松性骨折治疗

(一)脊柱骨折

1. 诊断

脊柱是骨质疏松性骨折最为常见的部位,胸腰椎多见,包括椎体压缩性骨折和椎体爆裂性骨折。患者年龄及病史,尤其是轻微外伤后出现胸腰部疼痛、身高缩短和驼背、脊柱变形或活动受限是诊断的重要参考。体检脊柱局部有压痛,尤其是体位改变时疼痛明显,卧床休息时减轻或消失;一般无下肢感觉异常、肌力减退及反射改变等神经损害表现,但如椎体压缩程度和脊柱畸形严重,也可出现神经功能损害表现。

引起疼痛的骨折椎体即为疼痛责任椎体,可根据骨折节段局部的压痛、叩击痛,结合 MRI 或 ECT 结果综合判断。

2. 治疗

(1)非手术治疗　适用于症状和体征较轻,影像学检查显示为轻度椎体压缩骨折,或不能耐受手术者。治疗可采用卧床、支具及药物等方法,但需要定期进行 X 线片检查,以了解椎体压缩是否进行性加重。

(2)手术治疗　椎体强化手术,包括经皮椎体成形术(percutaneous vertebroplasty,PVP)和经皮椎体后凸成形术(percutaneous kyphoplasty,PKP),是目前最常用的微创手术治疗方法,适用于:非手术治疗无效,疼痛剧烈[8];不稳定的椎体压缩性骨折;椎体骨折不愈合或椎体内部囊性变、椎体坏死;不宜长时间卧床;能耐受手术者。高龄患者宜考虑早期手术,可有效缩短卧床时间,减少骨折并发症的发生。

绝对禁忌证:不能耐受手术者;无痛、陈旧的骨质疏松性椎体压缩性骨折;凝血功能障碍者;对椎体成形器械或材料过敏者。

相对禁忌证:椎体严重压缩性骨折,椎管内有骨块;有出血倾向者;身体其他部位存在活动性感染者;与椎体压缩骨折无关的神经压迫引起的根性痛[9]。

术中应避免发生骨水泥渗漏,必要时可选用网袋技术或遥控骨水泥注射技术加以预防。

另外,术中还可以同时取活检,以便与肿瘤引起的脊柱压缩性骨折进行鉴别。

对有神经压迫症状和体征、严重后凸畸形、需行截骨矫形以及不适合行微创手术的不稳定椎体骨折患者,可考虑行开放手术治疗。术中可采用在椎弓根螺钉周围局部注射骨水泥、骨水泥螺钉、加长和加粗椎弓根螺钉或适当延长固定节段来增强内固定的稳定性。

(二)髋部骨折

1.诊断

骨质疏松性髋部骨折主要包括股骨颈骨折和转子间骨折,是骨质疏松症最严重的并发症,具有致畸率高、致残率高、病死率高、恢复缓慢的特点,骨折后第 1 年的死亡率高达 20%～25%,存活者中超过 50%的患者会留有不同程度的残疾。根据临床表现和影像学可明确诊断。治疗骨质疏松性髋部骨折的目的是尽快采取有效的措施,恢复患者的负重功能,减少卧床时间[10]。

2.治疗

(1)股骨颈骨折　对于老年骨质疏松性股骨颈骨折推荐尽早手术治疗,包括闭合或切开复位内固定术、人工关节置换术等。对于骨折移位不明显的稳定型骨折或合并内科疾病无法耐受手术者,可以酌情采用外固定架或非手术治疗[11]。

选择人工股骨头置换还是人工全髋关节置换,主要根据患者的年龄、全身状况、预期寿命等因素来决定。对高龄、全身情况较差、预期寿命不长者,可考虑行人工股骨头置换,以缩短手术时间,减少术中出血,满足基本的日常生活要求;否则行人工全髋关节置换。

(2)股骨转子间骨折　目前,主要的治疗手段是闭合或切开复位内固定,包括髓内和髓外固定。从生物力学角度,髓内固定更具优势。人工髋关节置换不作为转子间骨折的常规治疗方法,仅当作一种补充手段。

(三)桡骨远端骨折

1.诊断

根据病史、体检及 X 线检查基本可作出诊断。桡骨远端骨质疏松性骨折多为粉碎性骨折,易累及关节面,骨折愈合后常残留畸形和疼痛,造成腕关节和手部功能障碍,屈伸和旋转受限。

2.治疗

对于可恢复关节面平整及正常掌倾角和尺偏角、能够恢复桡骨茎突高度者,可采用手法复位、石膏或小夹板外固定等非手术治疗。对累及关节面的桡骨远端粉碎性骨折、不稳定的桡骨远端骨折、手法复位后桡骨短缩超过 3mm、侧位 X 线片示背侧成角超过 10°、关节面台阶超过 2mm、手法复位不满意者可采用手术治疗,目的是恢复关节面的平整及相邻关节面的吻合关系,重建关节的稳定性以及恢复无痛且功能良好的腕关节。手术方法可根据骨折的具体情况选择,包括经皮撬拨复位克氏针内固定、外固定支架固定、切开复位钢板内固定、桡骨远端髓内钉固定等。

(四)肱骨近端骨折

1.诊断

肱骨近端骨质疏松性骨折,因骨质条件欠佳而常导致复位和固定困难,尤其是粉碎性骨折,可出现肱骨头坏死、肩关节脱位或半脱位,严重影响关节功能。临床可根据 X 线检查判断骨折类型,通过 CT 扫描明确主要骨块移位及压缩程度,而 MRI 则有助于判断肩袖损伤。

2.治疗

无移位的肱骨近端骨折可采用非手术治疗,方法为颈腕吊带悬吊、贴胸位绷带固定或肩部支具固定等。有明显移位的肱骨近端骨折建议手术治疗,可根据患者具体情况采用闭合或切开复位内固定。内固定可选择肱骨近端解剖型钢板、锁定钢板、肱骨近端髓内钉等。克氏针、螺钉、张力带固定操作简便,对组织损伤小。对肱骨近端 Neer 分型为Ⅲ、Ⅳ型的严重粉碎性高龄骨折患者,可考虑行人工肱骨头置换术。

五、骨质疏松性骨折药物干预

(一)干预目的

骨质疏松性骨折的病理基础是骨质疏松,骨折后应积极采用规范的抗骨质疏松药物治疗,其目的是缓解疼痛,抑制急性骨丢失,提高骨量,改善骨质量,降低再骨折发生率。

(二)干预药物

1.基础药物

(1)钙剂 可改善骨矿化,减缓骨量丢失。

(2)维生素 D 可促进钙吸收,有利于骨骼健康、增加肌力、降低再骨折风险。钙剂和维生素 D 可与抗骨质疏松药物联合使用,并贯穿整个治疗过程[12]。

2.抗骨质疏松药物

(1)抑制骨吸收类药物 ①双膦酸盐类:是目前临床上应用最为广泛的抗骨质疏松症药物,可提高腰椎和髋部骨密度,降低椎体及髋部等部位再骨折发生率。目前用于防治骨质疏松症的双膦酸盐类主要包括阿仑膦酸钠、利塞膦酸钠、唑来膦酸(5mg;注意:4mg 剂量唑来膦酸无临床适应证,仅用于治疗转移性肿瘤)、伊班膦酸钠[13]。②选择性雌激素受体调节剂(selective estrogen receptor modulators,SERMs):可选择性地作用于雌激素的靶器官,与不同形式的雌激素受体结合,发生不同的生物效应,降低骨转换至女性绝经前水平,阻止骨量丢失,增加骨密度。③降钙素类:可抑制破骨细胞生物活性、减少破骨细胞数量,对骨质疏松性骨折后的急性骨丢失和疼痛有较好的治疗作用;目前应用于临床的降钙素类制剂有两种:鲑鱼降钙素、鳗鱼降钙素。④雌激素:临床研究已证明绝经激素治疗(menopausal hormone therapy,MHT)包括雌激素补充疗法和雌、孕激素补充疗法能抑制骨转换、阻止骨量丢失,可提高椎体和髋部骨密度。绝经后骨质疏松性骨折患者建议在专科医生指导下个体化运用雌激素。同时建议激素补充治疗遵循以下原则:a. 明确治疗的利与弊;b. 绝经早期开始用(<60 岁或绝经 10 年之内),收益更大,风险更小;c. 应用最低有效剂量;d. 治疗方案个体化;e. 局部问题局部治疗;f. 坚持定期随访和安全性监测(尤其是乳腺和子宫)。g. 是否继续用药,应根据每位妇女的特点,每年进行利弊评估[14]。

(2)促进骨形成类药物 重组人甲状旁腺激素片段 1-34(rhPTH1-34),具有增加成骨细胞分泌胶原、促进骨基质形成及其矿化、促进骨形成、改善骨重建的作用,可有效增加骨密度,显著降低绝经后妇女椎体和非椎体骨折风险。

(3)活性维生素 D 类 主要包括骨化三醇及其类似物——阿法骨化醇,适用于绝经后骨质疏松症,但不推荐作为日常补充[15]。老年人、肾功能不健全及 1α 羟化酶缺乏患者建议补充活性维生素 D。活性维生素 D 及其类似物更适用于老年人、肾功能减退以及 1α 羟化酶缺乏或减少的患者,具有提高骨密度、减少跌倒、降低骨折风险的作用[16]。

(4)维生素 K 类　四烯甲萘醌可促进骨形成、抑制骨吸收、提高骨量,可降低骨质疏松性骨折再骨折发生率[17]。

(5)锶盐　雷奈酸锶是合成锶盐,体外实验和临床研究均证实雷奈酸锶可同时作用于成骨细胞和破骨细胞,具有抑制骨吸收和促进骨形成的双重作用,可降低椎体和非椎体骨折的发生风险。

(6)中成药　人工虎骨粉、异黄酮类及淫羊藿类复合物等中成药对骨质疏松性骨折患者有减轻疼痛、提高骨密度的疗效。

需要强调的是,不推荐同时联合应用同一作用机制的抗骨质疏松药物。

(三)干预原则

抗骨质疏松药物干预需要根据骨质疏松严重程度,注重个体化原则,考虑药物的适应证和禁忌证、临床疗效、安全性、经济性和依从性等诸多因素,合理应用。

(1)骨质疏松性骨折后早期,钙和维生素 D 用药剂量可酌情增加;钙剂应注重元素钙含量,推荐补充元素钙 1000mg/d;普通维生素 D 补充剂量推荐为 800U/d[18]。

(2)骨质疏松性骨折发生前已使用抗骨质疏松药物者,应重新评估骨质疏松状况,不建议盲目停药。

(3)骨质疏松性骨折发生前未使用抗骨质疏松药物者,应在骨折处理后,患者全身情况稳定时尽早使用抗骨质疏松药物治疗。

(4)骨质疏松性骨折后规范的双膦酸盐类使用对骨折愈合无不利影响。双膦酸盐类使用应参考下列情况:

1)双膦酸盐类药物联合钙和维生素 D 应用,可提高抗骨质疏松疗效。

2)口服双膦酸盐类药物禁用于导致食管排空延迟的食管异常(狭窄或动力异常)、不能站立或坐直至少 30min 者、对产品任何成分有过敏者、低钙血症。

3)静脉注射双膦酸盐类药物时,少数患者可能会出现一过性发热反应,建议在静脉使用双膦酸盐类药物的同时,选用非甾体类抗炎药物 5～7d。

4)当患者肌酐清除率低于 35ml/min 时,禁用静脉注射双膦酸盐类,不推荐口服使用双膦酸盐类。

(5)骨质疏松性骨折属于骨质疏松严重阶段,下列情况是使用促骨形成类药物的参考条件:

1)对已使用抗骨吸收药物治疗多年而发生骨质疏松性骨折患者,建议停用抗骨吸收类药物,选用促骨形成类药物。

2)65 岁以上女性骨质疏松性椎体骨折且骨密度 T 值低于－2.5SD、绝经后女性多次发生骨质疏松性椎体骨折或髋部骨折、运用双膦酸盐类后仍发生骨质疏松性骨折的患者,推荐使用促骨形成类药物[19]。

3)多发性骨质疏松性骨折患者,可以使用促骨形成类药物。

(6)降钙素对缓解骨质疏松性骨折骨痛有益,可减少骨折后急性骨丢失,建议在骨质疏松性骨折的制动患者中短时间(3 个月)使用。

(7)对围绝经期骨质疏松性骨折患者,更年期症状(血管舒缩症状)明显,可选用雌激素;无明显更年期症状,可选用选择性雌激素受体调节剂(SERMs);需在专科医生指导下使用。

（8）骨质疏松性骨折后抗骨质疏松治疗，应注重长期干预，通常在骨折愈合后还需坚持定期随访，提高药物干预的依从性。

（四）干预注意事项

1.干预疗程

双膦酸盐类药物疗程一般为 3～5 年，尔后再根据治疗后骨代谢指标改变、再骨折风险程度改变决定"继续用药"或"停药观察（药物假期）"。rhPTH1-34 使用不超过 2 年[20]。

激素类和生物制剂类药物一旦停用，其疗效即消退，需序贯其他治疗。雌激素和选择性雌激素受体调节剂尚无明确疗程限定，使用时间可根据治疗效果确定。

2.随访和评估

（1）使用抗骨质疏松药物干预后，应保持定期随访，了解并处理不良反应、骨折愈合情况、临床症状改善情况、再骨折预防实施情况等。

（2）抗骨质疏松治疗效果，早期可观察骨转换指标，如 P1NP 和 CTX-Ⅰ 的改变，并帮助提高干预依从性。抗骨质疏松治疗 1 年后，可比较双能 X 线吸收测定的骨密度是否超过最小有意义变化值，以评估疗效。

3.药物转换

对于确定治疗无效患者，国际骨质疏松基金会（International Osteoporosis Foundation，IOF）专家组提出的药物转换原则可供参考：转换为更强效的同一类型抗骨吸收的药物；口服剂型药物转换为注射剂型药物；抗骨吸收类药物转换为促骨形成类药物。

第二节　骨质疏松性骨折程度的评估

一、脊柱骨折

脊柱骨折为最常见的骨质疏松性骨折。骨质疏松性脊柱骨折往往外伤较轻，或无明显外伤史，因此，易漏诊或误诊为腰背肌劳损。

骨质疏松性椎体骨折分型方法主要有欧洲骨质疏松脊柱研究组（European Vertebral Osteoporosis Study Group，EVOSG）分型、Genant 法、Heni 分型。Genant 法是一种通过肉眼观察 X 线片而不需要测量椎体高度的半定量方法，根据椎体形态学改变分为楔形、双凹型和粉碎性骨折。

Heni 分型结合患者临床症状及影像学表现，将骨质疏松性椎体骨折分为以下四型：

Ⅰ型　急性/亚急性单纯椎体压缩骨折是指初次发生 3 周以内的单一节段的椎体骨折。大部分单纯骨质疏松性椎体压缩骨折可以通过非手术治疗（休息、止痛、支具等）数周。大约 1/3 的患者会卧床，并需入院治疗。另外，部分患者会出现椎体塌陷，并最终出现脊柱畸形。

Ⅱ型　骨折后持续性椎体不稳/椎体骨折不愈合；椎体骨折伴有任何运动产生的疼痛都可以定义为不稳定性。

Ⅲ型　严重骨质疏松伴多发椎体骨折和进行性体位改变。该类患者属严重骨质疏松症，表现为反复发生骨折和持续的椎体高度下降，可在短期或数年内发生骨折。通常骨折椎体数量大于 3 个。

Ⅳ型　骨质疏松性骨折合并椎管狭窄和神经损害。一些骨质疏松性椎体压缩骨折合并畸形和不稳定,造成神经损害。移位的骨折块可以导致脊髓和神经压迫。椎体高度降低致神经根孔狭窄可以造成神经根受压。

二、髋部骨折

髋部骨质疏松性骨折主要包括股骨转子间骨折和股骨颈骨折,是严重的骨质疏松性骨折,一般需要外科治疗。非手术治疗主要用于不能耐受麻醉和手术的患者。非手术治疗包括卧床、牵引、支具固定、营养支持等治疗措施。

(一)股骨转子间骨折

股骨转子间骨折常采用 Evans 分型和 AO 分型。Evans 将股骨转子间骨折分为Ⅰ型和Ⅱ型,如图 5-1 所示,Ⅰ型为骨折线顺转子走向,又进一步分为 4 个亚型:Ⅰ型 1 度,骨折内侧皮质正常无移位,骨折稳定;Ⅰ型 2 度,内侧皮质骨折且存在重叠,牵引后内侧皮质复位,骨折变为稳定;Ⅰ型 3 度,内侧皮质骨折且重叠,牵引后内侧骨皮质不能完全复位,骨折不稳定;Ⅰ型 4 度,内侧皮质粉碎骨折,牵引后内侧骨皮质不能复位,骨折不稳定。Ⅱ型为骨折线逆转子走向。其中,Ⅰ型 1 度和Ⅰ型 2 度为稳定性骨折,术后骨折无畸形,愈合率高;Ⅰ型 3 度和Ⅰ型 4 度复位后内侧皮质不稳定,髋内翻畸形率较高。

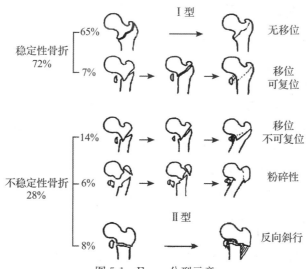

图 5-1　Evans 分型示意

如图 5-2 所示,AO 分型将股骨转子间骨折划分至股骨近端骨折。A1 型为股骨转子分为两部分的简单骨折,内侧骨皮质存在良好支撑,外侧骨皮质完好,其中,A1.1 型为沿转子间线的骨折,A1.2 型为沿转子间线的骨折且骨折线通过大转子,A1.3 型为顺转子间骨折,骨折线至小转子下。A2 型为股骨转子部粉碎性骨折,内侧骨皮质在数个平面上破裂,但外侧骨皮质保持完好,其中,A2.1 型有 1 个中间骨折块,A2.2 型有数个中间骨折块,A2.3 型向小转子下延伸超过 1cm。A3 型为骨折线经过外侧骨皮质,其中 A3.1 型和 A3.2 型均为简单骨折,A3.1型骨折线由外下斜向内上,A3.2 型为横行骨折线,而 A3.3 型为粉碎性骨折。A1 型和 A2.1型被认为是稳定性骨折,其余均为不稳定性骨折。

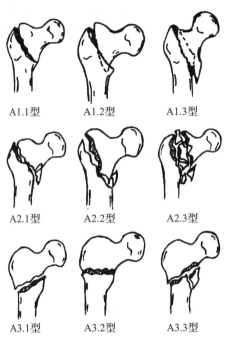

图 5-2　AO 分型示意

(二)股骨颈骨折

股骨颈骨折通常采用 Garden 分型。Garden Ⅰ 型及 Ⅱ 型为无移位的股骨颈骨折,Ⅲ 型及 Ⅳ 型为有移位的股骨颈骨折。

Ⅰ 型为不完全骨折。

Ⅱ 型为完全骨折但无移位。

Ⅲ 型为完全骨折有部分移位,并有部分骨折端嵌插,股骨头外展,股骨颈段轻度外旋及上移。

Ⅳ 型为骨折完全移位,股骨颈段明显外旋和上移,关节囊和滑膜破坏严重。

Ⅰ 型、Ⅱ 型者因为骨折断端无移位或移位程度较轻,骨折损伤程度较小,属于稳定性骨折;Ⅲ 型、Ⅳ 型者因骨折断端移位较多,骨折损伤较大,属于不稳定性骨折。

三、肱骨近端骨折

肱骨近端骨折如图 5-3 所示。目前临床应用最广泛的是 Neer 分型。Neer 依据肱骨近端骨折 4 个区域的完整性和骨折块移位的程度将肱骨近端骨折分为 6 种类型。如图 5-4 所示,Ⅰ 型:极小移位;Ⅱ 型:解剖颈骨折移位;Ⅲ 型:外科颈骨折移位;Ⅳ 型:肱骨大结节骨折移位;Ⅴ 型:肱骨小结节骨折移位;Ⅵ 型:骨折脱位。骨折移位的诊断标准为:骨折断端成角大于 45°,或者骨折块移位超过 1cm。如果骨折移位未达到此标准,无论骨折块的数量多少,骨折均被视为无移位。

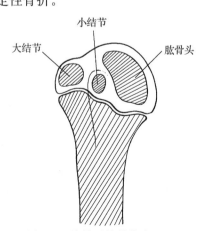

图 5-3　肱骨近端骨化中心

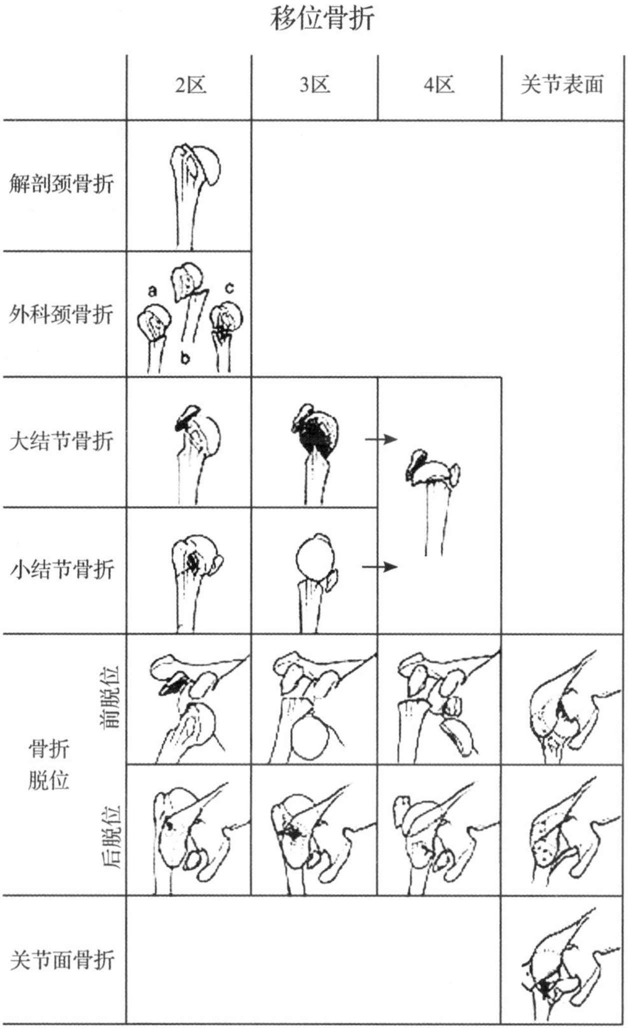

移位骨折

	2区	3区	4区	关节表面
解剖颈骨折				
外科颈骨折				
大结节骨折				
小结节骨折				
骨折脱位　前脱位				
骨折脱位　后脱位				
关节面骨折				

图 5-4　Neer 骨折分型图解

四、桡骨远端骨折

桡骨远端骨折常呈粉碎性，累及关节面，易残留畸形和疼痛，造成前臂、腕关节和手部功能障碍。

常用人名分型，如 Colles 骨折（图 5-5）、Smith 骨折（图 5-6）、Barton 骨折等。近年来 AO 分型应用更为广泛。Colles 骨折是桡骨远端的松质骨部骨折，距关节面 3cm 以内，系腕关节背伸位手掌着地受伤，常伴有远侧骨折断端向背侧、桡侧移位，桡骨远端前倾角减少或呈负角，典型者伤手呈银叉样畸形。它是最常见的骨折之一，约占所有骨折的 6.7%～11%，好发于中年及老年，女性多于男性[21]。

Smith 骨折系腕关节掌屈手背着地受伤，骨折远端向

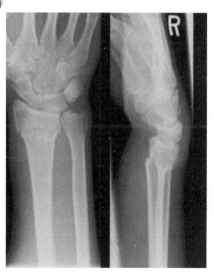

图 5-5　Colles 骨折

掌侧移位,合并下尺桡关节脱位。Smith 骨折为一少见的创伤,又称为屈曲型桡骨远端骨折,约占全身骨折的0.11%。一般将其分为 3 型:Ⅰ.骨折线为横形,自背侧通向掌侧,未波及关节面,骨折远折端连同腕骨向掌侧移位;Ⅱ.骨折线为斜形,自背侧远端至掌侧近端,骨折远折端连同腕骨向掌侧移位;Ⅲ.骨折为 Barton 骨折的Ⅱ型。

　　Barton 骨折系桡骨远端关节面纵斜型骨折,伴有腕关节脱位。跌倒时手掌或手背着地,暴力向上传递,通过近排腕骨的撞击引起桡骨关节面骨折,在桡骨下端掌侧或背侧形成一带关节面软骨的骨折块,骨块常向近侧移位,并有腕关节脱位或半脱位。

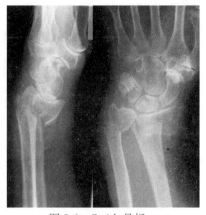

图 5-6　Smith 骨折

第三节　外科治疗的适应证和内固定物的选择

一、椎体骨折的治疗

　　骨质疏松脊柱压缩性骨折(osteoporotic vertebral compression fractures,OVCFs)是骨质疏松患者最常见、也是比较严重的并发症之一。

　　开放性手术:目前多用于伴有神经、脊髓受压及结构性失平衡的病例,但骨质疏松常易导致内固定失败。开放手术创伤大,患者多为老年人,术前需评估患者心肺功能及手术的耐受力,行骨密度检查评估患者骨质疏松严重程度。内固定植入时常需骨水泥强化。

　　微创手术:目前开展较成熟的微创手术主要包括经皮椎体成形术(PVP)和经皮椎体后凸成形术(PKP),微创手术可以达到稳定骨折、恢复椎体力学强度、防止椎体进一步压缩和缓解疼痛的目标,使患者早期恢复正常活动。

　　PVP 的手术适应证:①椎体骨质疏松症,并伴有与之相关的疼痛,经支具及药物治疗无效者[22];②骨质疏松性椎体压缩性骨折(包括激素引起的骨质疏松);③椎体血管瘤;④骨质疏松性椎体爆裂性骨折,为加强椎弓根螺钉的固定力,可先行椎体成形术;⑤转移性肿瘤引起的顽固性疼痛。OVCFs 伴有椎体真空征。

　　PVP 的手术禁忌证包括感染、出血性疾病、不稳定性骨折或伴有脊髓和神经根损伤、极重度椎体压缩性骨折不能建立工作通道及合并需要手术治疗的同部位病变,椎弓根骨折[23]。严重压缩性骨折是指上胸椎压缩比超过 50%,腰椎压缩比超过 75%。

　　PKP 的手术适应证:①骨质疏松性压缩性骨折引起的疼痛;②骨质疏松性压缩性骨折引起的后凸畸形;③溶解性骨肿瘤引起的骨损伤导致的疼痛。

　　PKP 的手术禁忌证:①稳定的、可治愈的、无疼痛的骨质疏松性压缩骨折;②内在的或病理性的出血异常(尤其是在椎弓根皮质或椎体后方被穿透时);③骨质疏松性爆裂性骨折。对于只有很少或没有椎管压迫的神经完整的病例,可以考虑行经皮椎体后凸成形术。

二、髋部骨折

髋部骨折是老年人最常见的骨折,包括转子间和股骨颈骨折,其中股骨颈及转子间骨折发生率占髋部骨折的85%~90%。在选择手术治疗方式时应根据患者年龄、全身状况、受伤前活动能力及骨折类型综合评估[24]。

(一)空心钉内固定

空心钉内固定具有快捷、简便、损伤小的优点,对骨折端加压,并有抗旋转、减少剪切应力的功能,可以使患者早期活动,改善患者生活质量,减少长期卧床的并发症。本方法适用于身体情况差、手术耐受差且骨折稳定、没有移位的患者。

(二)滑动加压内固定系统

动力髋螺钉(dynamic hip screw,DHS)是以Richard钉为代表的加压髋螺钉,适用于大多数股骨粗隆间骨折及股骨颈基底部骨折,通过股骨颈的拉力螺钉固定骨折近端,另一端为板状结构固定骨折远端,具有静力加压与动力加压的双重功效,能保持良好的颈干角,允许早期部分或完全负重。该方法具有操作简单、固定牢固、早期可进行功能锻炼的优点。但应力遮挡及钢板下骨膜缺血容易引起钢板下骨质疏松症及骨折块缺血坏死,导致骨折不愈合,后期易发生股骨距塌陷、股骨颈缩短、髋内翻等并发症。

(三)髓内固定系统

髓内钉装置包括Gamma钉以及股骨近端髓内钉(proximal femoral nail,PFN)。Gamma钉是滑动螺钉结合髓内钉技术使股骨上段和股骨颈牢固结合成一体。该方法组织损伤少,创口出血少,不直接影响骨折端血液供应,具有闭合整复固定的优点,有利于骨折的愈合。但Gamma钉外翻角度大,容易出现钉尾附近股骨干的骨折、股骨干螺钉切除等并发症,而PFN则是针对Gamma钉的缺点而设计的。

(四)髋关节置换

髋关节置换适用于不稳定性股骨颈、粗隆间、转子下粉碎性骨折以及严重骨质疏松症患者。髋关节置换能迅速恢复患肢功能,减少髋内翻畸形、骨折延期愈合、不愈合及因长期卧床而导致的并发症的发生。髋关节置换可分为全髋关节置换和人工股骨头置换。置换手术的方式应综合考虑髋臼情况、患者身体情况及经济能力。

三、桡骨远端骨折

对于移位较重的骨折、对腕关节功能预后要求较高的患者及合并三角纤维软骨复合体损伤的患者建议采用手术治疗。手术治疗的指征:桡骨缩短超过5mm;侧方倾斜超过20°;关节面台阶超过2mm;粉碎超过骨干的中轴线及保守治疗失败的骨折;陈旧、畸形愈合或不愈合的患者;合并下尺桡关节分离的患者。随着各种内固定材料的出现,切开复位内固定治疗桡骨远端骨折逐渐成为人们的共识。

切开复位钢板内固定:针对老年女性骨质疏松的特点,临床上多采用T形加压钢板、结合植骨或骨水泥填充进行治疗。

随着骨科内植物材料的进步,人工关节逐渐应用于临床,为因腕关节严重创伤、关节僵硬和严重创伤性骨关节炎患者提供了一个可供选择的新方法。目前人工腕关节的应用尚处于初始阶段。

四、肱骨近端骨折

肱骨近端骨折的手术指征:肱骨大结节骨折,现在认为若大结节骨折移位超过 5mm,最好手术,使之解剖复位并内固定,可以获得更好的临床功能[25]。

微创内固定:包括经皮复位空心螺钉和克氏针固定法。由于老年人骨质疏松症的存在,骨对克氏针及螺钉的握持力减弱,容易出现退钉,最终固定失败。近期发展起来的微创接骨板技术(minimally invasive plate osteosynthesis,MIPO)可以在微小损伤下用钢板固定肱骨近端骨折,起到良好效果。

切开复位锁定钢板固定:适合于所有的肱骨近端的二、三、四部分骨折,且治疗效果优良。切开复位锁定钢板固定需注意:①良好复位,恢复对位线,使骨折端有最大的接触面;②骨缺损的填充,该类患者常有包容性骨缺损存在,可采用人工骨或自提骨填充整复;③锁定螺钉的植入,应符合生物力学的特点;④注重肩袖的修补。

第四节 骨质疏松性骨折的围手术期处理

骨质疏松性骨折患者的康复治疗既要遵循一般骨折的康复规律,又要考虑到患者骨质量差和骨折愈合缓慢的特点,可根据具体情况采用多种康复措施,如疼痛管理、饮食及生活习惯指导、运动康复、康复辅具的使用、骨质疏松健康知识教育、中医药康复等,可在康复科医生协助下完成。

一、脊柱骨折预后与并发症

脊柱骨折后死亡率明显上升,死亡的危险主要来自本已存在的并发症。常见的并发症有坠积性肺炎、泌尿系统感染、泌尿系结石、压疮等[26]。骨折后及手术后尽早指导患者进行适当的康复锻炼,对于并发症的预防和骨折远期疗效的提高有重要帮助。

(一)坠积性肺炎

临床表现为发热、咳嗽、呼吸困难、咳泡沫黏液性痰、发绀等。应鼓励患者早期活动,深呼吸运动,鼓励患者咳嗽咳痰,协助卧床患者翻身、叩背,促进排痰。也可做雾化吸入生理盐水加地塞米松和庆大霉素,必要时使用全身抗生素。

(二)泌尿系感染

临床表现为尿急、尿频、排尿困难和尿失禁,若感染向上扩散可伴高热、寒战。预防与治疗:应鼓励患者多喝水并习惯床上排尿,导尿时严格无菌操作,动作轻柔。对留置导尿管者,定时冲洗膀胱,更换尿管;截瘫患者经过膀胱训练后争取尽早拔除导尿管。碱化尿液,适当使用呋喃类或喹诺酮类抗生素口服[27]。

(三)泌尿系结石

临床表现为肾绞痛与发作性血尿。绞痛呈阵发性,可向下肢、会阴放射,发作过后可出现血尿,绞痛发作时由尿急、尿频、尿痛开始。预防和治疗:同泌尿系感染,只有少数情况下需要膀胱镜下碎石或者手术取石。

(四)压疮

临床上,轻者为受压皮肤局部红、肿、热、麻木或触痛,可出现青紫。严重者溃疡形成,组织坏死,有大量脓性分泌物,味臭,感染向周围及纵深扩展,可达骨面。

二、髋部骨折预后与并发症

静脉血栓形成、肺部感染、压疮、泌尿系感染、心脑血管意外等并发症是髋部骨折患者死亡的主要原因,术后应及时积极预防、观察和治疗并发症,提高手术疗效,减少因并发症引起的致残和致死率[28]。在成功的内固定或关节置换术的基础上,术后应尽早在医护人员的指导下开始肢体的康复训练,这对肢体运动功能的恢复十分有利。康复训练应循序渐进,主动活动与被动活动相配合,在围手术期疼痛减轻后就应该开始康复训练,进行髋关节的主动被动活动。

三、桡骨远端骨折

该病的预后与年龄、骨折类型、早期复位与固定及功能锻炼有密切关系,主要并发症有:

腕关节不稳:约占桡骨远端骨折的30%,它将明显损害腕关节功能,主要表现在腕握力、掌屈和背伸上。研究表明,早期纠正腕关节不稳,可显著改善伤后关节功能[29]。

下尺桡关节脱位:多由骨折后桡骨的短缩,三角软骨及下桡尺关节掌背侧韧带的破裂而引起,如不及时纠正,易引起桡偏畸形。

正中神经损伤:由骨折向掌侧移位或掌屈位固定而引起急性腕管综合征。

内固定失败:可有钢针滑移现象、感染等发生。

四、肱骨近端骨折

肱骨近端骨折的预后主要与骨折的类型及治疗方法相关。Neer Ⅰ型及Ⅱ型骨折通过保守治疗及功能锻炼均能获得良好的结果[30]。Neer Ⅲ型骨折切开复位内固定的优良率可达到40%。Neer Ⅳ型或 AO C2/3 型骨折采用内固定者有60%以上的失败率,优良率仅为20%左右,假体置换者则具较低的失败率。常见的并发症有关节僵硬、肱骨头缺血性坏死、内固定失败、关节疼痛、无力、神经血管损伤、骨折畸形愈合、不愈合等。

围手术期后的康复措施主要包括运动康复、物理疗法和个性化的康复辅具,这些康复措施有助于改善骨折后残留的肢体疼痛、肿胀及功能障碍,增加骨强度,改善肢体协调性以避免跌倒,提高患者生活质量。

参考文献

[1]Wang G, Yang H,Chen K. Osteoporotic vertebral compression fractures with an intravertebral cleft treated by percutaneous balloon kyphoplasty[J]. J Bone Joint Surg Br,2010,92(11):1553-1557.

[2]Wang O,Hu Y,Gong S,et al. A survey of outcomes and management of patients post fragility fractures in China[J]. Osteoporos Int,2015,26(11):2631-2640.

[3]Khan A,Dubois S,Khan AA,et al. A randomized,double-blind,placebo-controlled study to evaluate the effects of alendronate on bone mineral density and bone turnover in peri-

menopausal women with low BMD[J]. J Clin Den,2014,17(3):425-426.

[4]Siris ES,Adler R,Bilezikian J,et al. The clinical diagnosis of osteoporosis: a position statement from the National Bone Health Alliance Working Group[J]. Osteoporos Int,2014, 25(5):1439-1443.

[5]Starup-Linde J,Vestergaard P. Management of endocrine disease: diabetes and osteoporosis:cause for concern? [J]. Eur J Endocrinol,2015,173(3):R93-R99.

[6]Iwamoto J,Seki A,Sato Y, et al. Vitamin K_2 promotes bone healing in a rat femoral osteotomy model with or without glucocorticoid treatment[J]. Calcif Tissue Int,2010,86(3): 234-241.

[7]Xu L,Cummings SR,Qin MW,et al. Vertebral fractures in Beijing,China: the Beijing Osteoporosis Project[J]. J Bone Miner Res,2000,15(10):2019-2025.

[8]中国健康促进基金会骨质疏松防治中国白皮书编委会. 骨质疏松症中国白皮书[J]. 中华健康管理学杂志,2009,3(3):148-154.

[9]Keene GS, Parker MJ, Pryor GA. Mortality and morbidity after hip fractures[J]. BMJ,307(6914):1248-1250.

[10]Xu L,Lu A,Zhao X,et al. Very low rates of hip fracture in Beijin,People's Republic of China the Beijing Osteoporosis Project[J]. Am J Epidemiol,1996,144(9):901-907.

[11]Roberts KC, Brox WT. AAOS clinical practice guideline: management of hip fractures in the elderly[J]. J Am Acad Orthop Surg, 2015, 23(2):138-140.

[12]Zhang ZL,Liao EY,Xia WB,et al. Alendronate sodium/vitamin D_3 combination tablet versus calcitriol for osteoporosis in Chinese postmenopausal women: a 6-month,randomized,open-label, active-comparator-controlled study with a 6-month extension[J]. Osteoporos Int, 2015,26(9):2365-2374.

[13]Black DM, Delmas PD, Eastell R, et al. Once-yearly zoledronic acid for treatment of postmenopausal osteoporosis[N]. N Engl J Med, 2007, 356(18): 1809-1822.

[14]Papadimitropoulos E, Wells G,Shea B,et al. Meta-analyses of therapies for postmenopausal osteoporosis. Ⅷ: Meta-analysis of the efficacy of vitamin D treatment in preventing osteoporosis in postmenopausal women[J]. Endocr Rev,2002,23(4):560-569.

[15]Zhang ZL,Liao EY,Xia WB,et al. Alendronate sodium/vitamin D_3 combination tablet versus calcitriol for osteoporosis in Chinese postmenopausal women:a 6-month,randomized open-label,active-comparator-controlled study with a 6-month extension[J]. Osteoporos Int,2015,26(9):2365-2374.

[16]Moyer VA. Vitamin D and calcium supplementation to prevent fractures in adults: U. S. Preventive Services Task Force recommendation statement[J]. Ann Intern Med, 2013, 158(9): 691-696.

[17]Cockayne S, Adamson J, Lanham-New S, et al. Vitamin K and the prevention of fractures: systematic review and metaanalysis of randomized controlled trials[J]. Arch Intern Med,2006,166(12):1256-1261.

[18]Larsen ER,Mosekilde L,Foldspang A. Vitamin D and calcium supplementation pre-

vents osteoporotic fractures in elderly community dwelling residents：a pragmatic population-based 3-year intervention study[J]. J Bone Miner Res,2004,19(3)：370-378.

[19]Melton LR 3rd,Chrischilles EA,Cooper C,et al. Perspective. How many women have osteoporosis? [J]. J Bone Miner Res,1992,7(9)：1005-1010.

[20]Black DM，Thompson DE,Bauer DC，et al. Fracture risk reduction with alendronate in women with osteoporosis：the Fracture Intervention Trial[J]. J Clin Endocrinol Metab，2000,85(11)：4118-4124.

[21]中华人民共和国国家统计局. 中国统计年鉴 2015[M]. 北京：中国统计出版社,2015.

[22]Black DM，Schwartz AV，Ensrud KE，et al. Effects of continuing or stopping alendronate after 5 years of treatment：the Fracture Intervention Trial Long-term Extension (FLEX)：a randomized trial[J]. JAMA,2006, 296(24)：2927-2938.

[23]Wang G，Yang H，Chen K. Osteoporotic vertebral compression fractures with an intravertebral cleft treated by percutaneous balloon kyphoplasty[J]. J Bone Joint Surg Br，2010,92(11)：1553-1557.

[24]Tsakalakos N，Magiasis B，Tsekoura M，et al. The effect of short-term calcitonin administration on biochemical bone markers in patients with acute immobilization following hip fracture[J]. Osteoporos Int,1993,3(6)：337-340.

[25]Mao H，Zou J，Geng D，et al. Osteoporotic vertebral fractures without compression：key factors of diagnosis and initial outcome of treatment with cement augmentation[J]. Neuroradiology,2012,54(10)：1137-1143.

[26]Neer RM，Arnaud CD，Zanchetta JR，et al. Effect of parathyroid hormone (1-34) on fractures and bone mineral density in postmenopausal women with osteoporosis[J]. N Engl J Med,2001,344(19)：1434-1441.

[27]Parker M,Johansen A. Hip fracture[J]. BMJ,2006,333(7557)：27-30.

[28]Cosman F,de Beur SJ，LeBoff MS，et al. Clinician's guide to prevention and treatment of osteoporosis[J]. Osteoporos Int,2014,25(10)：2359-2381.

[29]Orimo H,Nakamura T,Hosoi T,et al. Japanese 2011 guidelines for prevention and treatment of osteoporosis—executive summary [J]. Arch Osteoporos,2012,7(1-2)：3-20.

[30]Lönnroos E,Kautiainen H，Karppi P,et al. Incidence of second hip fractures. A population-based study[J]. Osteoporos Int,2007,18(9)：1279-1285.

第六章　骨质疏松性骨折的西药治疗

第一节　钙剂和维生素 D

钙是人体最重要的组成元素之一,99％存在于骨中,占骨矿物质总量的 90％。钙在骨中以羟基磷灰石形式存在,在健康骨骼发育和维持中发挥重要作用。骨矿物质的含量是决定骨密度的主要成分。因此,钙的摄入是影响骨量丢失和骨质疏松发病的重要因素之一。摄入足够量的钙才能满足骨重建过程中对钙的需求。

一、钙的需要量和来源

钙作为无机元素不能在体内所合成,需要从外界摄入。婴儿出生后第一年是骨骼生长最快的时期,决定婴儿钙平衡的要素是维生素 D 和钙。青春期 9～17 岁是骨骼发育的第二个高峰期,是获得骨量的最关键时期。研究表明,由出生到成年早期(30 岁前)的钙摄入与体内钙存留呈正相关,对骨峰量非常重要。30～40 岁达骨峰量值。随后骨量逐渐减少,女性在绝经后快速骨丢失,男性骨丢失相对缓慢,70 岁以后骨丢失加快。一般认为,正常成人钙元素的每日推荐摄入量为 700～1500mg。青少年骨骼快速生长期、孕期妇女、哺乳期妇女、绝经后妇女和超过 50 岁的男性与女性需要补充更多的钙。青春期钙质的补充可以增加骨峰值减少之后骨质疏松的风险。虽然单纯补充钙剂不能治疗已经形成的骨质疏松,但钙的补充仍是重要的基础治疗方法,是其他抗骨质疏松药物发挥作用的基础。钙按补充途径可以分为食物补充和药物补充。牛奶、绿叶蔬菜(如芹菜)、芝麻、海带、虾皮、黄豆、青豆等都是含钙量高的食物,每 100g 食物含钙元素量超过 100mg。牛奶近来作为高含钙源被广为推崇,其合适钙磷比可以促进钙吸收,但就单纯补钙来讲牛奶中钙含量并不是最高的。而我国部分人群对牛奶不耐受,目前宣传中过分强调牛奶补钙并不恰当,甚至给人造成牛奶才能补钙的错觉。食物补钙是最好的方法,但经验表明普通人通过饮食往往很难获得充足的钙补充,因此目前还有很多补钙的药物。钙制剂通常容易获得,含钙元素高,是目前补充钙质的重要途径,常见的有以下几种:自然来源的钙剂,如牡蛎、骨粉等,优点是价格便宜、容易服用,缺点是吸收困难,可能含有铅及其他有毒物质。碳酸钙非常便宜,含钙元素最高,但吸收很差,容易引起便秘。它中和胃酸,长期使用会导致反弹性胃酸分泌过多和胃部刺激不适。碳酸钙需要在酸性环境下才能成为离子钙而被吸收,因此在与维生素 C 同服或进餐时服用有利吸收。螯合钙是指与有机酸结合的钙,包括枸橼酸钙、乳酸钙、葡萄糖酸钙等。螯合钙更容易分解吸收,对老年人更为合适,枸橼酸钙特别适用于需同时服用质子泵抑制剂和组胺受体拮抗剂抑制胃酸的情况下。

二、影响钙吸收的因素

(一)年龄

钙主要在十二指肠和近端空肠吸收,随年龄增长钙吸收能力下降,骨骼快速生长期钙吸收为 75%,成人为 30%。

(二)钙量

钙吸收存在阈值,单次钙剂量补充超过 500mg,则难以进一步吸收,应分为多次使用,睡前服用一次可减少夜间钙的丢失。

(三)食物

钙与蛋白质和乳糖同时服用可促进钙吸收,纤维素、脂肪、锌、铁、菠菜、咖啡、酒精、制酸剂等影响钙的吸收。磷影响钙的吸收,最佳钙磷吸收比为 2∶1,因此需避免可乐等含磷食物的过多摄入。

(四)药物

甲状腺素、抗惊厥药物、四环素、皮质激素的同时摄入影响钙的吸收。

(五)内分泌因素

维生素 D 促进肠道钙转运蛋白的合成和增强肠上皮细胞的钙转运能力,促进钙的吸收。甲状旁腺激素、生长激素促进活性维生素 D 的生成,间接增加肠钙吸收,肾上腺皮质激素、甲状腺激素可显著抑制肠钙吸收。

三、补钙对骨骼的影响

成年前及成年期的补钙可以提高骨密度。青春期结束骨量可达峰值的 90%,成年期 30～40 岁达到骨量峰值。不同年龄补钙对骨量的影响是不同的,年龄越小,骨量增加的相对比例就越高。国外对 6～14 岁同卵双生子的随机对照研究发现,在普通膳食情况下分别给予钙剂 718mg/d 或安慰剂,到第三年末青春期前补钙者桡骨和腰椎的骨密度显著高于对照组,但已进入青春期者补钙对骨密度的影响效果不明显。在成人期后补钙可以减少慢性骨量的丢失,Beverly 等通过对 15 个补钙治疗的随机对照研究进行荟萃分析,共有 1806 例对象分别进行补钙或安慰剂,随访时间 1～2 年,分析表明与未补钙组相比无论对于骨质疏松还是骨量减少的患者,补钙治疗均可以使患者骨密度呈一定程度增加。钙质补充可能通过抑制甲状旁腺激素的分泌减少骨吸收。钙剂作为一种最基础的补充方式在使用其他药物(如抗骨吸收药双膦酸盐类制剂)治疗骨质疏松时尤为重要,在没有充足补充钙剂和维生素 D 时具有提高骨量效用的双膦酸盐类药物的治疗效果会降低。某些药物(如甲状旁腺激素)可能具有优先营养轴向网状海绵骨的作用,在钙剂补充不足的情况下这些药物的使用可能会导致周围骨骼的骨量向中枢骨骼系统转移。

四、补钙的原则与注意事项

(一)元素钙的摄入需达到每日推荐摄入量

补充钙剂时要注意钙元素的含量,目前市面上许多钙剂特别是保健品打着补钙的旗号,其实元素钙含量偏低。但元素钙在消化道吸收存在阈值,钙补充不得超过2500mg/d,单次大剂量的钙也不能完全被吸收,每天钙的补充应分多次进行。

(二)补充钙元素时要注意钙的吸收能力

溶解状态下的钙容易被吸收。在酸性环境下钙剂容易溶解,小剂量钙容易溶解,特别是碳酸钙需要酸性环境促进钙的吸收,因此应与食物一起服用。枸橼酸钙的吸收对酸性环境的要求相对较小,可以不和食物同服。要避免与影响钙吸收的食物和药物同时服用,老年人消化道消化能力减弱,维生素D水平下降,钙吸收能力下降,最好同时补充维生素D以有利于钙吸收。维生素D还可以降低心血管事件的发生风险。

(三)过多的钙补充可能造成高钙血症和高钙尿症,还可能对心血管造成不良影响

对严重动脉粥样硬化和明确的血管异位钙化患者补钙要慎重。肾结石、高钙血症和肾功能不全者补充钙剂要严格监控。可以通过24h尿钙作为评估补钙是否合理的指标,即男性24h尿钙不应超过350mg,女性不应超过300mg,如果超过这个标准,首先应该考虑减少钙的剂量,然后调整维生素D的剂量。

五、维生素D的使用方法和注意事项

(一)维生素D的来源、合成和代谢

维生素D可以从食物摄取或通过皮肤接受紫外线照射合成[1]。富含维生素D的食物种类很少,包括鲑鱼、鲱鱼、鲭鱼来源的鱼油和鱼肝油,以及紫外线照射过的蘑菇。美国在乳品中、欧洲在谷物和黄油中添加维生素D增强剂[2]。而中国在食物中很少进行维生素D的强化,一般需要通过体内合成来满足机体的需求。体内合成的前体维生素D_3一方面可以进入血液循环进行储存,另一方面在肝脏被25-羟化酶羟化为25-羟维生素D,然后在肾脏进一步被1α羟化酶羟化为$1,25-(OH)_2VD$,即活性维生素D,再与维生素D受体结合发挥作用,最后在24-羟化酶作用下失活并从胆汁排出。25-(OH)VD与血清中维生素D结合蛋白结合几乎没有活性,是维生素D在体内循环中最丰富、最稳定的存在形式,反映人体的维生素D水平。$1,25-(OH)_2VD_3$不能代表体内维生素D总体水平,但其生物活性最强。维生素D的合成受到黑色素的影响,黑色素是天然的紫外线隔绝剂,能有效吸收紫外线照射。因此,在同等紫外线照射条件下,高加索白人血维生素D提高量可以是非洲黑人的60倍[3]。同样,紫外线防护产品也明显影响维生素D的合成,防日光系数15的遮光剂可以减少90%的紫外线吸收,同样减少90%的维生素D产生。老年人特别是70岁以上者皮肤中的维生素D前体7-脱氢胆固醇的含量减少也使维生素D合成能力大大下降[4]。维生素D为脂溶性维生素,容易被脂肪组织摄取,肥胖人群更易缺乏维生素D。有两种来源形式的维生素D补充剂,麦角钙化醇是植物来源酵母经紫外线照射或来源于蘑菇等的维生素D_2,胆钙化醇D_3来源于鱼油和鱼肝油等,目前认为在生理剂量上两者是等效的[5]。

(二)维生素D的生理作用

维生素D通过与特定受体结合产生生物活性,主要是通过肠道和肾脏发挥作用。$1,25-(OH)_2VD_3$与肠上皮细胞维生素D受体结合后增加钙结合蛋白的活性,促进肠道内钙向上皮细胞内转运,实现钙吸收。$1,25-(OH)_2VD_3$可促进肾小管上皮细胞表达钙结合蛋白和钙通道

蛋白有利于尿钙重吸收,提高血钙水平。还可以抑制甲状旁腺激素(PTH)的分泌,抑制 PTH 介导的骨转换加速作用。因此,维生素 D 的主要功能是维持血钙磷水平在生理功能范围,肠道充足的钙吸收维持血钙的正常水平,产生足够量的钙磷产物,使新生的胶原产物得以矿化沉积维持和增强骨密度。儿童维生素 D 缺乏会导致佝偻病[6]。成人维生素 D 缺乏不但会导致骨量减少和骨质疏松,还会引起疼痛性骨病,即骨软化症,这一点往往被很多人忽视[7,8]。维生素 D 缺乏时血离子钙减少,刺激 PTH 分泌激活破骨细胞吸收骨组织,导致骨量减少和骨质疏松。同时 PTH 会使尿磷排泄增多,磷酸钙产物减少,胶原基质矿化困难,未矿化的基质缺乏结构支撑,导致骨折风险增加和骨痛,这种骨痛常被误诊为纤维肌痛和慢性疲劳性疼痛[9]。

(三)维生素 D 的使用和注意事项

国际骨质疏松组织将 25-(OH)VD 达到 30ng/ml 作为维生素 D 补充的最低靶目标,20～29ng/ml 定为维生素 D 不足,小于 20ng/ml 则为维生素 D 缺乏,小于 10ng/ml 定义为严重缺乏[10]。这是基于一系列的实验表明维生素 D 大于 30ng/ml 时 PTH 水平位于一个平台期。维生素 D 缺乏导致小肠钙吸收减少,血中钙水平下降,刺激 PTH 分泌,刺激破骨细胞活性移除骨矿物质和骨基质,降低骨密度导致骨量减少和骨质疏松。目前已有很多实验表明不同剂量的维生素 D 和钙剂补充在不同程度减少了椎体骨折和非椎体骨折的风险性。但也有实验表明,与对照组相比,维生素 D 和钙剂的补充并没有减少骨折的风险,进一步研究表明血清 25-(OH)VD 水平与是否减少骨折风险密切相关。许多试验中受试者接受维生素 D 只有 400U,血清中 25-(OH)VD 水平仍然是低的,血清中 25-(OH)VD 水平达到 30ng/ml 才有可能有效发挥维生素 D 减少骨折风险的作用。维生素 D 还具有改善骨骼肌力量防跌倒的作用,Bischoff-Ferrari HA 等[11,12]通过 Meta 分析表明维生素 D 能明显改善肌肉力量调节运动平衡,补充维生素 D 和钙剂与单纯补充钙剂和安慰剂相比跌倒风险可降低 22%,但补充维生素 D 的剂量是重要的,每天补充 400U 维生素 D 时无法预防跌倒,每天补充 800U 时才有减少跌倒的作用。目前维生素 D 的补充剂有普通维生素 D 和维生素 D 羟化物,如骨化三醇和阿法骨化醇。普通维生素 D 需要正常的肝肾功能经过两次羟化后才能成为活性维生素 D。根据美国国家骨质疏松基金会 2008 年及国际骨质疏松基金会 2010 年的指南,维生素 D 推荐补充剂量如下:19～49 岁健康人补充普通维生素 D 400～800U/d,50 岁以上的健康人 800～1000U/d,对于肥胖、骨质疏松症、缺乏日照、吸收不良的人群甚至可以补充到 2000U/d。维生素 D 缺乏的补充剂量为每周50000U,连续补 8 周,每两周服用 50000U 防止复发。近来研究表明每两周服用 50000U 维生素 D 连续 6 年,血 25-(OH)VD 水平维持在 40～60ng/ml 而不会中毒[13]。因此,普通维生素 D 的补充还是比较安全的。很多抗骨质疏松药物治疗没有效果是因为维生素 D 和钙水平的不足。骨化三醇是维生素 D 的活性形式,无须体内转换即有作用效力,但过量补充存在高血钙和高尿钙风险。用于慢性肾功能不全患者,阿法骨化醇需经肝脏羟化,高血钙的风险要小得多。

第二节　双膦酸盐类

自从 40 余年前被发现以来双膦酸盐类已成为使用最为广泛的抗骨质疏松药物,它的有效性已被广为证明[14]。双膦酸盐类是无机的焦磷酸盐的类似物,其中 P-C-P 取代了 P-O-P 以防止双膦酸盐类被水解酶水解而确保其在体内的稳定性。

一、双膦酸盐类的作用机制

口服双膦酸盐类吸收率低于1％,但双膦酸盐类对骨组织有很高的亲和力,一旦被骨组织吸收,60％的双膦酸盐类与裸露的磷酸钙表面结合,40％通过肾脏排泄出体外[15]。双膦酸盐类在体内不被代谢,脱离骨表面后可以重新进入血循环和经过肾脏排泄而其分子结构保持不变,因此停止使用双膦酸盐类后仍然可以长期保持抑制骨转换、增加骨量和减少骨折风险的作用。不同双膦酸盐类对骨的亲和力不同,唑来膦酸对骨的亲和力最大,允许一年使用一次。双膦酸盐类与磷酸钙晶体牢固结合可以抑制磷酸钙晶体继续形成聚集而防止异位骨化。临床上双膦酸盐类最初就是用于异位骨化即进行性骨化性肌炎的治疗。这需要大量双膦酸盐在磷酸钙表面广泛结合,同时会抑制正常组织的钙化。因此,除早期第一代依替膦酸钠外,以后合成的双膦酸盐类抑制骨吸收能力强,用量是抑制钙化剂量的千分之一以下,因此不影响正常钙化[16]。双膦酸盐类还可以进入破骨细胞内抑制焦磷酸法尼酯酶,破坏甲羟戊酸途径,从而抑制破骨细胞的骨吸收作用。抑制或降低了骨重建率,使骨单位再次发生骨重建的机会减少而更多地完成骨矿化,骨丢失减少,骨量增加,这是双膦酸盐类抑制骨吸收的一个重要机制[17]。不同的双膦酸盐类抑制焦磷酸法尼酯酶能力也不同。双膦酸盐类也可以通过跨膜转运重新进入血循环而被清除或与新的骨组织结合持续作用。据推测阿仑膦酸钠的半衰期可能长达10年。

二、常见的双膦酸盐类药物及临床应用

依替膦酸钠是最早开发的第一代双膦酸盐,也是最早用于治疗骨质疏松症的双膦酸盐。但应用发现依替膦酸钠抗骨吸收活性较低,而大剂量使用又会抑制骨矿化,长期大剂量使用虽然可以阻止骨吸收、骨量丢失,但骨脆性也增加而容易骨折。长期探索发现,周期性使用依替膦酸盐可以避免其抑制骨矿化的作用。很多报道表明,治疗骨质疏松时200mg口服每日2次连续两周,然后服用11周钙制剂算一个周期,重复治疗周期两年以上用来治疗骨质疏松,可以增加髋部和脊柱的骨密度。

阿仑膦酸盐是第二代双膦酸盐,也是目前研究最多、使用最广泛的双膦酸盐。荟萃分析11项阿仑膦酸钠治疗绝经后骨质疏松的临床结果,研究表明阿仑膦酸钠使腰椎、股骨颈和全身骨密度增加,与安慰剂相比阿仑膦酸钠10mg/d治疗3年后骨密度在腰椎增加7.48％,髋部为5.6％,前臂为2.08％。阿仑膦酸盐治疗也能降低绝经后妇女椎体和非椎体髋部骨折的风险。目前70mg/片的阿仑膦酸钠临床上也逐渐使用,服用方便,可以明显降低食管副作用。已有研究表明,70mg/周的使用方法与10mg/d的方法可以获得同样的预防骨折的效果[18]。

其他如利塞膦酸钠也被证明可以用于绝经后骨质疏松症的治疗,增加骨量减少椎体和非椎体发生骨折的风险。唑来膦酸钠是静脉使用的双膦酸盐类,与骨有很强的亲和力,1年使用1次5mg静脉滴注,研究表明治疗3年可以使椎体骨折发生率降低70％,髋部骨折累计风险降低41％,同时显著增加髋部、股骨颈、腰椎骨密度,为治疗骨质疏松提供了一种方便而简单的手段。

双膦酸盐类药物对老年骨质疏松和使用肾上腺皮质激素、免疫抑制剂等导致的骨吸收同样有效。

三、双膦酸盐类对骨折愈合的影响

双膦酸盐类对骨转换的抑制是否会影响骨折的愈合和影响骨内植物如人工髋关节假体固

定是临床医生关心的问题。虽然已经有大量使用证实双膦酸盐类对骨质疏松的作用，但只有少数的实验研究表明双膦酸盐类对骨折愈合的影响。双膦酸盐类抑制骨吸收的作用可能会影响骨痂塑形改建为正常骨。阿仑膦酸钠和唑来膦酸钠的研究表明，与空白对照组比较，双膦酸盐类药物使骨折愈合骨痂增大，但多为编织骨，板层骨的数量减少，骨的塑形和新骨成熟受到影响[19]。目前还没有阿仑膦酸盐类对骨折愈合影响的大规模临床随机对照研究。研究表明唑来膦酸钠对骨折愈合并没有产生不良影响，即使在骨折愈合两周内使用唑来膦酸钠也不会导致骨折延迟愈合或骨折不愈合的增加[20]。Solomon 等[21]的研究发现，在骨折前 1 年内使用双膦酸盐类会使肱骨骨折愈合风险增加，并建议在骨折后数月内要避免使用双膦酸盐类。更进一步的临床研究显示在骨折后立即给予双膦酸盐类药物不会明显地影响骨折愈合，但对于长期使用双膦酸盐类药物的患者骨折后的骨愈合可能会发生延迟[22]。还有研究表明，双膦酸盐类还可以防止骨折内固定钢板下骨的丢失，能够阻止人工关节假体周围的骨溶解。因此，双膦酸盐类对骨折愈合的影响到目前为止的实验结果还有诸多矛盾之处。

四、双膦酸盐类的副作用

目前尚不清楚双膦酸盐类的最佳使用疗程。一般认为要持续用药 2 年以上对骨骼的保护作用会更好。对阿仑膦酸钠长达 10 年的研究都表明其是安全有效的，10 年骨密度呈线性增加，停止使用阿仑膦酸钠治疗 5 年后腰椎和全身骨密度仍保持稳定。双膦酸盐类的副作用是不常见的。口服制剂最多见的副反应是胃肠道反应，静脉制剂可出现发热等一过性流感样反应。绝经后妇女使用阿仑膦酸盐可能会出现下颌骨坏死，但其发生率是很低的，小于 0.7/100000。但分析表明在肿瘤患者为防止骨转移而每月静脉使用双膦酸盐类制剂时，下颌骨坏死风险明显增加，特别是同时接受化疗、拔牙等口腔治疗后[23]。不典型股骨干骨折是使用双膦酸盐类可能出现的另一个风险。其原因不明，骨折在没有外力作用下发生于股骨小转子下和股骨髁之间，主要发生于长期使用双膦酸盐类患者，一般是大于 5 年，其发生率大概为 5/100000[24]。骨折前的前驱症状表现为大腿前方的持续疼痛，MRI 可以早期发现皮质骨增厚和鸟嘴样改变，一旦发现应停用双膦酸盐类，并减少负重，甚至预防性插入髓内钉[25,26,27,28]。考虑到双膦酸盐类的长期使用增加骨量和预防骨折的有效性和副作用，而目前又没有长期的随机空白对照实验来验证其风险性，双膦酸盐类使用多久、何时停药、停多久都是需要解决的问题。

第三节　降钙素

一、降钙素的生理作用

降钙素是多肽类激素，由甲状腺滤泡旁 C 细胞分泌，是人体三大钙调节激素之一。它的分泌受血钙影响，当血钙浓度升高时降钙素水平随之上升，当血钙浓度下降时降钙素水平受到抑制。研究表明，外源性降钙素对成人血钙的调节作用很弱，会因受试者使用降钙素的种类、剂量、使用方法和骨转换率不同而有很大的不同。在一些正常人的实验中降钙素不影响血清钙的水平，而在一些骨转换率高的患者中降钙素使用会使血钙降低。降钙素主要在肾降解。肾组织中有大量降钙素受体,降钙素可刺激利尿并增加肾小球对钠、镁和氯的过滤,促进尿中钙和磷的排泄。降钙素的临床镇痛作用众所周知。降钙素在中枢神经系统有特殊作用点。研究发现,在中枢神经系统痛觉控制区域以及感知传递调控区域存在大量降钙素基因相关肽结合位点。因此,降钙素可能是通过直接调节中枢神经系统而降低痛觉。降钙素的抗疼痛作用部分还可能是中枢胆碱介导的。同时,降钙素还可以作用于阿片受体,作为一种神经递质与血浆内啡肽浓度明显增高有关。降钙素在肺组织中的总量超过其他任何组织,降钙素在肺的成熟和病理过程中起着一定的作用。降钙素可加快软骨的生长,因而影响支气管树状软骨的形成。降钙素还能增加胃酸和胃蛋白酶的分泌,高浓度时增加水和电解质从空肠和回肠分泌。另外,在生殖系统中也还有降钙素。降钙素对破骨细胞的抑制作用是目前研究应用最多的。降钙素是骨吸收的关键调节因子,能使破骨细胞的活动很快受到抑制,并抑制破骨细胞的增殖和数量,从而抑制骨吸收。

二、降钙素的临床应用

将降钙素用于治疗骨质疏松是基于降钙素的抑制破骨细胞作用,即对骨再造过程中再吸收相的抑制会导致再造腔的填充,继而增加骨基质。目前降钙素的使用方法主要为皮下注射、肌内注射和鼻喷。皮下注射的依从性严重限制了对其长期治疗的疗效评价。鼻喷剂吸收缓慢,就生物利用度而言 200U 鼻喷剂才能达到 50U 注射剂相当的效果[29]。降钙素最大的问题是其依从性差和临床应用中不良反应常见,如皮肤的过敏反应、严重的气道痉挛。对于那些有哮喘和持续性气道梗阻的患者不要轻易使用降钙素[30]。降钙素使用过程中潮热和鼻黏膜刺激比较常见。持续的肌内和皮下注射也是很多患者不能长期使用的原因。目前对降钙素的大量研究发现其对提高骨量的作用很小,长达 5 年的研究发现降钙素对减少骨折风险的作用也是有限的[31]。由于存在的诸多问题,降钙素已不再作为一线抗骨质疏松药物。降钙素目前主要用于急性骨质疏松性椎体骨折的止痛治疗[32]。另外,降钙素在体内降解,不会存留,没有毒性反应,适合哺乳期妇女和儿童使用。目前使用的多是鲑鱼降钙素,与哺乳动物降钙素相比鲑鱼降钙素药效更强,作用时间更长。降钙素容易被胃酸破坏故不能口服。降钙素的使用方法是50U/d 或隔日 100U/d,肌内注射或皮下注射;200U/d,鼻喷。

第四节　甲状旁腺激素

抗骨吸收药物是通过抑制破骨细胞的骨吸收、骨转换来维持骨量的稳定。甲状旁腺激素(PTH)是少数的一类促骨形成类药物,调节钙和维生素 D,刺激成骨细胞,增加骨量。甲状旁腺激素是一种由 84 个氨基酸组成的单链多肽类,由甲状旁腺细胞合成并分泌。通过作用于成骨细胞,促进骨形成所产生的作用远不止增加骨量这么简单,它对骨显微结构的重建、骨再生的作用是抗骨吸收药物所不能达到的,因此被认为是非常有前途的促骨形成类药物[33]。

一、甲状旁腺激素的作用机制

甲状旁腺激素通过增加体内破骨细胞数量和活性促进骨吸收,具有溶骨作用。在甲状旁腺激素的长期作用下,随着体内破骨细胞数量的增加,破骨细胞转化成成骨细胞的数量和活性增加,促进骨的更新和重建,即早期活化破骨细胞促进骨吸收,然后又促进骨骼重建。这种平衡是微妙的。原发性甲状旁腺功能亢进患者,长期持续性 PTH 分泌过多产生的分解效应,会导致桡骨远端皮质骨的明显丢失[34]。外源性 PTH 间歇性注射对人骨组织有强的合成作用,这由英国的 Reeve 在 1980 年首先报道,美国 FDA 于 2002 年批准用于临床治疗骨质疏松[35]。外源性 PTH 促骨形成作用的关键在于 PTH 在血液循环中的较窄的峰值持续时间,当峰值持续时间超过 3h,分解代谢将超过合成代谢,引起骨吸收。可能的机制包括刺激生长因子,激活独特的成骨基因。双膦酸盐类或雌激素替代疗法单独使用均不能增加骨形成指标,而小剂量间歇性使用甲状旁腺激素后骨形成指标升高,随后骨吸收指标升高。骨形成指标在使用甲状旁腺激素 6 个月时达高峰,3 年后逐渐恢复到基线水平。

二、甲状旁腺激素的临床应用及注意事项

目前,临床治疗和研究使用的甲状旁腺激素有 rhPTH1-34、rhPTH1-38、rhPTH1-84,其中被美国 FDA 批准的甲状旁腺激素为 rhPTH1-34,批准使用时间为 2 年。已有研究表明特立帕肽可以明显增加髋部的骨密度和降低髋部的骨折风险。Lindsay 等[36]的研究表明连续使用特立帕肽 18 个月可以使椎体骨折风险降低 90%,非椎体骨折风险降低 75%～80%。这种效应与患者年龄和最初的 BMD 无相关性。而唑来膦酸等新一代抗骨吸收药只能降低 25%～30% 的非椎体骨折风险。Saag 等[37]比较特立帕肽(20μg/d)和阿仑膦酸钠(10mg/d)治疗骨质疏松的研究显示,使用特立帕肽组骨密度的增加是阿仑膦酸钠组的两倍。

适应证:绝经后骨量降低的骨质疏松[38]、特发性男性骨质疏松、皮质类固醇性骨质疏松。推荐用于在抗骨吸收药物治疗过程中发生骨折患者,不能服用双膦酸盐类如食道疾患或使用双膦酸盐类治疗后不满意。30～40 多岁的严重骨质疏松患者还有很长的生存期,对他们来说增加骨量以减少骨折风险比用抗骨吸收药物稳定骨量更重要。

治疗剂量和疗程:临床研究使用的甲状旁腺激素剂量范围波动较大,治疗疗程不一。美国 FDA 批准的 rhPTH1-34 为 20μg/d 皮下注射,最长使用疗程不超过 2 年。

不宜使用 PTH 者:生育期妇女、怀孕妇女、青少年骨骺未闭合者、老年畸形性骨炎或者以往接受外电离辐射者、活动性痛风患者、骨肿瘤患者。

PTH 使用检测:由于新骨形成的低矿化,骨转换和多孔性也在 6 个月达最高值,早期 DXA 检测会低估骨密度,治疗后至少 1 年检测 DXA。如 I 型胶原蛋白 N 端前肽等骨转换指标更为合适。

高血钙和高尿钙:一般认为,甲状旁腺激素使用早期少数患者可能会出现高血钙和高血尿,易发生在使用后 4～6h,如有持续高钙血症应限制钙摄入量在 1000mg/d 以内。

甲状旁腺激素的副作用:总的来说 PTH 使用耐受性良好。rhPTH1-34 和 rhPTH1-84 的主要不良反应是轻度的恶心、头痛、眩晕,一般在 PTH 使用早期出现,使用数周后症状逐渐消失[39]。有实验研究表明,大鼠注射 PTH 人剂量的 3～60 倍后成骨肉瘤的发生风险增加,但在人类使用过程中类似风险未曾出现[40]。超过 100 万人使用 PTH 后成骨肉瘤的发生率与普通人群相似,为 1/250000。为保险起见,5 年内有肿瘤史者不推荐使用 PTH。有痛风和肾结石者应避免使用 PTH。PTH 停用后 2 年骨量逐渐减少,恢复到基线水平,而多个研究表明停用 PTH 后使用抗骨吸收药物,如双膦酸盐类、雌激素、雌激素受体拮抗剂仍可以增加骨量。因此,选择停用 PTH 2 年后使用抗骨吸收药物。有实验表明,在应用 PTH 之前使用抗骨吸收药

物可能会损害 PTH 刺激成骨细胞活性和新骨形成,在 PTH 和抗骨吸收药物同时使用时抗骨吸收药物可能阻碍 PTH 对骨转换和骨密度的效果。虽然目前缺乏大样本的临床实验,但同时使用 PTH 和抗骨疏松药物应该慎重。在去卵巢骨质疏松鼠胫骨骨折模型中 Jahng 和 Kim 等发现每天给予 rhPTH1-84 $15\mu g/kg$ 或 $150\mu g/kg$ 连续 30d 可以明显增加骨痂形成和骨的机械结构。其他动物实验研究也证实了类似的结果。大多数动物实验表明 PTH 对骨折的愈合是存在剂量效应的,剂量越大作用越明显。但针对人的研究却显示了不同的结果。针对绝经后妇女的研究表明,特立帕肽 $20\mu g/d$ 可以促进桡骨远端骨折的愈合,$40\mu g/d$ 对骨折的影响与空白对照组相比没有明显差别。更有研究表明,$40\mu g/d$ 特立帕肽甚至会降低桡骨远端皮质的骨密度,引起放射学观察上的骨折愈合抑制。

第五节　性激素补充疗法

20 世纪 40 年代,Reifenstein 和 Albright 首先确认了绝经期雌激素缺乏和骨质疏松之间的关系,并发现补充雌激素可以逆转负钙平衡,增加骨量。随后的几十年来性激素补充疗法在绝经期妇女中得到了广泛的重视[41,42,43]。

一、性激素补充治疗(hormone replacement therapy,HRT)的概念和机制

原发性骨质疏松分为绝经后骨质疏松和老年性骨质疏松。绝经后雌激素分泌减少。雌激素具有骨保护作用,一方面刺激性作用于成骨细胞的雌激素受体产生细胞因子,减少破骨细胞的数量、活性和生命周期;另一方面雌激素直接作用于破骨细胞的前体细胞,阻止破骨细胞的成熟。雌激素还有合成代谢效应,刺激成骨细胞增殖、分化和发挥作用。雌激素缺乏的效应使破骨细胞活跃,骨吸收增加,骨转换加快,从而骨量迅速丢失,特别是绝经后头 3 年内下降速度明显加快,绝经 15 年后骨密度相当于绝经前的 61.7%～65.9%[44]。

雌激素与双膦酸盐类一样被归为抗骨吸收药物。一般认为,抗骨吸收药物减少骨折风险的原因是骨密度的增加。但一些雌激素治疗的大型研究表明,使用雌激素后骨折风险的降低非常大,停用雌激素后这种保护作用又迅速丧失,难以用骨密度的改变来解释[45,46]。雌激素的保护作用还有其他的机制。雌激素对肌力维持、姿势平衡、降低白内障和黄斑病变的作用降低了摔倒的风险,而摔倒是再骨折的重要原因[47-50]。雌激素在调节钙-维生素 D-PTH 轴中发挥重要作用,雌激素可以促进肠道钙吸收,肾脏钙重吸收,调节 PTH 合成分泌和内环境的稳定。

二、性激素补充治疗的适应证和治疗方案

雌激素补充治疗历经波澜。最初只补充雌激素导致子宫内膜癌增加。20 世纪 80 年代,增加孕激素后子宫内膜癌不再成为问题,而且大量研究发现雌激素补充除治疗更年期综合征外还能增加骨密度治疗骨质疏松,对预防冠心病也有好处。雌激素补充治疗得到迅速推广。进入 21 世纪,研究发现雌激素补充治疗可能对乳腺癌存在不良影响,雌激素补充治疗陷入低潮。目前认为雌激素补充治疗的适应证主要为:具有更年期相关症状,如潮热、出汗、失眠,泌尿生殖道萎缩或有骨质疏松高危因素的妇女应在绝经早期 5～10 年内开始使用雌激素补充治疗,

而对于没有更年期症状的骨质疏松妇女,年龄小于 60 岁的可以推荐使用 HRT,大于 60 岁的不推荐使用[51]。这是因为目前认为雌激素对心血管的作用存在窗口期。在绝经早期(小于 10年),患者仍年轻(<60 岁),心血管处于健康状态时 HRT 对心血管有保护作用,而在年长、心血管已经粥样斑块异常时 HRT 对心血管存在不利影响。在绝经早期,雌激素补充治疗可以减少乳腺癌和心血管事件的发生[52]。HRT 的治疗年限目前没有明确的时间。已有的研究表明,HRT 停止使用后 BMD 迅速减少,骨折风险迅速增加,在 1～2 年内其骨折发生率达到未使用HRT 的绝经期妇女水平,也就是说,HRT 的保护作用在停用后 1～2 年逐渐丧失。因此,原则上应持续使用 HRT。但事实上应考虑 HRT 的风险,进行利弊分析。HRT 可以减轻潮热、出汗、失眠等更年期症状,减轻泌尿生殖道萎缩症状,预防糖尿病,预防和治疗骨质疏松。但HRT 也可能造成静脉血栓形成与脑卒中风险增加,胆囊炎和胆结石风险增加。HRT 还可能诱发乳腺癌和卵巢癌,虽然证据并不明确。因此,对稍大于 60 岁的妇女进行 HRT 获益更大,同时应考虑其他一线抗骨质疏松药物。长期使用 HRT 的风险还有待评估。在雌激素补充治疗过程中要注意定期随访,对乳腺和子宫进行监测。对有血栓生成倾向、不明原因阴道流血、子宫内膜癌、子宫内膜增生者应禁止使用。一般建议使用天然药物,如口服结合雌激素、戊酸雌二醇片、经皮雌二醇凝胶和皮贴、天然孕激素黄体酮胶丸和胶囊。目前研究结果显示口服和经皮使用 HRT 对增加骨量,减少骨折风险的效果是相当的,有限的资料表明经皮途径可以减少发生静脉血栓和脑卒中的风险。HRT 添加孕激素主要是为了对抗雌激素,保护子宫内膜,对子宫切除者可不用孕激素。雌激素对骨的效应并不存在阈值,但雌激素对 BMD 的增加与剂量呈正相关。为减少药物使用风险,药物剂量建议采用最低剂量。研究表明,0.3mg/d 结合雌激素,0.25～1.0mg/d 口服雌激素,0.014～0.25mg/d 经皮雌二醇和 7.5μg/d 经阴道环局部给予在绝经后妇女都明显增加了骨密度。

第六节　选择性雌激素受体调节剂

一、选择性雌激素受体调节剂的作用机制

绝经后雌激素补充治疗在显著提高骨量、降低骨折风险的同时也带来中风风险增加、子宫内膜癌/卵巢癌风险增加等问题,限制了其使用。选择性雌激素受体调节剂(SERMs)是一类人工合成的类似雌激素的化合物,选择性地作用于不同组织的雌激素受体,分别产生类雌激素或抗雌激素作用(对某些组织起雌激素激动作用,而对另一些组织起雌激素拮抗作用)。雷洛昔芬已上市 10 余年,是临床使用最多的药物。雷洛昔芬作用于骨的雌激素受体发挥类似雌激素的作用,主要作用是抑制骨吸收,减少绝经后骨的丢失[53]。治疗绝经后骨质疏松症的大规模随机对照研究表明,连续使用雷洛昔芬 3 年后脊柱骨密度增加 2.3%,髋部骨密度增加 2.5%,脊椎新发骨折降低 50%,但与安慰剂组对比,非椎体骨折风险没有明显下降[54]。雷洛昔芬降低总的低密度脂蛋白胆固醇,但不影响高密度脂蛋白胆固醇和甘油三酯,具有改善血脂、减少动脉硬化等类雌激素作用。雷洛昔芬并不刺激子宫内膜的增殖,不增加子宫内膜癌的风险。雷洛昔芬最先是作为治疗乳腺癌的药物而被发现的。雷洛昔芬作用于乳腺组织的雌激素受体发挥抗雌激素作用,临床上使用雷洛昔芬具有抗乳腺癌作用。

二、使用选择性雌激素受体调节剂的注意事项

选择性雌激素受体调节剂不能解除围绝经期妇女的潮热、出汗等更年期症状,有些无症状的女性使用后还会出现潮热不适、腿抽筋、周围水肿和血管扩张的副作用,但这些症状都是轻度或中度的。与应用雌激素治疗相比阴道流血症状明显减少。严重而少见的并发症是深静脉血栓、肺栓塞等血栓栓塞性疾病形成的风险增加,因此有深静脉血栓史者禁忌使用。需要长期制动的情况(如手术)、旅行等需提前停用 72h,以减少血栓栓塞性疾病发生的危险。雷洛昔芬的服用剂量为 60mg/d,口服后大约 60% 经胃肠道吸收,但由于首过效应只有 2% 发挥活性。高脂肪饮食可以增加胃肠道吸收雷洛昔芬,但对最终活性效应没有影响。因此,餐前或餐后服用都可。氨苄西林和考来烯胺会影响药物的吸收,不可同服。用药 8 周后药物开始发挥作用。

参考文献

[1]Holick MF. Vitamin D deficiency[J]. N Engl J Med,2007,357(3):266-281.

[2]Holick MF, Biancuzzo RM, Chen TC, et al. Vitamin D_2 is as effective as vitamin D_3 in maintaining circulating concentrations of 25-hydroxyvitamin D[J]. J Clin Endocrinol Metab,2008,93(3):677-681.

[3]Clemens TL, Adams JS, Henderson SL, et al. Increased skin pigment reduces the capacity of skin to synthesise vitamin D_3[J]. Lancet,1982,1(8263):74-76.

[4]Holick MF, Matsuoka LY, Wortsman J. Age, vitamin D, and solar ultraviolet[J]. Lancet,1989,2(8671):1104-1105.

[5]Biancuzzo RM, Young A, Bibuld D, et al. Fortification of orange juice with vitamin D_2 or vitamin D_3 is as effective as an oral supplement in maintaining vitamin D status in adults[J]. Am J Clin Nutr,2010,91(6):1621-1626.

[6]Gordon CM, Williams AL, Feldman HA,et al. Treatment of hypovitaminosis D in infants and toddlers[J]. J Clin Endocrinol Metab,2008,93(7):2716-2721.

[7]Chapuy MC,Preziosi P,Maamer M,et al. Prevalence of vitamin D insufficiency in an adult normal population[J]. Osteoporos Int,1997,7(5):439-443.

[8]Aaron JE, Gallagher JC, Anderson J, et al. Frequency of osteomalacia and osteoporosis in fractures of the proximal femur[J]. Lancet,1974,1(7851):229-233.

[9]Plotnikoff GA, Quigley JM. Prevalence of severe hypovitaminosis D in patients with persistent, nonspecific musculoskeletal pain[J]. Mayo Clin Proc,2003,78(12):1463-1470.

[10]Bischoff-Ferrari HA, Giovannucci E, Willett WC, et al. Estimation of optimal serum concentrations of 25-hydroxyvitamin D for multiple health outcomes[J]. Am J Clin Nutr,2006,84(1):18-28.

[11]Bischoff-Ferrari HA, Dawson-Hughes B, Staehelin HB, et al. Fall prevention with supplemental and active forms of vitamin D: a meta-analysis of randomised controlled trials[J]. BMJ,2009,339:b3692.

[12]Murad MH, Elamin KB, Abu Elnour NO, et al. Clinical review: The effect of vitamin D on falls: a systematic review and meta-analysis[J]. J Clin Endocrinol Metab,2011,96

(10):2997-3006.

[13]Pietras SM，Obayan BK，Cai MH，et al. Vitamin D_2 treatment for vitamin D deficiency and insufficiency for up to 6 years[J]. Arch Intern Med,2009,169(19):1806-1808.

[14]Russell RGG，Watts NB，Ebetino FH，et al. Mechanisms of action of bisphosphonates：similarities and differences and their potential influence on clinical efficacy[J]. Osteoporos Int，2008,19(6):733-759.

[15]Miller PD. The kidney and bisphosphonates[J]. Bone，2011,49(1):77-81.

[16]Rodan GA，Seedor JG，Balena R. Preclinical pharmacology of alendronate[J]. Osteoporos Int,1993,3(Suppl 3):S7-12.

[17]Civitelli R，Armamento-Villareal R，Napoli N. Bone turnover markers：understanding their value in clinical trials and clinical practice[J]. Osteoporos Int，2009,20(6):843-851.

[18]Schnitzer T，Bone HG，Crepaldi G，et al. Therapeutic equivalence of alendronate 70 mg once-weekly and alendronate 10 mg daily in the treatment of osteoporosis. Alendronate Once-Weekly Study Group[J]. Aging（Milano），2000,12(1):1-12.

[19]Saito M，Shiraishi A，Ito M，et al. Comparison of effects of alfacalcidol and alendronate on mechanical properties and bone collagen cross-links of callus in the fracture repair rat model[J]. Bone，2010,46(4):1170-1179.

[20]Colón-Emeric C，Nordsletten L，Olson S，et al. Association between timing of zoledronic acid infusion and hip fracture healing[J]. Osteoporos Int，2011,22(8):2329-2336.

[21]Solomon DH，Hochberg MC，Mogun H，et al. The relation between bisphosphonate use and non-union of fractures of the humerus in older adults[J]. Osteoporos Int，2009,20(6):895-901.

[22]Ng AJ，Yue B，Joseph S，et al. Delayed/non-union of upper limb fractures with bisphosphonates：systematic review and recommendations[J]. Anz J Surg,2014,84(4):218-224.

[23]Khosla S，Burr D，Cauley J，et al. Bisphosphonate-associated osteonecrosis of the jaw：report of a task force of the American Society for Bone and Mineral Research[J]. J Bone Miner Res，2007,22(10):1479-1491.

[24]Shane E，Burr D，Ebeling PR，et al. Atypical subtrochanteric and diaphyseal femoral fractures：report of a task force of the American Society for Bone and Mineral Research[J]. J Bone Miner Res,2010,25(11): 2267-2294.

[25]Hellstein JW，Adler RA，Edwards B，et al. Managing the care of patients receiving antiresorptive therapy for prevention and treatment of osteoporosis：executive summary of recommendations from the American Dental Association Council on Scientific Affairs[J]. J Am Dent Assoc,2011,142(11): 1243-1251.

[26]Giusti A，Hamdy NAT，Papapoulos SE. Atypical fractures of the femur and bisphosphonate therapy：a systematic review of case/case series studies[J]. Bone,2010,47(2): 169-180.

[27]Schilcher J，Michaelsson K，Aspenberg P. Bisphosphonate use and atypical fractures of the femoral shaft[J]. N Engl J Med,2011,364(18): 1728-1737.

[28]McKinernan F. Atypical femur disphyseal fractures documented by serial DXA[J]. J Clin Densitom,2010,13(1):102-103.

[29]Chesnut CH 3rd, Silverman S, Andriano K,et al. A randomized trial of nasal spray salmon calcitonin in postmenopausal women with established osteoporosis: the prevent recurrence of osteoporotic fractures study. PROOF Study Group[J]. Am J Med, 2000,109(4): 267-276.

[30]Ishida Y, Kawai S. Comparative efficacy of hormone replacement therapy, etidronate, calcitonin,alfacalcidol, and vitamin K in postmenopausal women with osteoporosis: The Yamaguchi Osteoporosis Prevention Study[J]. Am J Med, 2004,117(8):549-555.

[31]Hamdy RC, Chesnut CH 3rd, Gass ML, et al. Review of treatment modalities for postmenopausal osteoporosis[J]. South Med J, 2005,98(10):1000-1014.

[32]Lyritis GP, Paspati I, Karachalios T, et al. Pain relief from nasal salmon calcitonin in osteoporotic vertebral crush fractures. A double blind, placebo-controlled clinical study [J]. Acta Orthop Scand, 1997,275(Suppl):112-114.

[33]Dobnig H, Turner RT. The effects of programmed administration of human parathyroid hormone fragment (1-34) on bone histomorphometry and serum chemistry in rats[J]. Endocrinology,1997,138(11): 4607-4612.

[34]Ma YL, Cain RL, Halladay DL, et al. Catabolic effects of continuous human PTH (1-38) in vivo is associated with sustained stimulation of RANKL and inhibition of osteoprotegerin and gene-associated bone formation[J]. Endocrinology, 2001,142(9):4047-4054.

[35]Dobnig H, Turner RT. Evidence that intermittent treatment with parathyroid hormone increases bone formation in adult rats by activation of bone lining cells[J]. Endocrinology,1995,136(8): 3632-3638.

[36]Lindsay R, Nieves J, Formica C, et al. Randomised controlled study of effect of parathyroid hormone on vertebral-bone mass and fracture incidence among postmenopausal women on oestrogen with osteoporosis[J]. Lancet,1997,350(9077):550-555.

[37]Saag KG, Shane E, Boonen S, et al. Teriparatide or alendronate in glucocorticoid-induced osteoporosis[J]. N Engl J Med,2007, 357(20): 2028-2039.

[38]Prince R, Sipos A, Hossain A, et al. Sustained nonvertebral fragility fracture risk reduction after discontinuation of teriparatide treatment[J]. J Bone Miner Res,2005,20(9):1507-1513.

[39]Eastell R, Nickelsen T, Marin F, et al. Sequential treatment of severe postmenopausal osteoporosis after teriparatide: final results of the randomized, controlled European Study of Forsteo (EUROFORS)[J]. J Bone Miner Res,2009,24(4): 726-736.

[40]Vahle JL, Long GG, Sandusky G, et al. Bone neoplasms in F344 rats given teriparatide [rhPTH(1-34)]are dependent on duration of treatment and dose[J]. Toxicol Pathol, 2004,32(4): 426-438.

[41]Torgerson DJ, Bell-Syer SE. Hormone replacement therapy and prevention of vertebral fractures: a meta-analysis of randomized trials[J]. BMC Musculoskelet Disord,2001,2:7.

[42]Torgerson DJ, Bell-Syer SE. Hormone replacement therapy and prevention of non-

vertebral fractures: a meta-analysis of randomized trials[J]. JAMA, 2001, 285(22): 2891-2897.

[43]Ettinger B. Rationale for use of lower estrogen doses for postmenopausal hormone therapy[J]. Maturitas, 2007, 57(1): 81-84.

[44]Lindsay R. Hormones and bone health in postmenopausal women[J]. Endocrine, 2004, 24(3): 223-230.

[45]Naessén T, Persson I, Adami HO. Hormone replacement therapy and the risk for first hip fracture: a prospective, population-based cohort study[J]. Ann Intern Med, 1990, 113(2): 95-103.

[46]Banks E, Beral V, Reeves G, et al. Fracture incidence in relation to the pattern of use of hormone therapy in postmenopausal women[J]. JAMA, 2004, 291(18): 2212-2220.

[47]Randell KM, Honkanen RJ, Komulainen MH, et al. Hormone replacement therapy and risk of falling in early postmenopausal women-a population-based study[J]. Clin Endocrinol (Oxf), 2001, 54(6): 769-774.

[48]Cummings SR, Neritt MC, Browner WS, et al. Risk factors for hip fracture in white women. Study of Osteoporotic Fractures Research Group[J]. N Engl J Med, 1995, 332(12): 767-773.

[49]Bergström I, Landgren BM, Pyykkö I. Training or EPT in perimenopause on balance and flushes[J]. Acta Obstet Gynecol Scand, 2007, 86(4): 467-472.

[50]Jacobsen DE, Samson MM, Kezic S, et al. Postmenopausal HRT and tibolone in relation to muscle strength and body composition[J]. Maturitas, 2007, 58(1): 7-18.

[51]Sturdee DW, Pines A, International Menopause Society Writing Group, et al. Updated IMS recommendations on postmenopausal hormone therapy and preventive strategies for midlife health[J]. Climacteric, 2011, 14(3): 302-320.

[52]Peeyananjarassri K, Baber R. Effects of low-dose hormone therapy on menopausal symptoms, bone mineral density, endometrium, and the cardiovascular system: a review of randomized clinical trials[J]. Climacteric, 2005, 8(1): 13-23.

[53]Ettinger B, Pressman A, Silver P. Effect of age on reasons for initiation and discontinuation of hormone therapy[J]. Menopause, 1999, 6(4): 282-289.

[54]Cranney A, Tugwell P, Zytaruk N, et al. Meta-analyses of therapies for postmenopausal osteoporosis. Ⅳ. Meta-analysis of raloxifene for the prevention and treatment of postmenopausal osteoporosis[J]. Endoc Rev, 2002, 23(4): 524-528.

第七章　骨质疏松性骨折的中医药治疗

第一节　中医对骨质疏松症的认识

骨质疏松症是一种常见病、多发病,我国传统医学早已有了很深的认识,传统中医学认为,骨质疏松症应属"痹证""骨痹""骨痿""骨枯"范畴,其中与"骨痿"最为接近。发生骨质疏松症的主要原因是年老体弱、肾气不足、肾阳虚和肾阴虚、筋骨失养、经络不通、气血瘀阻,属本虚标实之疾。因此,中医学理论对骨质疏松症的认识主要从肾、脾、肝、气、血瘀等方面体现。

中医学认为,本病多由先天禀赋不足、后天脾胃调养失宜、久病失治、老年衰变、用药失当引发,基本病机是肾虚髓亏,髓少骨枯骨痿。肾藏精,主骨生髓,肾精充足,则骨髓的生化有源,骨骼才能得到骨髓的充分滋养而坚固有力;若肾精虚少,骨髓的化源不足,不能濡养骨骼,便会出现骨骼脆弱乏力,引起骨质疏松。《素问·痿论》中云"脾主身之肌肉",为气血津液生化之源,脾旺则四肢强健,脾虚则无以生髓养骨,正如《灵枢·本神》中说:"脾气虚则四肢不用"。肾伤精血亏少,骨髓空虚,发为骨痿。肾的精气有赖于肝血的滋养,若情志不畅,肝失调达,则肝郁耗血,可致肾精亏损,骨髓失养,肢体不用。若脾肾两虚,元气不足,无法推动血行,则经络不通,气血不畅,必成血瘀。骨质疏松症的血瘀是在肾虚和脾虚的基础上产生的病理产物,血瘀阻滞经络,反过来又加重病情。

一、肾虚与骨质疏松症

《素问·六节脏象论》云:"肾者,主蛰,封藏之本,精之处也;其华在发,其充在骨……肾为先天之本……主骨生髓",阐述了骨骼依赖于骨髓的滋养,骨髓又为肾中精气所化生,肾中精气的盛衰决定着骨骼生长发育的强健与衰弱。肾精充足则骨髓化生有源,骨得髓养而坚固、强健有力;肾精亏虚则骨骼失养而痿弱无力,出现骨髓空虚,骨骼脆弱而发生骨质疏松症,出现腰背酸痛、膝软等临床症状。有学者根据中医"肾藏精生髓主骨"的理论,论证了"肾精不足、髓减骨痿"是骨质疏松症的主要病机,阐述了肾与骨的关系,肾中精气具有促进机体生长发育的功能,骨的生长发育有赖于骨髓的充盈及其所提供的营养。

肾的主要功能是促进人体的生长、发育和逐步具有生殖功能。精是构成人体和维持人体生命活动的物质基础,是生命之源。肾藏精主骨,为先天之本,生命之根。肾所藏先天之精和后天之精相辅相成,紧密结合而形成肾之精气。《中西汇通医经精义》曰:"肾藏精,精生髓,髓养骨,故骨者,肾之合也,髓者,精之所生也,精足则髓足,髓在骨内,髓足则骨强。"《素问·痿论》曰:"肾者水脏也,今水不胜火,则骨枯而髓虚,故足不任身,发为骨痿……骨痿者补肾以治之"。对于女性来说,肾之精气充足与否与卵巢功能的强弱关系密切,如果肾精亏虚,卵巢功能减退,激素水平下降,骨形成与骨吸收失去平衡,进而引发骨质疏松。现代研究证实,中医学的"肾"涉及内分泌、神经、免疫、生殖、代谢等多种功能,对全身的生理功能尤其是对生长、发育、壮盛、衰老及繁殖等均有重要的调控作用。中医理论对肾与骨的关系的认识,充分说明了骨的生理病理变化受肾所支配,肾之精气的盛衰决定着骨的强弱。骨质疏松症常发生于老年人群,与衰老关系极为密切,是一种与年龄相关的退行性病变,所以中医认为,肾气虚损是导致衰老的主要原因和机制。

现代骨密度研究显示,人体在30～40岁时骨量达到最高值,骨密度变化的规律与《素问·上古天真论》中的男子以八为基数,女子以七为基数,肾中精气随着年龄的增长而衰退的自然规律和外在表现的论述相切合,证实了中医理论中关于肾藏精,主骨,主生长发育,以及人体从发育、壮年到衰老过程与肾有关理论的正确性,说明了骨骼的坚固、荣枯与肾精强弱和年龄的增加有着极为密切的关系,同时也说明了肾虚是骨质疏松症发生的主要原因。

中医理论认为,人体生长、壮老都与肾关系密切,肾虚精亏,不能生髓充骨,就会出现齿松、骨软、骨折;肾精充盈,则可生髓充骨、骨坚、齿固有力。人体进入老年,肾气逐渐亏虚,肾虚又会导致肾精不足,化精生髓养骨功能下降,从而导致骨髓空虚,骨密度下降。随着人们年龄的不断增长,骨密度会逐渐降低,骨强度减弱,骨质疏松发病率也会随之提高。现代研究也证实了"肾主骨生髓"的中医理论。《素问·逆调论》曰:"肾不生,则髓不能满",《素问·六节藏象论》曰:"肾者,主蛰,封藏之本,精之处也;其华在发,其充在骨"。肾虚则髓亏,骨无所养,骨质疏松。肾气的盛衰决定着骨的强健和衰弱,髓者,肾精所生,精足则髓足,髓在骨内,髓足则骨强,肾之精气匮乏,骨髓空虚,骨弱不坚则发为骨痿。中医古代文献的论述与现代医学关于骨质疏松症发病与性腺功能衰退有关的研究是一致的。

二、脾虚与骨质疏松症

肾为先天之本,脾为后天之本,气血生化之源,两者相互影响,相互依存,互为因果。肾的精气有赖于水谷精微的充养,才能不断充盈和成熟,而脾、胃转化水谷精微又须借助肾阳的温煦,故有"非精血无以立形体之基,非水谷无以成形体之壮"的说法。脾虚可引起肾虚,肾虚又反使脾虚。脾阳依靠肾阳的温养,才能发挥运化作用。若肾阳不足,不能温煦脾阳,则会出现脾阳虚的证候,日久则会导致肾阳虚、肾精虚亏,骨骼失养,出现骨骼脆弱无力,最终发生骨质疏松症。《素问·灵兰秘典论》说:"脾胃者,仓廪之官,五味出焉",体现其生理功能运化水谷精微和运化水液通达四肢,也就是说,脾通过把饮食转化为精微物质,从而输于四肢五脏六腑,使身体的各项功能正常运作,故为后天之本。转化了精微物质后生成精、气、血、津液,以充养人体,进行正常生理活动,故其为气血生化之源。《素问·阴阳应象大论》云:"精不足者,补之以味。"脾阳根于肾阳,善补肾者必脾肾同补。再者,在病理上,两者又常相互影响,互为因果。《金匮要略·中风历节病脉证并治》云:"咸则伤骨,骨伤则痿。"《素问·五藏生成》云:"肾之合骨也,其荣发也,其主脾也。""多食甘,则骨痛而发落。"若脾虚不运,不能运化水谷精微可导致肾精亏损,骨骼失养,发生骨骼脆弱无力,从而发生骨质疏松。

脾主运化,为后天之本,气血生化之源。血的生成必须依赖于脾的运化功能正常。在中医理论中脾的主要功能之一为统摄血液,血液周流于全身发挥营养和滋润的生理作用必须依赖于脾所化生之气的推动。脾又主中焦之气,化生营气,营气是血中之气。《素问·生气通天论》曰:"是故谨和五味,骨正筋柔,气血以流,腠理以密,如是则骨气以精,谨道如法,长有天命",提出了健脾是预防和治疗骨质疏松的重要原则。脾气的盛衰与血的旺盛有着密切的联系。因此，血液在机体中发挥正常的生理功能离不开脾气正常功能的发挥。《素问·上古天真论》曰："女子二七而天癸至，任脉通，太冲脉盛，月事以时下，故有子……"脾胃健盛，水谷精微充足，则气血盛，冲任充，筋骨坚，发长极，身体盛壮，人体生理功能正常。当妇女绝经后，骨质疏松症的发病率逐渐增高。进入老年期后，其生理功能减弱，脾胃功能也随之下降。《脾胃论》曰："大抵脾胃虚弱，阳气不能生长，是春夏之令不行，五脏之气不生。脾胃则下流乘肾……则骨乏无力，是为骨痿。令人骨髓空虚，足不能履地，是阴气重叠，此阴盛阳虚之证"，详细阐释了脾胃功能失调对骨质疏松形成的影响。《灵枢·本神》曰"脾气虚则四肢不用"，《素问·痿论》云"脾主身之肌肉"，均说明脾气旺则荣卫充足，方能调和五脏，施布于六腑，充养四肢百脉。因此，骨的正常发育生长离不开气血的给养与荣润。《素问·上古天真论》又曰："七七，任脉虚，太冲脉衰少，天癸竭，地道不通，故形坏而无子也"。太冲脉衰且弱，气血无力生成，导致妇女闭经，最终出现骨质疏松。

三、肝与骨质疏松症

《素问·痹论》曰："痹在于骨则重，在于脉则血凝而不流，在于筋则屈不伸。"《景岳全书·非风》曰："筋有缓急之病，骨有痿弱之病，总由精血败伤而然。"

中医理论认为，肝藏血，主筋，主疏泄，司运动。肝气衰弱，血不养筋，则动作迟缓不灵活，易于疲劳，不能久立。中医有"肝肾同源，乙癸同源，精血同源"之说。肝、肾经脉相连，五行相生，肝为肾之子，肾为肝之母。精血互生，肝藏血，肾藏精，精血互化。肝肾为精血之源，骨骼的生长、发育和修复功能有赖于精血的营养，肝肾亏虚则精血无源，无以生精养骨，髓枯筋痿，发为骨痿。《素问·上古天真论》云："肝气衰则筋不能动。"肝气郁结，若影响于脾，则脾失健运，气血化生不足而不能濡养筋骨，导致肾精亏虚，使骨髓失养，髓枯筋燥，痿废不起，导致骨质疏松的发生。肝失疏泄，肝气郁滞，则发为气滞血瘀，导致冲任功能失常、月经不调，甚至引发闭经与卵巢功能衰退，激素水平紊乱，骨形成与骨吸收失衡而致骨质疏松。临床证实，补益肝肾法能够有效缓解骨质疏松患者的疼痛症状，提高患者的骨密度及血清降钙素、碱性磷酸酶水平，补肾调肝方能明显改善高龄骨质疏松症患者疼痛症状和中医临床症状。由此可见，肝在骨质疏松症的病因病机中占有重要地位。

四、血瘀与骨质疏松症

血瘀也是导致骨质疏松的重要因素之一。血瘀是指血液运行不畅，气血受阻，甚则血液瘀结停滞积为瘀血，使营养物质不能滋养各个脏腑，骨骼营养受到影响，导致骨质疏松。微血管改变是瘀血证的病理基础，瘀血是引起骨质疏松性骨痛的重要机制之一，可能与其引起供血不足，微循环障碍，不能正常营养骨组织及神经，导致成骨减少、骨量降低、纤微骨折增加、骨小梁超微结构改变，以及骨内压增高等有关。血瘀致瘀血后还可造成骨小梁内微循环障碍，不利于细胞进行物质交换，导致血液中的钙及营养物质不能正常通过哈弗斯系统进入骨骼，导致骨骼失养，脆性增加，发生骨质疏松。原发性骨质疏松患者都明显存在血瘀征象，瘀血的存在与其有着密切的关系。《灵枢·营卫生会》曰："老者之气血衰，其肌肉枯，气道涩。"老年人血管弹性下降，舒张能力减弱，血管阻力上升，导致骨干和骨髓血流量减少，使骨丢失加快而易患骨质疏松，并使骨折风险增加。《医林改错》曰："元气既虚，必不能达于血管，血管无气，必停留而瘀。"这说明血液的运行有赖于元气的推动，元气为肾精所化，若肾精不足，则血运无力而渐成瘀滞，血瘀则经脉不畅,不通则痛。水谷精微得不到布散,骨骼失养,会加重已形成的骨痿,最终形成瘀血—骨营养障碍—瘀血的恶性循环,促使骨质疏松加剧,进而出现腰背疼痛、腰膝酸软、下肢痿弱等一系列症状。《灵枢·本藏》曰:"经脉者,所以行血气而营阴阳,濡筋骨,利关节者也……是故血和则经脉流行,营复阴阳,筋骨劲强,关节清利矣",阐明了气血充盈对强健骨骼的重要性。

气虚则行血无力,血虚则血行滞涩,渐而致血瘀。因此,人在衰老过程中,先形成血瘀,此过程会出现一系列血瘀证的症候群,而此时患者骨矿含量和骨密度指标未达到诊断标准。在诊断为骨质疏松的患者中,腰背疼痛是主要表现,常表现为一系列瘀血证的症候群。由此表明,血瘀也是造成骨质疏松症的主要原因之一。现代研究还显示,如血液处于高凝状态,老年男性骨质疏松的发生与血瘀密切相关,随着血瘀程度的加重,老年男性骨质疏松程度亦会加重。肾虚血瘀是骨质疏松症很重要的发病机制之一。中药可以标本兼治,通过对机体全面调节,使机体钙离子水平和激素平衡,既可抑制骨吸收,又可促进骨形成。血瘀甚至瘀血在骨质疏松性疼痛中占重要地位,采用化瘀法治疗骨质疏松,止痛效果显著,能有效改善骨质疏松患者的生活质量。绝经期妇女多虚多瘀,肾虚导致精亏,精为气之母,精亏导致气虚,气为血之帅,气虚推动乏力导致血瘀,而血瘀形成又进一步阻碍气血运行,因此,瘀血是脏腑功能虚损产生的病理产物,一旦形成又成为新的致病因素,进一步加深相关脏腑的虚损状态。

血瘀是骨质疏松症发病的促进因素,骨质疏松之所以常见于中老年人,是因为脾肾两虚导致其整体功能衰退,出现气虚,气弱不足无以运血通脉,可出现血瘀痛症,故临床多见骨质疏松症患者伴有腰背疼痛症状。"久病必瘀",因此,瘀血是脾肾久虚产生的重要病理产物,形成瘀滞之证,而瘀阻脉络、精微运输阻滞不畅又会进一步加剧脾肾的虚损,骨失所养,生髓乏源,骨松髓枯更甚,从而加速骨质疏松的发生。

综上所述,骨质疏松症为本虚标实之疾,以肾虚为主,脾虚为要,血瘀为害,"虚""瘀"互相影响,互为因果,是骨质疏松症发生的病机,也是指导临床上辨证论治的关键认识。中医理论对骨质疏松症的认识主要集中在"肾主骨,生髓"方面,其理论的阐述与现代医学对骨质疏松症的研究结果相符合。提高中医对骨质疏松症的深入研究是当前中医学的任务之一。中医理论认为,人体是一个有机的整体,各脏腑、组织、器官的功能活动不是孤立的,而是相互有关联的,是整个机体活动的一部分。它们以经络为通道,在各脏腑、组织之间相互传递着各种信息,在气血津液环周全身的情况下形成一个非常协调的统一整体。因此,中医药在治疗骨质疏松症方面发挥了越来越大的作用。众多的研究表明,中医药在防治骨质疏松症方面具有独特优势,在临床疗效方面是值得肯定的。期待有更多的研究者用先进的科学方法和手段来揭示在中医理论指导下治疗骨质疏松症的机制,提高中医药防治骨质疏松症的水平。

第二节　骨质疏松性骨折的中医分期治疗

中医药,尤其是中医正骨治疗骨折已有数千年的历史,是祖国医学中的瑰宝,在骨折治疗中有其突出的特色。对骨折治疗要把握四个基本原则,即筋骨并重、内外兼治、动静结合、医患合作。通过总结临床实践,约有半数以上的骨折患者,经整复、外固定,配合内服、外敷中药治疗,避免了手术治疗的痛苦,为患者早日康复节约了卫生资源,又减少了患者及社会经济负担。

通过辨证治疗,对不同骨折部位用不同的整复手法,并采取有针对性的外固定方法,只要方法恰当,用药合理,均能达到"简、便、廉、验"、患者痛苦小、不需住院、功能恢复快的目的。

以中医骨伤学三期辨证理论为指导原则,针对骨折不同阶段的病理特点,骨折三期治疗用药的一般规律是:早期宜攻、中期宜和、后期宜补。

一、骨折损伤早期

骨折损伤早期是指骨折后1~2周,相当于炎症期或称血肿机化的第一阶段。主要治疗原则有攻下逐瘀法、行气消瘀法、清热凉血法、开窍活血法等。

二、骨折损伤中期

骨折损伤中期指骨折后3~6周,即原始骨痂形成期。经过初期治疗,肿胀瘀血渐趋消散,疼痛缓解,损伤的筋骨开始接续,组织开始修复。《景岳全书·新方八阵》曰:"凡病兼虚者,补而和之;兼滞者,行而和之。"此期瘀肿散而未尽,气血尚未调和,故治以调和气血为主,治以和营续骨,舒筋通络。故其治疗原则上应主要为和营止痛法、接骨续筋法等。

三、骨折损伤后期

骨折损伤后期指骨折7周后,为骨痂改造塑形期。此期骨折断端已接,脱位关节已复,但因伤已日久,气血不足,肝肾俱虚,筋脉失养,肌肉萎缩,肢体乏力。故其治法多为补气养血法、补益肝肾法、补养脾胃法、舒筋活血法等。

第三节　骨质疏松性骨折的常用方药

一、骨质疏松性骨折内治中药

(一)骨质疏松性骨折早期治疗方药以活血化瘀、行气止血为主

四肢闭合性骨折,其损伤病机为气滞血瘀,此时骨断筋伤,气血受损,血离经脉,壅塞于经道,气滞血瘀,故肿胀疼痛明显。《辨证录·接骨门》指出:"内治之法,必须以活血祛瘀为先。血不能和而瘀不能去,瘀不去则骨不能接也。"因此,骨折早期以瘀血为主要病理表现,故当攻利之法为主,宜用桃仁、当归尾、赤芍、川芎、苏木、土元、乳香、没药、三七、陈皮、枳壳之类,理气活血,化瘀止痛。如上肢损伤加桑枝,下肢损伤加川牛膝。常用方剂有以消瘀活血为主的《医学发明》之复元活血汤、《医宗金鉴》之桃红四物汤、《伤科大成》之活血止痛汤。以行气为主的《景岳全书》之柴胡疏肝散、《正体类要》之复元通气散。行气活血并重者用《医林改错》之膈下逐瘀汤、《伤科大成》之顺气活血汤。跌打损伤,必使血脉受损,恶血留内,胸腹胀痛,常用攻下逐瘀之法,常用方如《温疫论》之桃仁承气汤、《伤科补要》之鸡鸣散、《仙授理伤续断秘方》之大成汤等。颅脑损伤及跌打损伤重症之神志昏迷者宜西医急救之,而复苏期的辨证论治则中医见长。苏醒后表现为眩晕嗜睡、胸闷恶心、头痛头胀、烦躁不安等证。此时,瘀阻清窍,经脉痹阻,必须熄风定神,化瘀祛浊。依据风、痰、郁的偏重不同,可选用复苏汤、通窍活血汤、羚羊钩藤汤、柴胡细辛汤、逍遥散。具体用法:嗜睡浅昏迷用复苏汤;头痛头晕为主者用通窍活血

汤;高热烦躁不安者用羚羊钩藤汤;头晕呕吐者用柴胡细辛汤;郁郁寡欢者用逍遥散,头痛加白芷,有痰加陈皮、法半夏。

(二)骨质疏松性骨折中期治疗以接骨续经方药为主

其主要用药:当归、赤芍、川芎、红花、骨碎补、自然铜、鸡血藤、陈皮、枳壳、续断、土元。上肢损伤加桑枝、松节;下肢损伤加川牛膝、五加皮。可以使化而未净的残瘀得以继续消散,伤而未复的正气得以恢复,从而达到加速骨折愈合、损伤尽快修复的目的。此期常用方剂如下:①活血化瘀、止痛生新法,常用方剂有《伤科补要》之和营止痛汤、定痛和血汤,《良方集腋》之七厘散等。②去瘀生新、接骨续损法,常用方剂为《中医伤科学讲义》之新伤续断汤、接骨紫金丹。伤科接骨片等中成药亦可选用。③舒筋活络法,适用于骨折中后期肿痛渐消,瘀血渐去,筋膜粘连,筋脉挛缩强直或复感风寒湿邪,症见痹痛不已,屈伸不利者,常用方剂有《伤科补要》之舒筋活血汤,《中医伤科学讲义》之活血舒筋汤、蠲痹汤、独活寄生汤等。

(三)骨质疏松性骨折后期治疗以补气血、补肝肾方药为主

其主要用药:党参、黄芪、当归、熟地黄、白术、白芍、续断、补骨脂、肉苁蓉、狗脊、陈皮、砂仁、炒杜仲、黄精。上肢损伤加桑枝,下肢损伤加怀中膝。益气养血,滋补肝肾才能健骨壮筋,恢复损伤。《正体类要·陆序》云:"肢体损于外,则气血伤于内,营卫有所不贯,脏腑由之不和。"损伤后期,常因骨断筋伤、内伤出血或骨折后攻伐太过耗损气血,加之脏腑受扰,气血生化失常而使气血不足,脏腑功能低下,正虚卫气不固,易受外邪侵扰,治以扶正为主,兼以祛邪。此期常采用以下症方治法:①补气养血法,适用于伤后气血虚弱、面色萎黄、眩晕、倦怠乏力、舌淡脉虚者,或伤口久不愈合、肿胀经久不消、骨折迟缓愈合者。补气用四君子汤;补血用四物汤;气血双补则用八珍汤、十全大补汤、圣愈汤。②健脾养胃法,适用于损伤后气血亏虚,脾胃虚弱,症见面黄肌瘦、四肢乏力、饮食不化、大便溏薄、舌淡苔白者常用方剂为补中益气汤、参苓白术散、归脾汤等。③滋补肝肾法,适用于骨折后期,筋骨痿弱、骨质疏松、骨折迟缓愈合者,常用方剂为《伤科补要》之壮筋养血汤、生血补髓汤,亦可用六味地黄汤加味予之。④温经通络法,适用于骨折后期气血凝滞,复感风寒湿邪,痹阻经络,症见局部疼痛、关节活动不利者,常用方剂有麻桂温经汤、麻附细辛汤、当归四逆汤等。

二、骨质疏松性骨折外治中药

骨折后的外治法很多,有膏药、药膏、搽擦剂、熏洗剂、中药离子透入等。外用药方甚重,但现今最为常用的是药膏、膏药、搽擦剂,熏洗剂亦较常用。近年来中药离子透入广泛应用于临床。搽擦剂如正骨水、云南白药喷雾剂;熏洗方如《中医伤科学讲义》之四肢损伤洗方,《医宗金鉴》之海桐皮汤、五加皮汤等。上述药方均为骨折初期和后期运用,骨折中期仍以膏药使用为主,笔者常用镇江膏、东方活血膏、省中医骨科外敷接骨丹、家传"活血接骨膏"及药房销售滕州市李店"生氏整骨膏药"等诸多续筋接骨外敷药。

三、辨症候的方药

骨折初期主要症状是痛,而此时宜用验方四物止痛汤或活血止痛汤。若骨折后患者自诉局部以胀尤为明显者,则用复元通气散加减治之,临床应酌加化瘀止血或收敛止血药,如三七、茜草、蒲黄、仙鹤草等。若又胀又痛,除调整固定外,应予《伤科大成》之顺气活血汤。若疼痛轻

或不痛而肿胀为主则用五苓散、五皮饮加味予之。若骨折局部红肿热痛,轻者用桃红四物汤,加丹皮、连翘、黄连、忍冬藤、蚤休、虎杖,重者用退癀消肿汤加减予之。骨折中后期肿痛仍在者治以和营止痛,方用和营止痛汤。若肿胀已消,局部隐痛,关节活动不利,宜活血接骨,方用《中医伤科学讲义》之续骨活血汤、接骨紫金丹。若局部肿胀不痛,仅关节活动不利者,宜用《伤科补要》之舒筋活血汤。若骨折及邻近关节肿胀,按之较僵硬者用舒筋活血汤加穿山龙、丝瓜络、路路通、松节、威灵仙、透骨草。若肿而按之较软兼气虚者用补阳还五汤加减,兼痰湿者,宜双合汤除去竹沥加路路通、丝瓜络、益母草。若骨折部位及邻近关节冷痛,用麻桂温经汤、当归四逆汤等。

第八章　骨质疏松性骨折的治疗进展

第一节　骨质疏松性骨折的手术技术进展

随着我国人口老龄化进程的加快,低能量损伤导致的骨质疏松性骨折亦逐年增多。而近些年来,随着医学科学技术的进步,骨科手术技术也取得了很大程度的提升,尤其是针对老年骨质疏松性骨折患者高龄、全身耐受能力差、基础疾病较多等特点,骨质疏松性骨折手术正朝着微创化、智能化、精准化方向迈进。

一、微创技术

(一)脊柱骨质疏松性骨折微创技术

胸腰椎是脊柱骨质疏松性骨折的好发部位,目前脊柱骨质疏松性骨折微创技术多采用椎体强化手术,包括经皮椎体成形术(percutaneous vertebroplasty,PVP)和经皮椎体后凸成形术(percutaneous kyphoplasty,PKP)。PVP开始于20世纪80年代初,PKP开始于90年代末,PKP在PVP的基础上做了改进。PVP通过在患者背部做一小切口,用穿刺针在X线透视下经皮肤穿刺进入椎体,将骨水泥或人工骨注入椎体内稳定骨折椎体,能够防止病椎的进一步塌陷并缓解疼痛。PKP则通过球囊扩张将椎体压缩部位撑开而达到部分复位或完全复位的效果,然后注入骨水泥。与传统椎体手术相比,椎体成形术具有对患者身体状况要求低、操作简单、创伤小等优点(图8-1、图8-2)。两者相比较而言,PVP与PKP均可显著缓解患者疼痛症状;PKP具有较好的复位和矫正后凸畸形的效果,但手术时间较长[1-2]。骨水泥渗漏是PVP和PKP最常见的并发症,约占所有并发症的95%[3],主要分布在椎间隙、椎旁软组织、硬膜外、椎间孔及椎静脉丛等部位,渗漏至椎旁静脉丛可导致肺栓塞而引起严重后果。PVP和PKP术后远期并发症主要是手术椎体再骨折和邻近椎体骨折,有关邻近椎体骨折的原因仍有争议,目前认为其与椎体内骨水泥的注射量、椎间隙骨水泥渗漏、术后椎间盘的退变等有关[4]。

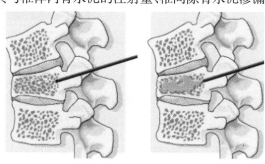

图 8-1　椎体成形术示意

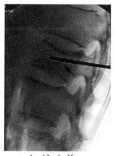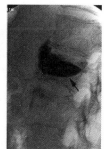

A. 注入前　　　　B. 注入后

图 8-2　C臂机透视注入骨水泥前后

(二)四肢骨质疏松性骨折微创技术

四肢骨质疏松性骨折微创技术强调闭合复位及小切口内固定,根据骨折不同部位及骨折特点,常用微创技术包括闭合复位钢针固定、闭合复位螺钉固定、闭合复位交锁髓内钉固定、闭合复位记忆合金固定、微创经皮接骨板内固定(minimally invasive percutaneous plate osteosynthesis,MIPPO)技术等。

1.闭合复位钢针固定

闭合复位后行钢针内固定现广泛应用于锁骨骨折、肱骨近端骨折、肱骨髁上骨折、尺桡骨骨折、掌指骨骨折、跟骨骨折、踝关节骨折等。闭合复位钢针固定术以桡骨远端骨折、肱骨近端骨折应用较多,因钢针较小而损伤较小,手术用时较少,对于小块的脆性骨折固定时针尾可露于皮外或埋于皮内,方便取针,对高龄骨质疏松患者较为适用。但一项荟萃分析[5]发现钢针固定较钢板等内固定感染发生率高,究其原因可能是克氏针对周围软组织的摩擦而导致的局部组织水肿、渗出,皮肤表面的致病菌侵入针道所致(图8-3)。

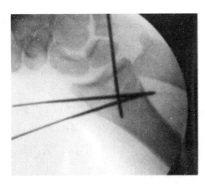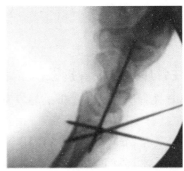

图8-3 骨质疏松性桡骨远端骨折克氏针固定

2.闭合复位螺钉固定

老年骨质疏松性骨折闭合复位螺钉固定多用于骨质疏松性股骨颈骨折,尤其适用于无移位的股骨颈骨折(图8-4)。常用的固定螺钉包括空心螺钉与加压螺钉。采用3枚螺钉呈正三角形或倒三角形排列经导针引导下打入固定,3枚螺钉良好分布具有较强的抗剪力及抗扭转能力[6],有研究发现与空心拉力螺钉相比,双头加压螺钉固定治疗股骨颈骨折可减少股骨颈短缩,但不利于骨折愈合,且患者功能并没有明显优于空心拉力螺钉[7]。此外,由于骨质疏松性患者自身骨破坏较严重,骨折愈合能力下降,术后骨不连及股骨头缺血性坏死需二次手术,风险较大。

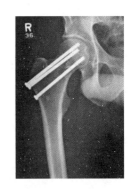

图8-4 股骨颈螺钉固定

3.闭合复位交锁髓内钉固定

先采用闭合方法进行骨折复位,然后沿长骨干置入髓内钉固定骨折端,在髓内钉近端或远端横形穿入交锁螺钉。目前常用的髓内钉包括股骨髓内钉、胫骨髓内钉、肱骨髓内钉等(图8-5、图8-6)。髋部骨质疏松性转子间骨折尤其适合使用髓内固定系统,常用的股骨转子间骨折髓内钉固定装置包括Gamma钉、股骨近端髓内钉(PFN)、防旋股骨近端髓内钉(PFNA)。Gamma钉由髓腔内主钉、近端拉力螺钉和远端锁定钉构成;PFN较Gamma钉的改进之处为髓内钉直径较小且远端较长,股骨近端可置入2枚拉力螺钉,具有防旋及分散股骨干应力的作用。PFNA 将 PFN 中股骨近端的 2 枚拉力螺钉改进为 1 枚螺旋刀片[8]。髓内固定系统相较于髓外固定,如动力髋螺钉(dynamic hip screw,DHS)、动力髁螺钉(dynamic condylar screw, DCS)、股骨锁定钢板固定等具有出血少、手术时间短及创伤较小等优点,但研究发现髓内钉固定也在一定程度上增加了术后内置物周围骨折的发生概率[9]。

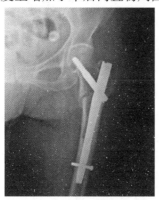

图 8-5　股骨髓内钉固定

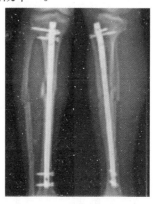

图 8-6　胫骨髓内钉固定

4. MIPPO 技术

微创经皮接骨板内固定(MIPPO)技术广泛应用于各类骨质疏松性骨折,如股骨远端骨折、肱骨近端骨折、桡骨远端骨折及胫骨平台骨折等。MIPPO 技术强调避免直接暴露骨折端,维持适当稳定的固定,保护骨折端稳定及维持周围的血供,促进骨折愈合及软组织修复,且 MIPPO 技术经皮操作具有骨折部位周围软组织破坏小、植骨率低、骨不连发生率低等优点[10-11]。经皮微创内固定系统(less invasive stabilization system,LISS)是对 MIPPO 技术的延伸,是特指膝关节周围(股骨远端、胫骨近端)的微创固定系统。LISS 通过螺钉及接骨板的结构实现骨折端的稳定,增强干骺端的把持力,兼有外固定架的优点,对血运破坏少,便于膝关节、干骺端骨折和膝关节假体周围骨折的固定[12]。

(三)关节镜下骨折复位固定技术

关节镜下骨折复位固定技术主要适用于膝关节周围骨质疏松性骨折,对于膝关节周围胫骨平台骨折及股骨远端骨折,常做一小切口,闭合下进行骨折复位或镜下克氏针撬拨复位,股骨远端骨折在关节镜引导下行逆行髓内钉固定,胫骨平台骨折可行钢丝或螺钉固定。关节镜辅助复位,镜下骨折内固定术具有创伤较小、操作方便、固定可靠且并发症少等优点,有利于老年骨质疏松患者恢复膝关节内环境。

(四)微创关节置换术

髋部、膝关节周围及肱骨近端骨质疏松性骨折保守治疗及内固定治疗效果不佳时可考虑行关节置换术。随着加速康复外科(enhanced recovery after surgery,ERAS)理念的提出,目前关节置换尤其是髋关节置换术多为微创小切口,以降低手术创伤刺激及减少并发症。如微创前外侧入路髋关节置换、微创后外侧入路髋关节置换、双切口髋关节置换等,较传统关节置换手术能通过减少软组织的损伤,达到缩短手术时间、减轻术后疼痛和加快术后康复的目的。随着计算机导航辅助及 3D 打印技术的应用,膝关节置换术、肩关节置换术也进入微创时代。

二、数字技术

近年来,数字技术的飞速发展为骨科疾病的临床诊疗和基础研究提供了新的手段,其与传统骨科互相融合、互相促进、互相影响,逐渐形成具有时代特征的现代数字骨科。对于骨质疏松性骨折患者,更需要骨折的完整解剖和功能复位,数字技术的发展为骨质疏松性骨折的手术治疗提供了更多可能,主要表现在骨科手术机器人系统及计算机辅助导航技术、计算机医学影像处理和 3D 建模打印技术、计算机辅助设计及制造技术、手术规划与虚拟现实仿真技术等方面。

(一)骨科手术机器人系统及计算机辅助导航系统

骨科手术机器人的发展源于 20 世纪 90 年代,凭借人工智能的高精度规划和程序化自动运行能力,主要应用于髋关节和膝关节的置换手术,其中具有代表性的是 ROBODOC 手术机器人和 Casper 手术机器人。其后,随着研究的深入,出现了更为专用的骨科机器人本体形式。日本东京大学、法国 MedTech 公司、意大利 Stefano Bruni 公司等采用串联结构相继研制出用于关节置换的机器人样机。同时,基于并联机器人刚度大、精度高、体积小的特点,出现并联结构的专用骨科手术设备。2001 年,Mazor 医疗技术公司研发并推出了 SpineAssist 系统,该机型的器械导引系统主要为脊柱融合术中的椎弓根螺钉人工植入过程提供精确的方向导引,适用于椎弓根螺钉植入手术和经椎板关节突螺钉固定手术。传统的骨折复位操作存在复位精准度不高、术中透视辐射剂量大、复位信息及状态缺乏定量化等不足,而且手动复位的效果很难精确达到术前的规划位置,在复位完成后也很难维持复位状态。随着数字技术和机器人技术的发展,基于医学影像引导的机器人辅助复位方法被引入长骨骨折复位操作。应用骨科手术机器人可以提高手术操作的精准度和手术的治疗效果,并减少 X 线辐射对术者和患者的损伤[13],真正实现骨折的精准化治疗,因而在骨折复位中受到广泛重视。

计算机辅助导航系统,通过使用三维位置传感器来跟踪目标器官、手术工具或植入物,将患者术前或术中的医学影像数据和患者在手术中的位置等信息进行对应,引导手术器械到达病灶位置,完成相应的操作。手术机器人导航与其他领域导航的一致性在于其导航的本质都是在空间中定位。而手术机器人的导航不需要对整个手术环境全局进行定位,而只需要针对手术机器人工作空间进行定位导航。研究发现,机器人导航定位系统辅助经皮空心螺钉内固定股骨颈骨折,具有设备操作相对简单、螺钉置入更加精准和规范等优点,可以克服传统手术方式徒手操作不稳定、视觉偏差及易疲劳等缺点,实现了手术的微创化[14]。

(二)计算机医学影像处理和 3D 建模打印技术

影像学检查是诊断骨折的重要依据,传统 X 线及计算机断层扫描(CT)是重要的术前影像检查,术中主要依靠 C 臂机透视判断手术复位情况,这些影像学检查都属于二维图像技术,对于严重粉碎性骨质疏松性骨折具有一定的局限性。计算机软件系统利用患者术前的影像学数据进行骨折端及周围组织的三维重建,可直观地显示骨折的实际情况,为骨折的准确诊断和最佳治疗提供良好的依据。同时,该类软件还可根据重建的三维模型进行生物力学等分析,从而计算局部受力情况,分析骨折发生机制,比较不同术式及内固定的力学特点等,为手术提供一定的参考。目前,多使用 Mimics 系统进行三维建模,并可按照三维建模进行 1∶1 打印,根据 3D 打印出来的骨折模型进一步明确骨折具体情况,明确骨折块的移位、关节面受累和是否骨缺损的情况,模拟手术复位和内固定过程。选择合适的钢板及螺钉,必要时预弯塑形钢板,使钢板更加适宜,选择并标记螺钉置入的方位、长度和角度,为骨折提供牢固的内固定。针对老年髋臼骨折内固定术及髋关节置换术,通过 3D 打印个体化髋臼,增加对股骨头的包容度,延缓髋关节骨关节炎的进展,降低髋关节重建术难度[15]。目前,对于膝关节置换等关节置换术,3D打印模型可以选择合适假体,个性化截骨可以明显缩短手术时间,改善术后假体力线,而且操作简单,减少暴露时间,缩短手术用时,减少感染风险[16]。有研究发现,计算机导航系统结合3D打印截骨导板可良好地恢复全膝关节置换术后下肢冠状位力线,也展现出了减少力线偏移的优势[17]。

(三)计算机辅助设计与制造技术

计算机辅助设计(computer aided design,CAD)与计算机辅助制造(computer aided manufacturing,CAM)可以为骨折患者量身定做个体化的手术方式及内固定物,目前该技术主要广泛应用于骨科器械的设计和开发过程,尤其是个体化手术模板及内固定器材的制作、手术接骨板的设计改良及手术方法改进等领域。

(四)手术规划与虚拟现实仿真技术

手术规划与虚拟现实(virtual reality,VR)仿真技术的应用使骨科医师在术前可模拟手术全过程,达到缩短手术时间,提高手术准确性、可靠性和安全性的效果。虚拟现实术前计划系统在术前对患者的病例资料进行分析和处理,通过视、触觉感知等多重感官实施手术操作。在复杂手术前,使用计算机进行多种手术方案的手术模拟训练,可以模拟手术中的精细操作,如切割、磨除等,提前了解手术的难易程度,评估手术风险。对术前诊断可以进行补充与完善,排除可疑的病变,制订切实可行的手术方案。一项荟萃分析表明[18],虚拟现实仿真技术有助于提高术者操作的速度及精确度,降低手术风险,减少并发症的发生。

三、展望

骨质疏松性骨折对术者操作具有较高的要求。随着科学技术的发展,许多手术技术及辅助技术的进步,智能化、微创化、个体化将成为骨质疏松性骨折手术的发展方向。骨科手术在内镜、微创器械及手术机器人的辅助下逐渐迈入微创手术时代。在未来功能更加强大的科学技术支持下,可以加强骨科手术技术的基础研究,通过计算机模拟技术加大对各类骨质疏松性骨折的创伤机制研究,开展更加接近骨质疏松人群生理状态的生物力学仿真实验评估,筛选最适宜的骨折内固定方式及最合理的置放位置等。

第二节　骨质疏松性骨折的药物治疗展望

骨质疏松症(OP)的特征是骨量低和骨组织微结构被破坏,易造成脆性骨折。由于骨质疏松症患者的骨皮质、骨小梁结构被破坏,这类人群比普通人发生骨折的概率大大增加[19-21]。由于OP引起的骨组织微结构破坏、骨的脆性增加,常常导致骨折固定失败,有研究报道OP患者骨折固定失败率甚至达10%～25%[22]。抗OP药物能够增加骨密度,改善骨质量,是治疗骨质疏松性骨折极其重要的一个环节。目前临床上应用的抗OP药物按作用机制不同可分为骨吸收抑制剂、骨形成促进剂、其他机制类药物及传统中药。

一、双膦酸盐类

双膦酸盐类是人工合成的焦磷酸盐类似物,其分子结构中两个碳磷键(P—C—P)取代了焦磷酸盐的氧磷键(P—O—P),故具有骨矿亲和力而不易为酶水解。双膦酸盐类药物是目前较为有效的一类骨吸收抑制剂,近年来开展了许多关于此类药物治疗 OP 的临床试验,结果证明其能减少各种原因引起的骨吸收[23-24]。双膦酸盐类药物自 20 世纪 70 年代以来,已经开发出 3 代,静脉用双膦酸盐类药物包括伊班膦酸盐、帕米膦酸盐和唑来膦酸盐等,尤其以阿仑膦酸钠应用最为广泛。虽然双膦酸盐类是目前临床上应用最广泛的抗 OP 药物,其副作用也应引起注意,临床上可能会有胃肠道不良反应、一过性"流感样"症状、肾毒性、下颌骨坏死、非典型股骨头坏死等副作用的发生[25-30]。

二、降钙素

降钙素是参与钙剂骨质代谢的一种多肽类激素,1961 年由 Copp 等发现,由甲状腺 C 细胞分泌,通过直接与破骨细胞的受体结合对破骨细胞有急性抑制作用,能减少体内钙由骨向血中迁移的量,从而发挥抑制骨吸收的作用。降钙素的鼻内喷雾能增加腰椎骨密度(BMD),显著增加骨质疏松患者生活质量评分。降钙素可通过调节中枢 5-羟色胺活性来缓解疼痛,有效缓解骨质疏松骨痛[31-32]。在使用降钙素时,少数患者可出现恶心、面部潮红等副作用,可按照药品说明书的要求,确定是否做过敏试验。降钙素类制剂应用疗程要视病情及患者的其他条件而定。此前有报道称降钙素临床不良事件中有致癌风险,但 Weels 等开展的一项 Meta 分析[33]发现,降钙素使用与恶性肿瘤之间并无生物学合理性。

三、绝经激素治疗

绝经激素治疗(menopausal hormone therapy,MHT)类药物能减少骨丢失,降低骨折发生率。临床研究已证明 MHT 包括雌激素疗法(estrogen therapy,ET)和雌、孕激素疗法(estrogen plus progestogen therapy,EPT)可抑制骨转换,减少骨丢失,降低骨质疏松性骨折的发生率[34-35]。在使用 MHT 类药物时应注意以下患者不能使用:子宫内膜癌、乳腺癌、心血管病疾病、血栓等。因此建议使用 MHT 类药物应遵循以下原则:权衡治疗的利与弊;在绝经早期开始用(绝经 10 年内或<60 岁);应用最低有效剂量;治疗方案个体化;保持定期随访和安全性监测。

四、选择性雌激素受体调节剂

选择性雌激素受体调节剂(SERMs)是一类人工合成、结构类似于雌激素的化合物,可以与雌激素受体结合,选择性地作用于不同组织的雌激素受体,在不同的靶组织分别产生类雌激素或抗雌激素作用。SERMs 制剂雷洛昔芬可以降低骨转换标志物,增加骨密度,降低骨折发生率[36]。雷洛昔芬药物总体安全性较好,国外有报道指出该药可能会增加静脉栓塞的危险性,目前国内尚未见该类报道,因此有血栓倾向及有静脉栓塞病史者,如长期卧床和久坐者禁用。对心血管疾病高风险的绝经后女性的研究显示,雷洛昔芬不会增加冠状动脉疾病和卒中风险。同时,雷洛昔芬不适用于男性骨质疏松症患者。

五、甲状旁腺激素类似物

甲状旁腺激素类似物(PTHa)是目前骨形成促进剂的代表性药物,国内已上市的特立帕肽是重组人甲状旁腺素氨基端 1-34 活性片段(recombinant human parathyroid hormone 1-34,rhPTH1-34)。间断使用小剂量 PTHa 能够提高成骨细胞活性,有利于骨形成,促进骨重建,可有效提高骨密度,促进骨质疏松性骨折的愈合[37-38]。但少数患者可能出现肢体疼痛、恶心、眩晕、头痛等不良反应。特立帕肽治疗时间不宜超过 24 个月,停药后应序贯使用抗骨吸收药物治疗,以维持或增加骨密度,持续降低骨折风险。

六、锶盐

骨骼是锶主要的靶器官,一方面在成骨细胞富集的细胞中,锶剂能增加胶原蛋白与非胶原蛋白的合成,通过增强前成骨细胞的增殖而促进成骨细胞介导的骨形成;另一方面,能剂量依赖地抑制前破骨细胞的分化,从而抑制破骨细胞介导的骨吸收。当前主要应用的锶剂为雷奈酸锶,研究发现用雷奈酸锶治疗绝经后骨质疏松患者的脊柱骨密度值增加,骨痛症状减轻[39]。雷奈酸锶药物的总体安全性较好,少部分患者可有腹泻、头痛、恶心、湿疹和皮炎等不良反应,一般在治疗初始发生,程度较轻,多为暂时性,可耐受。罕见的不良反应为药物疹伴嗜酸性粒细胞增多和相关系统症状。对于有高静脉血栓风险的人群,包括既往有静脉血栓病史的患者,以及有药物过敏史者,应慎用雷奈酸锶。该药物对心脑血管的严重不良反应也需引起我们的注意。欧洲药品管理局于 2014 年发布的关于雷奈酸锶的评估公告显示,在保持雷奈酸锶上市许可的情况下限制该药物的使用,其仅用于无法使用其他获批药物以治疗严重骨质疏松症的患者。在使用雷奈酸锶期间应对患者进行定期随访与评估,如果患者出现了心脏或循环系统问题,应立即停用雷奈酸锶。存在某些心脏或循环系统问题,如有卒中和心脏病发作史的患者应禁用本药物。

七、活性维生素 D 及其类似物

活性维生素 D 通过维生素 D 受体在由成骨细胞和骨细胞组成的成骨细胞谱系细胞中增强成骨细胞生成[40]。目前国内用于治疗 OP 的活性维生素 D 及其类似物有 1α 羟维生素 D_3(α-骨化醇)和 1,25-二羟维生素 D_3(骨化三醇)两类。活性维生素 D 及其类似物更适用于高龄、肾功能减退以及 1α 羟化酶缺乏或减少的患者,具有增加骨密度、降低骨折风险的作用[41-42]。需要注意的是,在使用活性维生素 D 类药物的同时,不宜补充大剂量的钙剂,同时应对血钙和尿钙水平进行定期监测。

八、维生素 K 类(四烯甲萘醌)

四烯甲萘醌(menatetrenone)是维生素 K_2 的一种同型物,是 γ 羧化酶的辅酶,在 γ 羧基谷氨酸的形成过程中起着重要作用。γ 羧基谷氨酸是骨钙素发挥正常生理功能所必需的,因此四烯甲萘醌有利于骨形成,减少骨吸收,增加骨量[43]。

九、RANKL 抑制剂

OPG/RANKL/RANK 信号通路是调节骨重建过程中破骨细胞功能的重要通路,RANKL蛋白被认为是破骨细胞活化增殖过程中必不可少的生物分子,它有三种亚型且均能促进破骨细胞增殖[44]。狄诺塞麦是一种单克隆 RANKL 抗体,其与 RANKL 有高亲和力,能抑制破骨细胞生成及活性[45-46]。

十、中药制剂

骨质疏松症归于中医"骨痿"范畴,精亏髓减、骨失所养是绝经后骨质疏松症的主要病机。

2015 年,中国老年学学会骨质疏松委员会中医药与骨病学科组根据原发性骨质疏松症的中医病因病机,将该病分为 6 个常见证型:肾阳虚证、肝肾阴虚证、脾肾阳虚证、肾虚血瘀证、脾胃虚弱证和血瘀气滞证[47]。中医药治疗骨质疏松不同于西药治疗骨质疏松症"就骨论骨"的针对破骨或成骨细胞进行干预,不仅可双向调节成骨破骨代谢平衡,还可通过调节人体内分泌系统、免疫系统、血液循环系统、消化系统等多方面的综合作用来预防骨丢失,提升骨量,且能避免西药治疗中存在的药物不良反应、患者不耐受以及一些药物疗效的不确切等问题。可能改善本病证侯的,且药物有效成分较明确的中成药主要包括骨碎补总黄酮、淫羊藿苷和人工虎骨粉[48-52]。中药古方青娥丸、六味地黄丸、左归丸、右归丸及国家食品药品监督管理局(CFDA)批准具有改善骨质疏松症的中成药临床上均可根据中医辨证施治的原则运用。根据 2015 年 12 月 CFDA 发布的《中药新药治疗原发性骨质疏松症临床研究技术指导原则》,中药可以与钙剂和维生素 D 联用。

总体说来,根据药物的作用机制,促进骨质疏松性骨折愈合的药物,可分为骨吸收抑制剂和成骨促进剂两大类。中医药在治疗骨质疏松性骨折方面也具有令人欣喜的疗效,我们应当采用抑制骨吸收和促进骨生成药物相结合、中西医结合的治疗策略。此外,除药物治疗外,应当对原发性骨质疏松患者进行生活方式的干预,避免跌倒等骨质疏松性骨折危险因素,从而提高原发性骨质疏松患者的生活质量。

参考文献

[1]王峰,雷涛,苗德超,等.经皮椎体成形术与经皮椎体后凸成形术治疗重度骨质疏松性椎体压缩骨折的疗效对比[J].中华老年骨科与康复电子杂志,2017,3(3):143-149.

[2]Clarençon F, Fahed R, Gabrieli J, et al. Safety and clinical effectiveness of percutaneous vertebroplasty in the elderly(≥80 years)[J]. Eur Radiol, 2016,26(7):2352-2358.

[3]Saracen A, Kotwica Z. Complications of percutaneous vertebroplasty:An analysis of 1100 procedures performed in 616 patients[J]. Medicine, 2016,95(24):e3850.

[4]Mraihi H, Lamy O, Metzger M, et al. THU0460? What is the best lumbar spine vertebrae combination to predict major osteoporotic fracture? the osteolaus cohort study[J]. Ann Rheum Dis,2016,75(2):359.

[5]韩兴文,何晶晶,王文己.克氏针与钢板固定桡骨远端骨折疗效的荟萃分析[J].中国矫形外科杂志,2017,25(10):898-902.

[6]吕厚辰,姚琦,张里程,等.改良空心螺钉固定股骨颈骨折的生物力学论证[J].中华创伤骨科杂志,2014,16(2):156-160.

[7]李岩,龙江,袁志.双头加压螺钉与空心拉力螺钉治疗 Garden Ⅰ、Ⅱ型股骨颈骨折的疗效对比[J].中华骨科杂志,2017,37(17):1069-1074.

[8]Sharma A,Mahajan A,John B,et al. A comparison of the clinico-radiological outcomes with Proximal Femoral Nail(PFN) and Proximal Femoral Nail Antirotation(PFNA)in fixation of unstable intertrochanteric fractures[J]. J Clin Diagn Res,2017,11(7):RC05-RC09.

[9]王东,王起奎,周君娜.股骨近端防旋髓内钉与 InterTan 髓内钉治疗股骨转子间骨折疗效比较的 Meta 分析[J].中华创伤骨科杂志,2014,16(8):668-673.

[10]Shen J, Xu J, Tang MJ, et al. Extra-articular distal tibia facture (AO-43A):A ret-

rospective study comparing modified MIPPO with IMN[J]. Injury,2016, 47(10):2352-2359.

[11]Kim JY, Yoo BC, Yoon JP, et al. A comparison of clinical and radiological outcomes of minimally invasive and conventional plate osteosynthesis for midshaft clavicle fractures[J]. Orthopedics, 2018,41(5):e649-e654.

[12]Freimoser F, Grechenig S, Ofenhitzer A, et al. Anatomical and radiological evaluation of less invasive stabilisation system (LISS) in correlation with knee lateral collateral ligament insertion[J]. Injury, 2017, 48 (Suppl 5):S56-S60.

[13]Li J,Wu T,Xu Z,et al. A pilot study of post-total knee replacement gait rehabilitation using lower limbs robot-assisted training system[J]. Eur J Orthop Surg Traumatol, 2014, 24(2):203-208.

[14]刘建全,刘黎军,黄俊锋,等. 机器人导航定位系统辅助下经皮空心螺钉内固定治疗股骨颈骨折[J]. 中华创伤骨科杂志,2015,17(8):692-698.

[15]陈开放,杨帆,郭晓东,等. 髋臼四方区组合钢板治疗老年髋臼骨折的有效性[J]. 中华创伤杂志,2018,34(4):323-330.

[16]刘浩,吴博,郑清源,等. 个性化股骨远端截骨导向器与传统手术工具在全膝关节置换术中的对比研究[J]. 中华骨科杂志,2018,38(19):1170-1176.

[17]李杨,田华,耿霄. 计算机导航系统、3D打印截骨导板与传统器械对全膝关节置换术手术时间和下肢力线恢复的影响[J]. 中华医学杂志,2018,98(27):2157-2161.

[18]McGaghie WC, Issenberg SB, Cohen ER, et al. Does simulation-based medical education with deliberate practice yield better results than traditional clinical education? A meta-analytic comparative review of the evidence[J]. Acad Med,2011, 86(6):706-711.

[19]Consensus Development Conference. Consensus development conference:Diagnosis, prophylaxis and treatment of osteoporosis[J]. BMJ(Clinical Research ed.),1987,295(6603):914-915.

[20]Goldhahn J, Suhm N, Goldhahn S, et al. Influence of osteoporosis on fracture fixation-a systematic literature review[J]. Osteoporos Int, 2008, 19(6):761-772.

[21]Fukuda A, Hasegawa M, Kato K, et al. Effect of tourniquet application on deep vein thrombosis after total knee arthroplasty[J]. Arch Orthop Trauma Surg, 2007, 127(8):671-675.

[22]Cornell CN. Internal fracture fixation in patients with osteoporosis[J]. J Am Acad Orthop Surg, 2003, 11(2):109-119.

[23]中华医学会骨质疏松和骨矿盐疾病分会. 原发性骨质疏松症诊疗指南(2017)[J]. 中华骨质疏松和骨矿盐疾病杂志,2017,10(5):413-443.

[24]Hampson G,Fogelman I. Clinical role of bisphosphonate therapy[J]. Int J Womens Health,2012,4:455-469.

[25]Magierowski M, Magierowska K, Szmyd J, et al. Hydrogen sulfide and carbon monoxide protect gastric mucosa compromised by mild stress against alendronate injury[J]. Dig Dis Sci, 2016, 61(11):3176-3189.

[26]Cosman F, de Beur SJ, Leboff MS, et al. Clinician's guide to prevention and treat-

ment of osteoporosis[J]. Osteoporos Int, 2014, 25(10):2359-2381.

[27]Khan AA,Morrison A,Hanley DA,et al. Diagnosis and management of osteonecrosis of the jaw: a systematic review and international consensus[J]. J Bone Miner Res, 2015, 30(1): 3-23.

[28]Ruggiero SL, Dodson TB, Assael LA, et al. American Association of Oral and Maxillofacial Surgeons position paper on bisphosphonate-related osteonecrosis of the jaw-2009 update[J]. Aust Endod J,2009,35(3):119-130.

[29]Hellstein JW,Adler RA,Edwards B,et al. Managing the care of patients receiving antiresorptive therapy for prevention and treatment of osteoporosis: executive summary of recommendations from the American Dental Association Council on Scientific Affairs[J]. J Am Dent Assoc, 2011, 142(11): 1243-1251.

[30]Ding Y, Zeng JC, Yin F, et al. Multicenter study on observation of acute-phase responses after infusion of zoledronic acid 5 mg in Chinese women with postmenopausal osteoporosis[J]. Orthop Surg, 2017, 9(3):284-289.

[31]Chesnut CR 3rd, Azria M, Silverman S, et al. Salmon calcitonin:a review of current and future therapeutic indications[J]. Osteoporos Int, 2008, 19(4):479-491.

[32]Yeh CB, Weng SJ, Chang KW, et al. Calcitonin alleviates hyperalgesia in osteoporotic rats by modulating serotonin transporter activity[J]. Osteoporos Int, 2016,27(11):3355-3364.

[33]Wells G, Chernoff J, Gilligan JP, et al. Does salmon calcitonin cause cancer? A review and meta-analysis[J]. Osteoporos Int, 2016, 27(1):13-19.

[34]Qaseem A, Forciea MA, Mclean RM, et al. Treatment of low bone density or osteoporosis to prevent fractures in men and women: a clinical practice guideline update from the American College of Physicians[J]. Ann Intern Med, 2017, 166(12):818-839.

[35]Naylor KE, Jacques RM, Peel NF, et al. Response of bone turnover markers to raloxifene treatment in postmenopausal women with osteopenia[J]. Osteoporos Int, 2016, 27(8):2585-2592.

[36]Honma M, Ikebuchi Y, Kariya Y, et al. Regulatory mechanisms of RANKL presentation to osteoclast precursors[J]. Curr Osteoporos Rep, 2014,12(1):115-120.

[37]Neer RM, Arnaud CD, Zanchetta JR, et al. Effect of parathyroid hormone (1-34) on fractures and bone mineral density in postmenopausal women with osteoporosis[J]. N Engl J Med, 2001,344(19):1434-1441.

[38]Jiang Y, Zhao JJ, Mitlak BH, et al. Recombinant human parathyroid hormone (1-34) [teriparatide]improves both cortical and cancellous bone structure[J]. J Bone Miner Res, 2003,18(11):1932-1941.

[39]Morabito N, Catalano A, Gaudio A, et al. Effects of strontium ranelate on bone mass and bone turnover in women with thalassemia major-related osteoporosis[J]. J Bone Miner Metab, 2016,34(5):540-546.

[40]Nakamichi Y, Udagawa N, Horibe K, et al. VDR in osteoblast-lineage cells primarily mediates vitamin D treatment-induced increase in bone mass by suppressing bone resorp-

tion[J]. J Bone Miner Res，2017,32(6)：1297-1308.

[41]Jun-Il Y，Yong-Chan H，Ye-Yeon W，et al. Fracture preventing effects of Maxmarvil® tablets (alendronate 5 mg ＋ calcitriol 0.5 μg) in patients with osteoporosis[J]. J Bone Metab，2017,24(2):91-96.

[42]Yukio N，Takako S，Mikio K，et al. Alfacalcidol increases the therapeutic efficacy of ibandronate on bone mineral density in Japanese women with primary osteoporosis[J]. Tohoku J Exp Med，2017,241(4):319-326.

[43]Jiang Y，Zhang ZL，Zhang ZL，et al. Menatetrenone versus alfacalcidol in the treatment of Chinese postmenopausal women with osteoporosis：a multicenter，randomized，double-blinded，double-dummy，positive drug-controlled clinical trial[J]. Clin Interv Aging，2014,9:121-127.

[44]Zebaze RM，Libanati C，Austin M，et al. Differing effects of denosumab and alendronate on cortical and trabecular bone[J]. Bone，2014,59:173-179.

[45]Roux C，Hofbauer LC，Ho PR，et al. Denosumab compared with risedronate in postmenopausal women suboptimally adherent to alendronate therapy：efficacy and safety results from a randomized open-label study[J]. Bone，2014,58:48-54.

[46]Drake MT，Clarke BL，Oursler MJ，et al. Cathepsin K inhibitors for osteoporosis：biology，potential clinical utility，and lessons learned[J]. Endocr Rev，2017，38(4)：325-350.

[47]葛继荣,郑洪新,万小明,等.中医药防治原发性骨质疏松症专家共识(2015)[J].中国骨质疏松杂志,2015,21(9):1023-1028.

[48]刘康,吴风晴,吴连国,等.强骨胶囊对骨质疏松大鼠OPG/RANKL/RANK系统的影响[J].中华中医药杂志,2016,31(3):1071-1073.

[49]邓君,邱波.淫羊藿苷对骨质疏松性老年骨折模型愈合过程的影响[J].中国老年学杂志,2018,38(5):1187-1190.

[50]曾明,卢培,杨冰,等.金天格胶囊在绝经后骨质疏松症的治疗效果分析[J].中国骨质疏松杂志,2016,22(4):480-482.

[51]吴连国,刘康,黄俊俊,等.强骨饮对股骨颈骨折患者人工股骨头置换术后假体周围骨密度的影响[J].中医正骨,2014,26(4):15-18.

[52]叶健,刘康,黄余亮,等.强骨饮对骨质疏松性股骨粗隆间骨折作用效果分析[J].中华中医药学刊,2014,32(12):2912-2915.

第九章　常见骨质疏松性骨折

第一节　脊柱骨质疏松性骨折

脊柱骨折在骨质疏松性骨折中非常常见，包括椎体压缩性骨折（vertebral compression fractures，VCFs）和椎体爆裂性骨折（vertebra burst fractures，VBFs）[1]。椎体压缩性骨折则是最常见的骨质疏松性骨折，以胸腰椎体骨折最多见。椎体的脆性骨折可引起各类急慢性疼痛，增加残疾和死亡风险，严重影响患者生活质量和身心健康[2,3]。

一、骨质疏松症与脊柱骨折

骨质疏松症（OP）的发生原因复杂，已成为世界上一种常见疾病。作为一种全身性代谢性骨骼疾病，以骨量减少、骨微观结构退化为特征，致使骨脆性增加，易发生骨折，疼痛、脊柱变形和脆性骨折是其最典型的临床表现。故骨质疏松不但是椎体骨折的发生原因之一，更是一个重要的危险因素[4]。

据统计，全球骨质疏松症患者超过 2 亿人。在美国的老年人中，每两人中就有一个骨质疏松症患者，并且每年有超过 150 万的骨折患者是由骨质疏松导致的，直接医疗费用达 140 亿美元。中国已有超过 9000 万骨质疏松患者[5]，并随着老龄化社会的发展而不断增多，导致国家巨大的医疗与经济负担。目前，骨质疏松症发病率日益升高，发病年轻化[6]。

当患有骨质疏松症时，脆性骨折在轻微外力下就可发生。随着人体功能的退化，机体骨骼无机物含量减少，骨脆性增加而弹性减小，骨代谢负增长，骨量缺失长期积累，骨密度与骨质量均降低，从而出现骨质疏松；骨折的发生率也在急剧上升，脊柱骨折、髋部骨折、前臂远端骨折等各个部位骨折最为多见。脊柱骨折作为骨质疏松性骨折最常见的类型，也是骨质疏松症最显著的标志。其发病机制多样复杂，主要与人种、年龄、性别、饮食、运动、药物、激素等因素有关。骨质疏松性脊柱骨折尤好发于老年人。有研究表明，人类 50 岁之后均有不同程度的椎体变形，其变形发生率随着年龄的增加而上升。超过半数的妇女与 20% 的男性一生中脆性骨折必然会发生一次甚至更多。脊柱骨质疏松性骨折以楔形（压缩性）骨折多见，较少伴有神经损伤，这是因为椎体四周爆裂轻，难有椎弓根间距增宽和椎板纵向骨折[3]。

此类骨折具有以下特点：①低能量损伤所致，轻微外力即可发生骨折，如低处坠落、跌倒、咳嗽、打喷嚏，甚至在无明显外伤情况下也会发生骨折。②发病年龄以老年人为主，60～69 岁所占比例最高，女性患者明显多于男性。③骨折以压缩性骨折最为常见，可累及单个或多个椎体；好发于胸腰段（约占 90%）。④腰背部疼痛是主要临床表现，多为最初的活动痛发展为持续痛，且非甾体类消炎镇痛药效果不佳[2,7]。

二、生物力学与发病机制

椎体骨折的原因可以从骨骼生物力学性能(骨密度、骨质量、椎骨内骨量的分布及微结构的退化)、脊柱生物力学性能(椎骨宏观结构、椎间盘完整性、脊柱曲度、脊柱负荷及椎旁肌肌力)及神经生理学生物力学性能(躯干肌控制、平衡、恐惧与痛苦、功能活动性等方面来解释)。除了与所受外部暴力程度密切相关外,尚与骨组织的"质"及"量"等内部因素紧密相关[8]。

脊柱椎体承载负荷的能力由椎体结构能力和日常活动及创伤时的负载状况决定,骨折可被看作是施加负荷超过骨强度时发生的力学事件。骨的强度和稳定性除了由骨密度决定外,还与骨骼内部结构有关。目前认为,松质骨连接性参数(即骨小梁的节点数和游离末端数)是椎骨压缩性骨折前后骨微结构的反映,是研究松质骨显微构筑的重要参数,而松质骨的构筑情况可直接影响其力学性能[9]。骨折的风险因子可以用以下公式表示:风险因子＝施加负荷/骨强度负荷。低破坏负荷的骨或产生巨大压力的活动均可致高风险因子。椎体的破坏负荷与松质骨骨密度及结构有关,亦与椎体形态、大小及结构相关。对于松质骨来说,骨小梁的强度和稳定性与其微构筑的方式有关。椎体松质骨的最大载荷和刚度是椎体生物力学性质的重要指标,最大载荷反映椎体的载荷能力,刚度则反映轴向载荷下抵抗变形能力的大小,当椎体负荷超过其最大承受能力时,将发生椎体塌陷和压缩性骨折。脊柱上的力量由椎间盘传导至终板,然后分布在椎体松质骨及皮质骨上。轴向力主要由松质骨承载,外部压力施加在椎体上,对骨小梁中心产生应力应变。松质骨的最大强度由椎体总体结构所能承受的最大压力所决定。当骨强度小于生理或创伤状态下的应力时,骨折便发生了。压缩性骨折主要是矢状面的骨小梁发生改变,且随着骨折程度的加重骨小梁厚度的改变也加剧。

正常椎体骨小梁较厚,能提供足够的强度和弹性;当骨量减少,骨密度、体积骨密度值降低出现骨质疏松时,骨的微观结构退化,表现为骨小梁变薄、变细,出现断裂,骨的脆性增加,这种疏松而脆弱的椎体受压很容易出现骨折(图 9-1)。体内的排列也发生改变,且这种改变随着椎体被破坏程度的加剧而加重,骨小梁厚度并没有增厚,而是在空间排列上发生了很大的改变[1]。

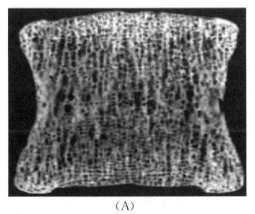 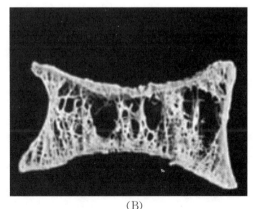

(A)　　　　　　　　　　　　(B)

图 9-1　正常椎体(A)及骨质疏松椎体(B)

脊柱的椎体压缩性骨折中,胸腰段(胸 11～腰 2 椎体)骨折最常见,约占脊柱骨折的 90%。胸腰段是人体脊椎最大受力部位,因其处于胸曲和腰曲生理弯曲交接点。其受伤机制为:关节突的关节面朝向在胸腰段的移位,小关节面由冠轴转为矢状轴,容易遭受旋转负荷破坏,所以受外界压力时胸腰段椎体压缩骨折最为常见。另外,其椎体对应着脊髓和神经根的混合部位,故此节段的骨折或骨折发生后治疗不当会造成不同程度的脊髓神经根损伤[10]。

压缩后的胸椎主要是在冠状面而非矢状面上骨小梁的密度发生改变,骨小梁的数目减少;其次,骨小梁空间排列的改变是整体性的,即在冠状面与矢状面上同时发生,但骨小梁的厚度没有改变,这也进一步说明在日常生活中胸椎极少受到损伤。腰椎的压缩改变主要在骨小梁的厚度上,而不是在排列上,这可能是在生理状态下腰椎是承重骨,骨小梁耐受力较好,故在受压缩力时主要表现在骨小梁厚度增宽,说明腰椎发生压缩性骨折时主要是矢状面的骨小梁发生改变,且随着骨折程度的加重骨小梁厚度的改变也加剧。

目前将脊柱骨质疏松性骨折分为下列几种类型(基于椎体形态):

(1)椎体楔形骨折,椎体前方高度变小,后方高度不变;

(2)双凹状骨折,椎体前方、后方高度不变,中间高度变小;

(3)压缩性骨折,椎体各部分高度均变小。

三、临床表现

脊柱骨质疏松椎体压缩性骨折的临床表现复杂多样,既有骨折的一般表现,也有特殊表现,需与脊柱退行性疾病相鉴别。骨质疏松的严重程度、骨折的严重程度及骨折的时期不同,会有不同的临床表现。其临床表现主要包括以下几种[11]:

(1)腰背部疼痛。这是患者就诊的主要原因,也是最主要的临床表现,大部分患者出现骨折部位棘旁疼痛、压痛和沿骨折部位神经走行的放射痛。

(2)脊柱变形,如后凸畸形。部分骨折患者无明显疼痛,或早期卧床,止痛治疗后疼痛减轻,未予诊治。骨折后脊柱矢状面失平衡,病椎继续压缩变扁,难愈合,脊柱后凸畸形进展性发生。

(3)身高缩短、驼背及慢性疼痛,腰背部肌肉痉挛、抽搐。骨折部位疼痛难忍,患者长期保持疼痛最小的体位,背部肌肉长时间痉挛,翻身或屈伸疼痛加重时可发生抽搐。大部分患者出现骨折部位棘旁疼痛和压痛,部分患者骨折部位疼痛、压痛不明显,表现为骨折部位以下棘旁疼痛及压痛,如胸腰段椎体压缩骨折表现为下腰痛,患者由于腰背部疼痛,下腰段肌肉长时间痉挛,肌肉疲劳,引起远离骨折部位的疼痛及压痛等。

(4)其他表现,如肺活量减小,呼吸功能障碍,腹部受压-食欲减退,腰椎滑脱、椎管狭窄,失眠和抑郁症等。

体检脊柱局部有压痛,尤其是体位改变时疼痛明显,卧床休息时减轻或消失;一般无下肢感觉异常、肌力减退及反射改变等神经损害表现,但如椎体压缩程度和脊柱畸形严重,也可出现神经功能损害表现。引起疼痛的骨折椎体即为疼痛责任椎体,可根据骨折节段局部的压痛、叩击痛,结合 MRI 或 ECT 结果综合判断。

四、骨质疏松脊柱骨折的影像学诊断

(一)X 线片

X 线片是椎体压缩骨折的基本影像学检查。在常规 X 线片上,骨质疏松所致脊柱骨折具有以下表现[12]:

(1)骨折位置　骨折常发生在下胸椎、上腰椎,即胸腰段。

（2）骨折特征　扁平形、楔形、双凹形，相邻椎间盘膨大呈双凸透镜状膨突至凹陷椎体内。

（3）骨质疏松　椎骨密度降低、皮质变薄、骨小梁减少等表现；椎体前缘骨皮质发生褶皱、中断、嵌入，椎体内出现横行致密带，边缘模糊；同时椎体有不同程度退行性改变。

（4）畸形　脊柱后凸畸形是椎体压缩的重要表现，每表现出 15°的后凸畸形便表示高度丢失 4cm[13]。

椎体压缩呈楔形骨折、双凹骨折和垂直压缩性骨折。临床上评价椎体骨折的常用方法包括 Genant's 半定量法和定量法。Genant's 半定量法是通过视觉进行椎体压缩程度分级判断，是评估椎体骨折最常用的方法：0 度，无畸形、骨折；Ⅰ度，轻度压缩骨折，在原椎体高度上压缩 20%～25%；Ⅱ度，中度压缩骨折，在原椎体高度上压缩 25%～40%；Ⅲ度，重度压缩骨折，在原椎体高度上压缩>40%（图 9-2）。定量法则是通过物理方法测量椎体高度来评估骨折。国际骨测量学会推荐两种方法综合应用以提高诊断的准确性和特异性。

椎体骨折形态类型			椎体骨折程度
楔形变形	双凹变形	压缩变形	正常
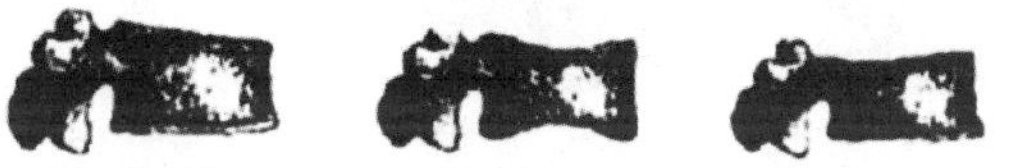			Ⅰ度：轻度骨折，与相同或相邻的椎骨相比，椎骨前、中、后部的高度下降 20%～25%
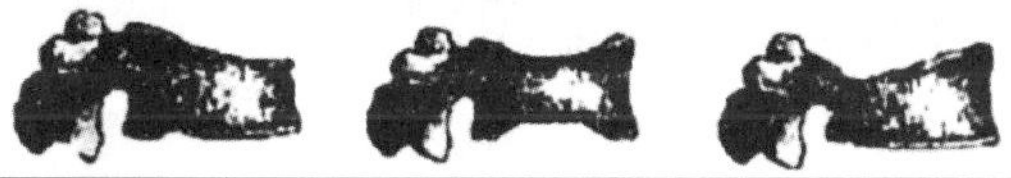			Ⅱ度：中度骨折，与相同或相邻的椎骨相比，椎骨前、中、后部的高度下降 25%～40%
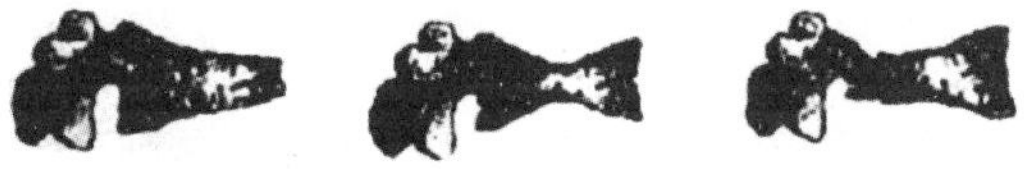			Ⅲ度：重度骨折，与相同或相邻的椎骨相比，椎骨前、中、后部的高度下降 40%以上

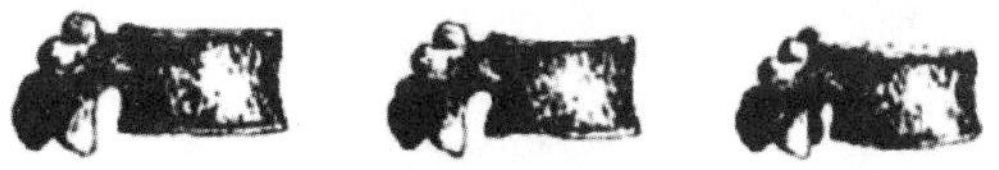

图 9-2　Genant's 半定量法

（二）CT

目前 CT 扫描并不常规用于脊柱骨质疏松性骨折的诊断。骨质疏松症发病初期可发生椎体骨皮质普遍变薄，椎体后角及周边可因增生性骨赘而呈高密度突起，两侧常不对称。骨松质密度降低，整个椎体或中央区域呈均匀或斑点状、蜂窝状、栅栏状、不规则小条片状低密度影。骨质疏松性椎体压缩所呈现的形态学改变如楔形改变，其高度降低以椎体中部明显，且多伴有变形椎体邻近椎间盘的膨出或突出。常可见皮质骨或松质骨骨折线，甚至可累及附件，也可有骨折片移位突入椎管内，亦可呈现椎体后方皮质弧形突出，有时骨折部位似为骨质破坏[14]。

但骨质疏松性骨折的危险因素不仅与骨密度有关，还与其内在的骨结构以及与之相关的骨强度和取决于骨结构的几何分布和承重因素的骨应力有关。因此，可以依靠 CT 全面了解骨的生理状况[15]。①测量 BMD，可以使用定量 CT（QCT）、周围骨定量 CT（pQCT）及容积QCT（vQCT）。②观察骨结构，若是大体结构，可以使用 QCT、pQCT 及 vQCT；对于微细结构，使用高分辨力 CT（HRCT）及显微 CT（micro-CT），其中，QCT、pQCT、vQCT 及 HRCT 为在体应用，而 micro-CT 则为离体应用[16]。③骨强度方面，从生物力学角度出发的有限元分析法正越来越多地被应用[17]。

(三)磁共振成像(MRI)

MRI 主要用于急性或陈旧性脊椎骨折的鉴别,由于新鲜骨折周围都有明显水肿,T1W 呈低信号,T2W 及脂肪抑制相呈高信号,而陈旧性骨折的信号与邻近正常椎体相一致,故陈旧和新鲜骨折可运用 MRI 区分。常见真空现象、椎体内裂隙征、椎体内假关节、椎体骨坏死、积液征等现象,其发生的确切病理生理机制目前尚不清楚,争论的观点包括椎体缺血坏死,局部生物力学不稳导致假关节形成或骨折不愈合椎间盘气体弥散所致等[18]。

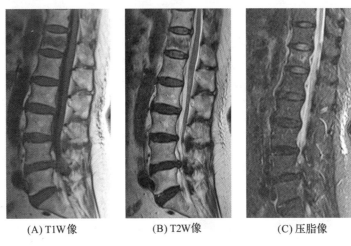

(A) T1W像　　　　　　　(B) T2W像　　　　　　　(C) 压脂像

图 9-3　椎体骨折的 MRI 诊断的三个序列

(四)双能 X 线吸收测定法(DXA)

利用 DXA 进行骨密度测量常用于骨质疏松症的诊断、骨折风险性预测和药物疗效评估,也是流行病学研究常用的骨骼评估方法。新型 DXA 测量仪所采集的胸腰椎椎体侧位影像,可用于椎体形态评估及其骨折判定(vertebral fracture assessment,VFA)[17]。

在临床中,脊柱压缩性骨折疗效的评估内容包括影像学、症状、体征、生理功能等方面。其中,由于脊柱骨折的患者需常规摄胸腰椎 X 线片,而且能直观简捷地了解脊柱骨折部位与程度,所以要把 X 线片作为观察重点;CT 有更高的分辨率,可清楚显示椎体细小骨折及椎管受累的情况,对椎体的矢状及斜行骨折多能直接显示,而对于椎体水平骨折线的显示常规 CT 有一定困难,需三维重建;MRI 通过矢状位和横断面图像信号的改变很容易发现骨折的新旧,对骨折诊断有重要意义。此外,骨扫描也可有效发现"责任"椎体。虽然 CT、MRI 在胸腰椎压缩性骨折,尤其是脊椎爆裂骨折诊断中临床意义很大,但临床还应重视体格检查(引起疼痛的骨折椎体即为疼痛责任椎体,可根据骨折节段局部的压痛、叩击痛来判断),要根据骨折类型,择优而用,综合判断,达到准确诊断该病的目的。

五、治疗

脊柱骨质疏松性骨折的治疗目的是缓解疼痛,增加骨强度以避免椎体继续压缩,恢复椎体高度,避免再骨折的发生。老年患者全身状况差,常合并其他器官或系统疾病,增加了治疗的复杂性与风险性。

（一）非手术治疗

非手术治疗适用于症状和体征较轻的患者，如轻度椎体压缩骨折（高度丢失<1/3）（影像学检查），不伴脊髓神经损伤的稳定型骨折，或不能耐受手术者。治疗可采用卧床、支具及药物等方法，但需要定期进行 X 线片检查，以了解椎体压缩是否进行性加重。

治疗方法：①卧床休息。腰背部垫软枕，具体根据骨折损伤程度决定，一般 3～4 周。②支具。坐立或下地活动时建议佩戴。③对症治疗。疼痛明显者，可给予镇痛药及肌肉松弛剂缓解疼痛。逐渐加强腰背肌肉锻炼；应用骨代谢药物促进骨折愈合等。降钙素能减少骨折后急性骨丢失，又对缓解骨折后急性骨痛有一定效果[19]。

保守治疗虽然具有对机体损伤小、安全系数高等优点，但是老年患者长期卧床可引发多系统并发症（如压疮、心肺功能不全、坠积性肺炎、泌尿系统感染、下肢深静脉血栓等），加重骨质疏松的恶性循环。止痛药物可引起严重胃肠道反应，外固定也在一定程度上限制了老年人的肺功能。故目前更倾向于积极手术干预，以达到早期缓解疼痛，早下床活动，预防并发症及改善生活质量，降低死亡率的目的[20]。

（二）手术治疗

压缩性骨折是脊柱骨质疏松性骨折最常见的类型。骨质疏松患者手术后易发生内固定松动和脱落，故目前最常用的治疗方法是微创手术：椎体强化手术，包括经皮椎体成形术（percutaneous vertebroplasty，PVP）和经皮椎体后凸成形术（percutaneous kyphoplasty，PKP）[11]。PVP 通过在患者背部做一约 2mm 的切口，用特殊的穿刺针在 X 线监护下经皮肤穿刺进入椎体，建立工作通道，将骨水泥或人工骨注入椎体内稳定骨折椎体，防止进一步塌陷，明显缓解疼痛。PKP 经过球囊扩张后再分次注入骨水泥，一方面球囊扩张后留下的空腔周围的松质骨得到压实，人为制造了一个阻止骨水泥渗漏的屏障；另一方面使用推杆分次注入骨水泥，较传统的压力泵持续注入大大降低了骨水泥注入时的压力，因此骨水泥的渗漏大大减少[2,21-23]。

疗效评价：可采用 VSA 疼痛评分、Oswestry 功能障碍指数（Oswestry disability index，ODI）、SF-36 等评分系统，对患者的临床症状进行手术前后量化评估[24]。

对于有严重骨质疏松椎体骨折的患者，老年人由于长期卧床可严重危及生命，故不主张保守治疗而倾向于手术干预。同时，无论是手术治疗还是非手术治疗，抗骨质疏松治疗都应受到重视。积极的抗骨质疏松治疗，对防止并发症和降低再发骨折等风险至关重要。双膦酸盐类、降钙素、甲状旁腺激素、选择性雌激素受体调节剂等都是临床常用的抗骨质疏松药物。除此之外，均衡膳食，适当运动，沐浴阳光，补充钙剂，定期检测骨密度，骨质疏松症及其骨折的发生发展才能最大程度地得到改善和控制[25]。

六、结论

骨质疏松症是一种全身性骨疾病，而椎体骨质疏松性骨折是老年骨质疏松患者中最常见的脆性骨折，发病率高，有很高的致残率和致死率，治疗不当会出现严重并发症。骨皮质和骨松质的强度降低是椎体压缩性骨折主要的发病机制。我们应针对骨折特点制定个性化治疗方案，目前手术治疗的远期疗效还需要更多研究来证实，故根据实际情况考虑是否需要手术治疗。PVP 和 PKP 手术治疗椎体压缩性骨折可有效缓解疼痛，利于早期活动。在手术治疗的同时，需要配合积极的抗骨质疏松治疗才能获得满意疗效[7]。改良手术技术，预防骨水泥渗漏，减少手术创伤,仍是今后研究的重点。

第二节　骨质疏松性髋部骨折

一、概述

骨质疏松性髋部骨折(osteoporotic hip fracture)是老年人常见的骨折,是骨质疏松性骨折中症状最重、治疗最棘手、预后最差、病死率最高的骨折,故有学者将老年人的髋部骨折称为"死亡骨折"[26]。常将骨质疏松性髋部骨折按解剖部位不同分为股骨颈骨折、股骨转子间骨折、股骨转子下骨折。

二、流行病学

随着社会的发展及人口老龄化进程的加快,骨质疏松性髋部骨折的发生率呈上升趋势。据统计,老年人髋部骨折约占全身骨折的20%以上。数据显示,全球每年因骨质疏松发生髋部骨折的人数将由1990年的130万人上升到2025年的260万人,到2050年将达到450万人,多发于60岁以上女性,70岁以上发病率急剧增加[27]。在各部分骨折中,股骨颈骨折发生率约占髋部骨质疏松性骨折的53%,转子间骨折约占35.7%,转子下骨折约占10%～34%。

三、创伤机制

由于老年骨质疏松患者骨量的大量丢失及抗压骨小梁减少,导致骨的力学强度下降,轻微的外力就可使髋部发生脆性骨折。老年股骨颈骨折患者跌倒时大粗隆受到撞击,患者肢体处于外旋位,股骨头由于关节囊及韧带牵拉相对固定,股骨头向后旋转,后侧皮质撞击髋臼而造成骨折。老年转子间骨折患者跌倒时粗隆部直接触地,粗隆部受到内翻及向前成角的复合应力,即形成股骨转子间骨折。老年股骨转子下骨折通常是螺旋骨折,骨折端粉碎较少见。

四、诊断

(一)病史

骨质疏松性髋部骨折一般都有不同程度的外伤史,老年骨质疏松患者如滑倒、跌倒等轻微暴力即可致髋部骨折,诸多老年髋部骨折患者有长期骨质疏松病史或既往有骨质疏松性骨折史。在询问病史时,同时应关注患者其他病史,如高血压、心脑血管疾病、糖尿病、肿瘤等[28]。

(二)症状及体征

髋部疼痛明显,疼痛可放射至下肢,站立及行走受限,髋关节主动活动及被动活动受限。股骨颈骨折常有腹股沟中点附近压痛和肌骨颈纵向叩击痛,下肢出现短缩、外旋、内收等畸形。股骨转子间骨折皮下常有瘀斑,局部软组织肿胀明显,大转子压痛与叩击痛较明显。转子下骨折可有患肢短缩及肿胀,髋关节活动受限,远端肢体旋转畸形。

(三)影像学检查

1. X线摄片

骨质疏松性髋部骨折常用髋部正侧位摄片判断骨折部位、移位程度及骨折类型。此外,可根据患者股骨近端X线Singh指数[29]评价患者骨质疏松情况,评估手术风险,选择合理手术方式。

2. CT扫描

髋关节CT扫描有助于从横断面了解骨折程度及移位情况,帮助明确骨折类型,CT三维成像通过骨骼立体形态重建,能够直观反映骨折情况。

3. MRI

髋关节MRI检查有助于排除其他病理性骨折,明确髋部周围软组织损伤情况。

4. BMD检测

常用双能X线吸收测定法(DXA)检测骨密度,参照WHO标准,股骨近端骨密度低于－2.0～－2.5个标准差即可诊断为骨质疏松[3]。近年来随着临床研究和影像学技术的开展,QCT应用于骨质疏松测量及诊断中,QCT检测骨密度值≤80mg/cm³可诊断为骨质疏松。

五、骨折分型

(一)股骨颈骨折

可将骨质疏松性股骨颈骨折按解剖位置、骨折移位程度、骨折线方向进行分型。

1. 按解剖位置分

根据股骨颈骨折的解剖位置可将股骨颈骨折分为头下型、经颈型和基底型。头下型骨折线位于股骨头和股骨颈的交界,骨折后股骨头血液循环大多中断,加之老年骨质疏松患者愈合能力较差,极易发生股骨头缺血性坏死;经颈型又可分为头颈型和颈中型,前者骨折线由股骨头下开始,向下至股骨颈中部,后者骨折线通过股骨颈中段;基底型骨折线位于股骨颈与大转子之间,由于骨折端血液循环良好,骨折较其他两型容易愈合(图9-4)。

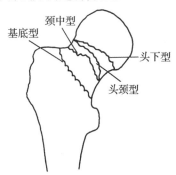

图9-4　股骨颈骨折按解剖位置分型

2. 按骨折移位程度分

根据骨折移位程度,采用目前应用最广泛的Garden分型:Ⅰ型股骨颈不完全骨折,骨结构仅有部分中断;Ⅱ型骨折线贯穿股骨颈,骨结构完全破坏,但无移位;Ⅲ型骨折线贯穿股骨颈,骨结构完全破坏,有轻度移位;Ⅳ型骨折移位明显。可将Garden分型分为无移位(GardenⅠ型、Ⅱ型)和有移位(GardenⅢ型、Ⅳ型)(图9-5)。

3. 按骨折线方向分

根据骨折线与水平线的Pauwels角可分为三型,即Pauwels分型,Ⅰ型,Pauwels角<30°,两骨折端呈外展关系,因而又名外展型,骨折较稳定,较容易愈合;Ⅱ型,Pauwels角

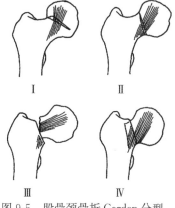

图9-5　股骨颈骨折Garden分型

为 30°～50°,稳定性界于 Ⅰ 型和Ⅲ型之间;Ⅲ 型,Pauwels 角＞50°,为不稳定骨折,常有移位,剪力大,具有固定困难、骨不连率高等特点(图 9-6)。

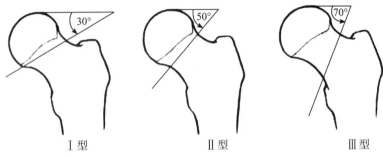

Ⅰ型　　　　　　　　Ⅱ型　　　　　　　　Ⅲ型

图 9-6　股骨颈骨折 Pauwels 分型

(二)股骨转子间骨折

常用的股骨转子间骨折分型有 Evans 分型、AO 分型。

1.Evans 分型

Evans 分型是目前广泛采用的骨质疏松性股骨转子间骨折分型系统,是根据骨折的稳定性和骨折线的方向分型。该分型将转子间骨折分为 Ⅰ 型和 Ⅱ 型,其中 Ⅰ 型又分为 4 个亚型。Evans Ⅰ 型骨折线由小粗隆向上及向外延伸,Ⅰa 型骨折无移位,小粗隆无骨折;Ⅰb 型骨折无移位,小粗隆有骨折,复位后皮质能附着,骨折较稳定;Ⅰc 型骨折有移位,小粗隆有骨折,复位后皮质不能附着,骨折不稳定;Ⅰd 型为粉碎性骨折,包括大小粗隆 4 部分骨折块以上,骨折不稳定。Ⅱ 型骨折为反斜行骨折,骨折线与 Ⅰ 型相反,由小粗隆向外向下延伸,骨折不稳定(图 9-7)。

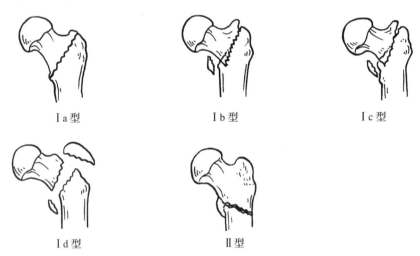

Ⅰa 型　　　　　　　　Ⅰb 型　　　　　　　　Ⅰc 型

Ⅰd 型　　　　　　　　Ⅱ 型

图 9-7　股骨转子间骨折 Evans 分型

2.AO 分型

股骨转子间骨折属于 AO 分型中的 A 类骨折。A1 型为经转子的两部分骨折,内侧骨皮质支撑良好,外侧骨皮质保存完好。A2 型为经转子的粉碎性骨折,内侧骨皮质破裂,但外侧骨皮质保存完好。A3 为反转子间外侧壁骨折,外侧骨皮质也有破裂。每一分型又分3 个亚型(图 9-8)。

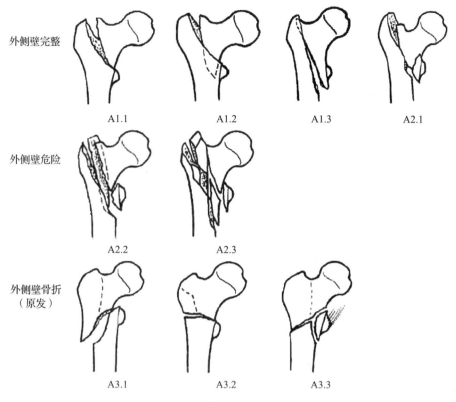

外侧壁完整　A1.1　A1.2　A1.3　A2.1

外侧壁危险　A2.2　A2.3

外侧壁骨折
（原发）　A3.1　A3.2　A3.3

图 9-8　股骨转子间骨折 AO 分型

（三）股骨转子下骨折

骨质疏松性股骨转子下骨折多采用 Seinsheimer 分型[30]。根据大骨块数量、骨折线的形状与位置将股骨转子下骨折分为 5 型。Ⅰ型：无移位骨折；Ⅱ型：两部分骨折，ⅡA 型骨折为横形骨折，ⅡB 型为螺旋形、小转子与近侧断端相连骨折，ⅡC 型为螺旋形、小转子与远侧断端相连；Ⅲ型：三部分骨折，螺旋形骨折、小转子形成一单独骨片为ⅢA 型，螺旋形、股骨近端形成一不包括小转子的蝶形骨片为ⅢB 型；Ⅳ型：四部分及以上粉碎性骨折；Ⅴ型：转子下-转子间骨折（图 9-9）。

五、治疗

（一）治疗原则

骨质疏松性髋部骨折的治疗原则是复位、固定、功能锻炼及抗骨质疏松

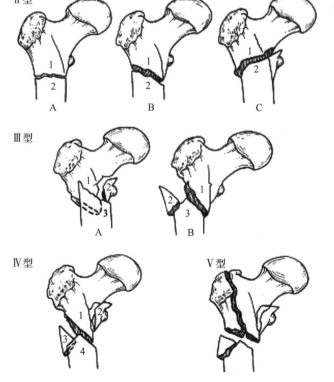

图 9-9　股骨转子下骨折 Seinsheimer 分型

综合治疗。

(二)非手术治疗

老年骨质疏松性髋部骨折患者采用非手术治疗,患者需长期卧床,容易导致压疮、坠积性肺炎、尿路感染等多种并发症,危及生命[31]。但是,有明确麻醉及手术禁忌证患者可采用非手术治疗,主要包括卧床、支具固定、牵引、营养支持等治疗。

(三)手术治疗

1.股骨颈骨折

老年骨质疏松性股骨颈骨折患者手术治疗的目的在于减少并发症、提高患者的生活质量及降低患者死亡率[32],常用的手术方式有空心加压螺钉内固定、动力髋螺钉(DHS)固定、人工髋关节置换术(股骨头置换及全髋置换)。在术前或术中应当进行解剖复位,多用 Garden 复位指数[33]对复位结果进行评定,正常正位片上股骨干内缘与股骨头内侧压力骨小梁呈 160°夹角[图 9-10(A)],侧位片上股骨头轴线与股骨颈轴线呈一直线(180°)[图 9-10(B)]。复位标准为:Ⅰ级复位:正位 160°,侧位 180°;Ⅱ级复位:正位 155°,侧位 180°;Ⅲ级复位:正位<150°,侧位>180°;Ⅳ级复位:正位<160°,侧位>185°。

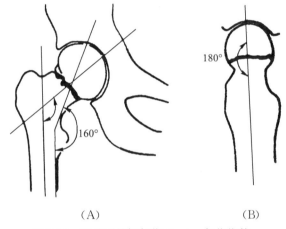

(A)　　　　　　　　(B)

图 9-10　股骨颈骨折复位 Garden 复位指数

(1)空心加压螺钉内固定　空心加压螺钉内固定适用于 GardenⅠ、Ⅱ型股骨颈骨折,采用 3 枚空心加压螺钉呈正三角形或倒三角形排列经导针引导下打入固定(图9-11、图 9-12),3 枚螺钉良好分布具有较强的抗剪力及抗扭转能力,且闭合穿钉具有创伤小、出血少、手术时间短等优点,不足之处在于骨质疏松性股骨颈骨折患者由于自身骨破坏较严重,骨愈合能力下降,术后骨不连及股骨头缺血性坏死需二次手术(截骨术或人工股骨头置换术)风险较大,能否耐受二次手术风险令人担忧,因此术后应定期复查,排除股骨头坏死可能。

(2)动力髋螺钉(DHS)　DHS 是一种由多根空心钉和侧方钢板组成的钉板复合体,几乎适用于各种股骨颈骨折,对于外侧骨皮质粉碎性股骨颈骨折尤其适应。DHS 通过套筒钢板固定于外侧骨皮质(图 9-13),能够起到稳妥固定、促进骨折愈合、帮助早期活动的作用。髋部生物力学中,外侧皮质骨承受张应力,DHS 固定具有抗压力、抗扭转等优点[34]。此外,对于一些严重粉碎性股骨颈骨折,由于后内侧支撑缺失或不足,在应用 DHS 固定时,通常还要加用防旋螺钉(图 9-14)。但由于 DHS 的钉板结构及骨质疏松患者骨密度特点,致使股骨外侧承受压力较大,主钉易发生切割断裂,导致内固定失败,且 DHS 手术视野暴露较大,因而在老年骨质疏松性股骨颈骨折患者手术治疗中的应用越来越少[35]。

(3)人工髋关节置换术　包括人工股骨头置换术及人工全髋关节置换术。人工全髋关节置换术创伤较人工股骨头置换术创伤较大,手术时间较长,术中、术后出血量较多,故风险较大。但是,因为老年骨质疏松性股骨颈骨折后骨不连及股骨头坏死率较高,行人工关节置换术

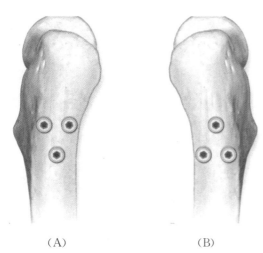

（A）　　　　　　　（B）

图 9-11　正三角形（A）或倒三角形（B）排列

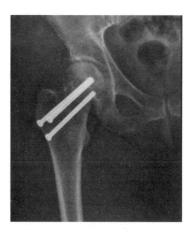

图 9-12　空心加压螺钉固定 X 线片

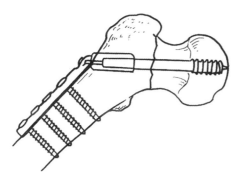

图 9-13　股骨颈骨折 DHS 示意图

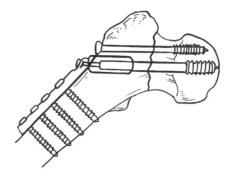

图 9-14　DHS 加防旋螺钉示意图

能从根本上解决这些问题，且术后患者可以尽快下地活动，有利于早期功能锻炼，减少全身并发症发生，降低创伤后死亡率[36]，所以对于老年骨质疏松性股骨颈骨折患者排除手术禁忌后，可行人工髋关节置换术，避免内固定术后二次手术风险，提高生活质量。

【手术适应证】

●人工股骨头置换术：

①生理年龄 70 岁以上，合并全身基础疾病患者；

②合并髋关节骨折脱位；

③Garden Ⅲ型、Ⅳ型骨折；

④股骨颈头下型骨折；

⑤内固定术数周后失败患者；

⑥陈旧性股骨颈骨折；

⑦不能耐受卧床尤其是无法耐受二次手术的患者。

人工股骨头置换术后 X 线片如图 9-15 所示。

●人工全髋关节置换术：

①生理年龄 70 岁以下，平素身体状况尚好；

②合并髋关节骨折脱位；

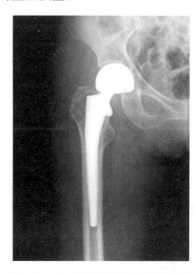

图 9-15　人工股骨头置换术后 X 线片

③Garden Ⅲ型、Ⅳ型骨折无法满意复位固定患者；

④股骨颈头下型骨折；

⑤内固定术数周后失败患者；

⑥陈旧性股骨颈骨折及已发生股骨头坏死患者。

人工全髋关节置换术后 X 线片如图 9-16 所示。

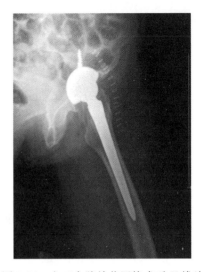

图 9-16　人工全髋关节置换术后 X 线片

【股骨颈骨折手术禁忌证】

①严重心肺疾病，美国麻醉师协会（American Society of Anesthesiologists，ASA）评分Ⅴ级者为绝对禁忌证；

②ASA 评分Ⅳ级，麻醉危险性极大，为相对禁忌证；

③因其他疾病而长期卧床致髋关节功能丧失，无行走能力患者；

④其他急危重症，术前应将病情控制稳定；

⑤血友病患者。

【人工髋关节置换术后处理】

①患肢置于外展中立位，术肢下加衬垫使膝关节屈曲约 15°，嘱患者做主动训练，帮助促进术肢血液循环；

②保持引流通畅，根据引流量适时拔除引流管；

③术后预防性使用抗生素，防止手术切口感染；

④术后预防应激性溃疡，合理使用抑酸护胃药；

⑤术后常规应用抗凝药，预防下肢深静脉血栓形成；

⑥适当营养支持，术后患者胃肠功能降低，摄入不足，应适当加强营养支持；

⑦尽早恢复功能锻炼，人工髋关节置换患者原则上应尽早下床活动，有助于一般情况的恢复，减少卧床并发症；

⑧积极处理其他术后并发症。

2. 股骨转子间骨折

股骨转子间骨折在无手术禁忌证下均应积极采取手术以求满意复位。目前，股骨转子间骨折常用的手术方法主要包括髓外固定、髓内固定、人工关节置换和外固定架固定等。

（1）髓外固定　股骨转子间骨折常用的髓外固定包括空心加压螺钉内固定和股骨近端解剖锁定钢板系统。

【空心加压螺钉】

空心钉固定的内固定强度不足，因而只适用于 Evans Ⅰ型骨折。对于一些高龄、一般情况极差、无法耐受较长时间手术的骨质疏松患者，可作为姑息性手术固定方法，因此对于身体状况良好、骨质疏松情况一般以及粉碎移位较重的股骨转子间骨折患者应当选择其他固定方法。与股骨颈骨折空心加压螺钉内固定相同，转子间骨折的螺钉排列次序多数为正三角形，少数为倒三角形。

【股骨近端解剖锁定钢板系统】

股骨近端解剖锁定钢板系统固定于股骨外侧,顶端 3 枚锁定螺钉呈三角分布固定于股骨头颈部,应力分布均匀,符合生物力学特点,相比传统钢板内固定,解剖锁定固定系统具有良好的抗拉力,能够避免螺钉松动,对于老年骨质疏松性股骨转子间骨折患者较为适用[37](图9-17、图9-18)。

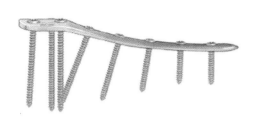

图9-17 股骨近端解剖锁定钢板系统

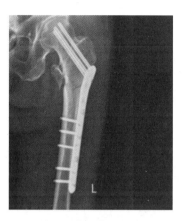

图9-18 股骨近端解剖锁定钢板术后 X 线片

(2)髓内固定 髓内固定是目前治疗骨质疏松性股骨转子间骨折的主流固定方法,具有半闭合操作、创伤小、失血少、固定可靠的优点,适用于老年骨质疏松转子间骨折患者。最早出现的髓内固定为 Gamma 钉,随后出现股骨近端髓内钉(PFN)、防旋股骨近端髓内钉(PFNA)。Gamma 钉由髓腔内主钉、近端拉力螺钉和远端锁定钉构成;PFN 较 Gamma 钉的改进之处为髓内钉直径较小且远端较长,股骨近端可置入 2 枚拉力螺钉(包括 1 枚防旋髋螺钉及承重颈螺钉),具有防旋及分散股骨干应力的作用[38]。PFNA 将 PFN 中股骨近端的 2 枚拉力螺钉改进为直接打入 1 枚螺旋刀片,能够减少术中骨质丢失,同时缩短手术时间,降低手术风险(图9-19、图9-20、图9-21)。

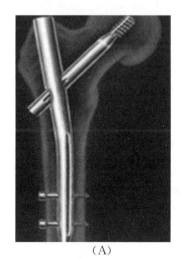

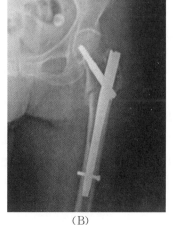

(A)　　　　　　　　　(B)

图9-19 Gamma 钉示意图(A)及 X 线片(B)

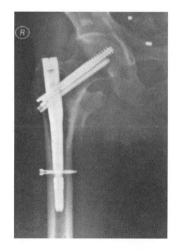

图9-20 PFN 术后 X 线片

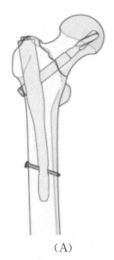
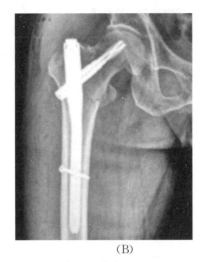

（A）　　　　　　　　　　　　　（B）

图 9-21　PFNA 示意图（A）及术后 X 线片（B）

（3）人工髋关节置换　人工髋关节置换适用于严重骨质疏松股骨转子间骨折无法取得满意内固定效果的患者。股骨转子间主要为松质骨，血液循环较好，因此原则上对于股骨转子间骨折应当采用内固定治疗，但对于骨质疏松较严重患者，若骨折粉碎移位较重难以内固定，可以采取人工股骨头置换术，能够有效减少术后并发症，降低死亡率。

（4）外固定架　对于合并严重内科疾病，无法进行内固定的骨质疏松性股骨转子间骨折患者，可采用外固定架置入。外固定架具有操作简便、手术时间短、创伤小的优势[39]，但对于十分严重骨质疏松患者不宜选用（图 9-22）。

3.股骨转子下骨折

骨质疏松性股骨转子下骨折无明显手术禁忌者同样应首选手术治疗，恢复股骨近端皮质的完整性，使股骨近端保持良好力线。常用的内固定包括髓内固定和髓外固定。

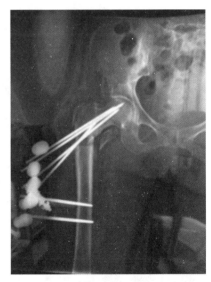

图 9-22　股骨转子间骨折
外固定架术后 X 线片

（1）髓内固定　髓内固定主要包括 Gamma 钉、PFN、PFNA 等。骨质疏松性股骨转子下骨折，由于跌倒外伤后，股骨后内侧皮质常破坏严重，完整性严重缺失，髓内固定具有固定牢靠、可以早期下地活动、创伤小、出血少的优点。

（2）髓外固定　股骨转子下骨折的髓外固定主要包括动力髋螺钉（DHS）固定、动力髁螺钉（DCS）固定、股骨近端解剖锁定钢板系统。常用的髓外固定由于需要切开复位，创伤较大且失血较多，以及骨质疏松等原因容易引起骨不连等常见并发症，导致目前较髓内固定应用较少；但是随着内固定系统及复位技术的发展，且髓外固定对复杂骨折的稳定性具有更大优势，因而目前髓外固定在骨质疏松性转子下骨折中仍有相对广泛的应用。

六、综合治疗

老年骨质疏松患者伤后摄入量减少，长期卧床加重骨丢失，因此手术后患者应当早期下床,患肢不负重锻炼或借助拐杖、助步器进行活动,尽早开展功能锻炼帮助康复。由于老年髋部骨折患者常伴骨质疏松的特点,髋部骨折内固定装置及人工髋关节容易松动,人工假体周围骨溶解等可致假体周围发生骨折[40],因而对于骨质疏松性髋部骨折患者应当进行综合治疗,对于骨折前已用抗骨质疏松药物者,可继续应用。骨折前未用抗骨质疏松药物者,根据患者情况分两类进行选择:①骨折后急诊或早期进行内固定手术者,在手术后患者全身情况稳定时,应适时进行抗骨质疏松治疗。②骨折后暂时不做手术或保守治疗患者待全身创伤反应稳定时,建议适时进行抗骨质疏松治疗。

第三节　假体周围骨质疏松性骨折

一、概述

假体周围骨折是人工关节置换术后严重的并发症之一,近年来,随着全髋关节置换术的广泛开展,股骨假体周围骨折的发病率逐渐增高。据报道,股骨假体周围骨折发病率约4.1%,假体周围骨折在全髋关节翻修病例中的发生率约为6%,在所有翻修原因中,处于假体松动和感染之后,位列第三[41-43]。

目前,对于髋关节假体周围骨折比较公认的危险因素包括年龄、性别、创伤、固定方式、假体松动、骨溶解、骨质疏松等。其中,骨质疏松可降低骨的机械力,易导致低能量骨折。老年人常伴有骨质疏松或其他内科疾病,且行动不便、易于摔倒等均增加了假体周围骨折的发生率,但也有部分患者于全髋关节置换术前并无骨质疏松,而手术后因固定方式、假体周围骨溶解等而发生假体周围疼痛,使患者功能锻炼较少、卧床时间增多而继发骨质疏松。一旦发生假体周围骨折,对于医生及患者来讲,都将面临巨大的挑战。此类骨折不同于其他类型的骨折,处理起来棘手,且并发症较多,预后不佳。这种骨折已逐渐成为骨科医生翻修时面临的严重问题。

二、分类与病因分析

假体周围骨质疏松性骨折可分为骨质疏松患者全髋关节置换术后假体周围骨折和全髋关节置换术后由于骨质疏松而发生假体周围骨折两类[44]。也可根据骨折时间段分为术中、早期术后及远期术后。其病因可分为全身及局部两种,全身性因素主要见于绝经后妇女、长期卧床引起的失用性骨质疏松等;局部因素主要见于假体松动导致假体周围发生骨溶解而引起局部骨质疏松等。

三、分型

关于分型,文献上存在着多种分型系统,包括 Vancouver 分型、Johansson 分型、Bethea 分型、AAOS 分型等,而其中 Vancouver 分型已成为大家公认的一种分型方法,此种分型方法最有助于指导治疗和预后。

四、治疗方案

(一)治疗目标

骨折愈合并接近解剖力线;假体稳定;恢复其骨折前的功能,能够早期活动。

(二)一般原则

移位的骨折需进行固定;松动的假体需要进行翻修;有明显骨量丢失的需进行植骨。

(三)治疗方法的选择

治疗方法要根据骨折的部位、剩余骨量的多少、假体的稳定性,以及患者的年龄、健康状况和活动水平而定。

五、治疗方法

根据假体周围骨质疏松性骨质的分型(图 9-23)确定具体治疗方法。

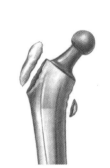 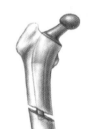 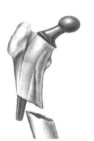 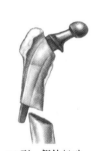 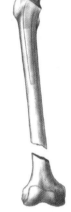

A 型:大小粗隆骨折　　B1 型:假体稳定　　B2 型:假体松动　　B3 型:假体松动,严重骨量丢失　　C 型:距假体尖端较远的骨折

B 型: 假体柄周围或刚好在其下端

图 9-23　假体周围骨质疏松性骨质的分型

(一)A 型骨折

(1)单纯撕脱骨折　如不影响假体的稳定性,可以采用卧床的方法,限制活动并密切观察。

(2)骨折是由严重骨溶解造成的,应行翻修术。

(二)B 型骨折

(1)假体稳定的骨折(B1 型)　切开复位内固定术(异体皮质骨板或联合钢板使用)。

(2)假体松动的骨折(B2、B3 型)　长柄非骨水泥型远端固定型假体联合异体皮质骨板。

(三)C 型骨折

(1)同一般骨折的处理方法,切开复位内固定术。

(2)如假体已松动,可先采用切开复位内固定处理骨折,待骨折愈合后再进行翻修。

六、预防

人工关节置换术后发生假体周围骨折受到局部因素和全身因素的共同影响。因此,预防关节置换术后假体周围骨折的发生需要同时改善局部因素和全身因素。

(一)改善局部因素

局部因素主要指局部有限的骨质疏松,因此应注意假体材料的选择、改善骨吸收和骨溶解、改善皮质应力增高和生物固体假体骨量减少等几个方面。

(二)改善全身因素

积极的抗骨质疏松治疗是很有必要的。2017 年,中华医学会骨质疏松和骨矿盐疾病学分会发布的《原发性骨质疏松症诊疗指南(2017)》建议:每天补充 120mg 钙量,以及剂量为 800U 的维生素 D,保持 20ng/50ml 的维生素 D 水平是最佳的骨骼健康状态,可以减少骨折风险。双膦酸盐是抗骨吸收药物,也是目前最常用的抗骨质疏松策略之一,其抗骨吸收特性可以为抗骨质疏松症的治疗提供帮助。

(三)术后积极干预

对于骨质疏松患者在行关节置换术后,即使短时间内未发生假体周围骨溶解,也应当行积极的抗骨质疏松治疗,以通过改善局部及全身的骨质,达到减弱局部骨吸收和骨溶解、减弱局部的皮质应力增高等效应。

七、结论

总之,对于远期假体周围骨折的治疗充满着巨大的挑战,患者往往年龄较大,且有多种内科疾病。最重要的治疗措施就是预防,初次和翻修手术应当避免产生新的应力集中。抗骨质疏松治疗宜尽早采取综合的措施,增加局部骨量,改善患者的骨质量,这无疑对提高人工关节的稳定性,改善患者的功能状态,提高患者的生活质量具有积极意义。

第四节　关节周围骨质疏松性骨折

一、膝关节周围骨质疏松性骨折

膝关节包括胫股关节(由股骨下端和胫骨平台上端构成)和髌股关节(由髌骨和股骨滑车构成),其结构复杂,所受杠杆作用力最强。膝关节周围骨质疏松性骨折主要包括股骨远端骨质疏松性骨折和胫骨平台骨质疏松性骨折,是由骨质疏松引起的老年常见骨折之一。

(一)股骨远端骨质疏松性骨折

股骨远端骨质疏松性骨折(osteoporotic fractures of the distal femur)是指老年人股骨下端 15cm 以内的脆性骨折,随着人口老龄化进程的加速,其发生率逐渐升高[45-46]。股骨远端骨质疏松性骨折患者常具有高龄、体质较弱、骨折类型不稳定等特点,且因其骨质疏松的缘故,此类骨折往往处理起来十分棘手,对骨科医生来说也是一大挑战[47]。近些年来,随着人口老龄化的加重,股骨远端骨质疏松性骨折患者也逐渐增多。根据骨折的部位可将股骨远端骨质疏松性骨折分为股骨髁上骨折和股骨髁骨折两大类。

1. 受伤机制

老年骨质疏松患者由于抗压骨小梁减少，骨的力学强度下降，常常低能量损伤即可导致股骨远端骨折[2]。患者由于股骨干骺端骨质疏松，常常屈膝位跌倒即可引起股骨髁上骨折，远端骨折块可在周围肌肉、韧带、肌腱等组织的牵拉下向后移位和成角，内收肌作用使股骨远端内翻畸形。

2. 临床表现和诊断

一般都有不同程度的外伤史，老年人如滑倒、跌倒等轻微暴力即可致骨折。关注骨折跌倒是否有酗酒、晕厥等诱因，还应了解患者既往病史，如有无跌倒史及骨折史、骨质疏松病史以及高血压、糖尿病、肿瘤等内科病史。常可见膝关节周围及股骨髁上肿胀疼痛，并伴畸形及明显压痛，骨折部位可有异常活动及骨擦音。股骨远端骨折发生时，骨折端向后移位可伤及腘动脉，腘动脉受损时小腿可有缺血征象，以小腿以下发凉、疼痛、麻木及足背、胫后动脉搏动减弱或消失为主，部分患者可合并胫神经损伤，因此在查体时应当注意骨折是否合并神经血管损伤，并积极完善相关检查。

3. 影像学检查

股骨远端骨质疏松性骨折常用膝关节正侧位片或股骨正侧位片判断骨折部位、移位程度及骨折类型。因老年骨质疏松性骨折患者全身骨量丢失严重，为避免漏诊其他部位骨折及脱位，对其他可疑损伤部位，应当完善 X 线、CT、MRI 等检查以明确诊断。

4. BMD 检测

骨密度(BMD)检测可以较准确地评估骨质疏松的程度，指导治疗方案。目前对骨密度检查的方法有多种，包括双能 X 线吸收测定法(DXA)、定量计算机断层扫描(QCT)、定量超声，其中 DXA 运用最为普遍，也是诊断的金标准。随着临床研究和影像学技术的发展，QCT 逐渐应用于骨质疏松测量及诊断中来，QCT 检测骨密度值≤80mg/cm^3 可诊断为骨质疏松[3,48]。

5. 骨折分型

股骨远端骨质疏松性骨折的分型方法较多，目前临床应用最广泛的是 AO 分型。除股骨远端 AO 分型外，股骨髁上骨折及股骨髁骨折也各有其分型。

(1)AO 分型　依据骨折部位将股骨远端骨折分 3 类，又根据其严重程度再分为若干亚型：A 型，关节外骨折(A1 型，髁上简单骨折；A2 型，髁上楔形骨折；A3 型，髁上复杂骨折)(图 9-24)。B 型，部分关节内骨折(B1 型，股骨外髁，矢状面；B2 型，股骨内髁，矢状面；B3 型，冠状面骨折)(图9-25)。C 型，完全关节内骨折(C1 型，关节简单骨折，髁上"T"或"Y"形骨折；C2 型，关节简单骨折，髁上复杂骨折；C3 型，髁上及髁间复杂骨折)(图 9-26)。

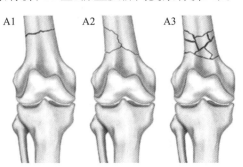

图 9-24　股骨远端 A 型骨折

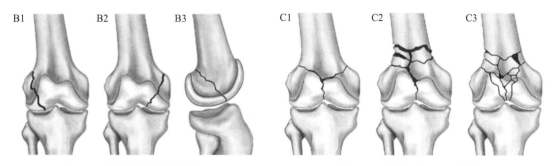

图 9-25 股骨远端 B 型骨折　　　　　　　图 9-26 股骨远端 C 型骨折

（2）股骨髁上骨折　股骨髁上骨折属关节外骨折，AO 分型中归类为 A 型骨折。因受伤机制不同，通常将股骨髁上骨折分为无移位型、嵌入型、移位型及粉碎型（图 9-27）。

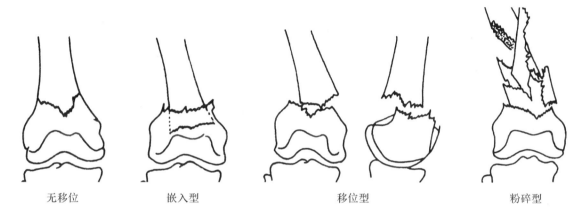

无移位　　　　　　嵌入型　　　　　　移位型　　　　　　粉碎型

图 9-27 股骨髁上骨折的分类

（3）股骨髁骨折　股骨髁骨折又分为股骨单髁骨折和股骨髁间骨折。股骨单髁骨折，按照 AO 分型属于 B 型骨折。股骨髁间骨折因骨折线形状，常被称为"Y"形或"T"形骨折，通常将股骨远端双髁骨折归为 AO 分型中的 C 型骨折。

股骨单髁骨折常采用 Hohl 分型。Hohl 分型将股骨单髁骨折分为矢状位骨折、冠状位骨折、混合型骨折三类。矢状位骨折骨折线在矢状面呈垂直型，冠状位骨折骨折线在冠状位呈垂直，混合型骨折介于两者之间（图 9-28）。

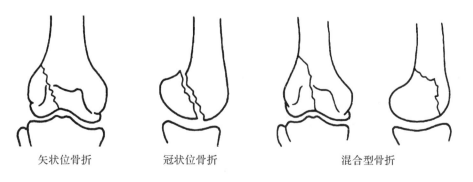

矢状位骨折　　　　　冠状位骨折　　　　　混合型骨折

图 9-28 股骨单髁骨折的 Hohl 分型

股骨髁间骨折目前最常用的是 Neer 分型。Neer 分型根据受伤机制及损伤特点将股骨髁间骨折分为轻度移位骨折、向内移位骨折、向外移位骨折和合并髁上和骨干部移位骨折四类。骨质疏松性股骨髁间骨折多为低能量损伤,主要表现为股骨髁间轻度移位骨折,两骨折端呈轻度移位,常无股四头肌损伤,骨折经整复后稳定。而向内移位骨折、向外移位骨折和合并髁上和骨干部移位骨折常伴有周围软组织和神经血管损伤,老年骨质疏松性患者遭遇暴力可出现此三类骨折,由于其特殊生理特点,治疗起来也十分棘手(图 9-29)。

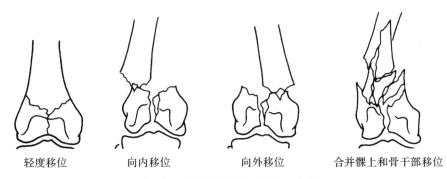

轻度移位　　　　向内移位　　　　向外移位　　　合并髁上和骨干部移位

图 9-29　股骨髁间骨折的 Neer 分型

6.治疗

由于老年骨质疏松患者的生理特点,早期对股骨远端骨折的外科治疗常不能取得满意疗效[47]。而采取非手术治疗往往达不到解剖复位这一目的,不利于早期的功能锻炼,易导致深静脉血栓、坠积性肺炎、尿路感染、骨折畸形愈合和骨不连等并发症。随着各种新的治疗理念、手术入路、固定方法、固定器材的纷纷提出,使治疗效果较前有了很大提高,因此目前对于老年骨质疏松性股骨远端骨折患者,排除麻醉及手术禁忌证后,多采取手术治疗。

(1)股骨髁上骨折　股骨髁上骨折外科手术治疗主要包括外固定架、髓内固定以及髓外固定(钢板螺钉固定)。

老年骨质疏松性股骨髁上骨折,尤其是合并诸多内科疾病的患者,因其无法耐受内固定手术及麻醉,常常使用外固定架进行骨折端的固定。由于是闭合复位,外固定架具有手术出血少、手术时间短、骨折端周围软组织破坏较小、较好地保护骨折端血供等优点[49],对于骨质疏松性股骨髁上骨折合并内固定手术禁忌证的患者尤为适用。但使用外固定架固定骨折端往往无法取得满意的解剖复位,骨折断端对位对线较差,不利于患者早期下地活动,延长功能恢复时间[50]。

髓内固定具有创伤小、失血少和固定稳妥等优点。股骨髁上骨折髓内固定系统包括顺行髓内钉固定和逆行髓内钉固定[51-52]。

顺行髓内钉适用于不累及关节面的骨质疏松性股骨髁上骨折,而累及关节面的股骨髁上骨折,因为髓内钉无法稳妥固定关节面骨折,可能出现骨折再移位、畸形愈合等并发症。顺行髓内钉用于骨质疏松性股骨髁上骨折具有手术切口小和软组织损伤小等优点,有利于术后膝关节功能恢复[53](图 9-30)。

逆行髁上交锁髓内钉(retrograde interlocking intramedullary nail)由 Green、Seligsen 和 Henry 等设计完成,并于 1990 年首次应用于临床。逆行髓内钉属于髓内中心型固定,采用开放膝关节入路,常定位前交叉韧带起点前上方 0.5cm 处为进钉点,通过股骨中轴线固定,更接近于下肢力线,更符合生物力学要求,对于严重骨质疏松股骨髁上及远端骨折的患者尤为适

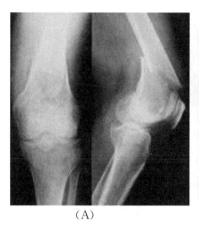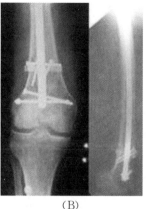

（A）　　　　　　　　　　　　　（B）

图 9-30　股骨髁上骨折（A）及顺行髓内钉固定 X 线片（B）

用；但逆行髓内钉也有其缺点，开放膝关节手术入路对膝关节的创伤较大，容易引起创伤性膝关节炎、交叉韧带损伤以及关节内感染，取内固定物会再次对膝关节造成损伤[51,54,55]（图 9-31、图 9-32）。

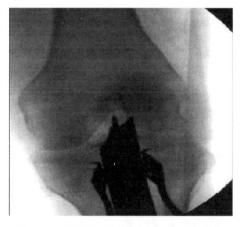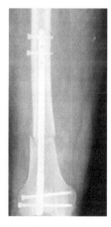

图 9-31　透视下逆行髓内钉固定穿入导针　　　　图 9-32　逆行髓内钉固定术后 X 线片

钢板螺钉固定是股骨远端骨折最常用的内固定方式，主要有角稳定钢板固定、动力髁螺钉（DCS）固定、AO 解剖型髁钢板固定、经皮微创内固定系统固定、锁定加压接骨板固定。

角稳定钢板中最具代表性的是瑞士的国际内固定研究学会（Association for the study of Internal Fixation，AO/ASIF）组织设计的 95°髁钢板螺钉固定。95°髁钢板固定由"L"形钢板与"U"形刃板及螺钉组成，刃板与钢板的夹角为 95°。95°髁钢板根据股骨远端的生物力学设计，符合股骨远端的解剖特点，固定较为稳妥，具有抗弯、抗扭转、抗剪切的作用[56-57]；但因钢板与远端刃板之间存在夹角，因而内固定打入较困难，如果位置放置不佳，容易引起骨折端对位不良，导致关节内翻或外翻畸形以及关节僵硬等并发症，因而 95°髁钢板固定对术者操作有很高的要求[58]。

动力髁螺钉（DCS）固定是 20 世纪 70 年代由美国 Neer 等最早推荐应用，并经多次改进而逐渐推广应用于临床。DCS 由髁螺钉、加压螺钉、连体 95°带滑槽的套筒钢板三部分组成，符合人体股骨远端的解剖特点，无须预弯，操作时可以精确安装。钢板与骨干轴线一致，紧贴骨面，方便复位。DCS 能够通过加压螺钉发挥加压固定的作用,具有抗剪切、抗弯、抗扭转等特点(图9-33、图 9-34)。对于老年骨质疏松患者,手术时用钻头在股骨髁部进行钻孔,不易引起髁部骨折,因而 DCS 对老年骨质疏松性股骨髁上骨折患者也是一较好的内固定选择[59-60]。钻孔打入髁螺钉时虽不易引起髁部骨折,但会造成大量骨质丢失,因而对待老年骨质疏松患者,应当操作谨慎,固定稳妥,及早恢复功能[61-62]。

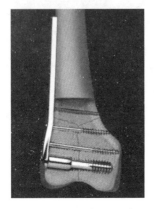
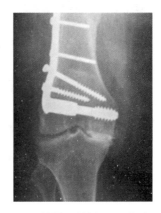

图 9-33　动力髁螺钉示意图　　　图 9-34　股骨髁上骨折 DCS 术后 X 线片

　　AO 解剖髁钢板又称为髁部支撑钢板,根据股骨髁解剖特点设计,分左右两侧,固定后可均匀地与骨的表面相接触,可充分应用髁的有效固定空间,能承受较大的应力,具有操作简单、固定可靠等优点[63](图 9-35)。但钢板与骨面直接接触,由螺钉加压固定,缺乏类似 95°髁钢板的角稳定性,对骨质疏松性骨折患者,由于骨量丢失严重,若患者早期活动,易造成螺钉的松动或退钉等现象[62]。

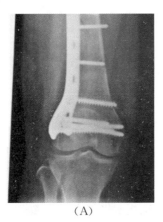
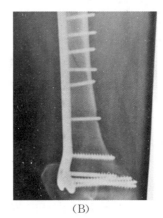

(A)　　　　　　　　　(B)

图 9-35　股骨髁上骨折 AO 解剖髁钢板术后正位 X 线片(A)和侧位 X 线片(B)

　　传统钢板固定在提高固定强度的同时,不利于骨痂的生长,从而增加了骨不连的发生率,因此经皮微创内固定系统(LISS)应运而生,目前取得了较为广泛的应用。其技术要点是微创经皮接骨板内固定技术(MIPPO),使用体外螺钉孔瞄准器,且钢板无须与骨面直接接触,无须暴露骨折断端,从而减少了骨折不愈合及感染发生率,不会对关节周围组织造成损害。钢板和螺钉形成一个完整的固定结构,是一个可植入的外固定架和成角稳定的微创固定技术,尤其适用于骨质疏松性股骨髁上骨折患者[64-67](图 9-36、图 9-37)。

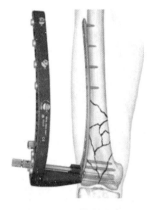
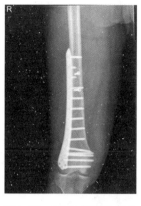

图 9-36　LISS 体外螺钉置入　　　　　图 9-37　LISS 术后 X 线片

　　锁定加压接骨板(locking compression plate,LCP)既有加压钉孔,又有锁定钉孔,因此既可发挥加压钢板的作用,又可对骨折进行桥接固定。LCP 螺钉尾部螺纹与钢板锁定孔相匹配,使得钉板之间具有绝对的稳定性,当承受轴向应力时,螺钉不会在钢板内摆动而出现松动,对骨质疏松股骨髁上骨折患者具有良好的固定效果。钉板之间具有成角稳定性,钢板无须与骨面紧密贴合,无须预弯及塑形(图 9-38)。钢板与骨通过点接触进行固定,保护骨膜免遭破坏,促进了骨折的愈合[68-70]。LCP 结构较稳,锁定螺钉允许单皮质固定(图 9-39),可减少骨质丢失,与普通接骨板相比,LCP 更适用于骨质疏松性骨折患者(图 9-40)。

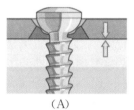

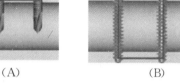

　（A）　　　　　　（B）　　　　　　　　　（A）　　　　　　（B）

图 9-38　LCP(A)与普通接骨板(B)　　　　图 9-39　LCP(A)与普通接骨板(B)
　　　　相比无须贴近骨面　　　　　　　　　　　相比可单皮质固定

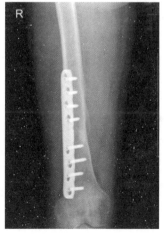

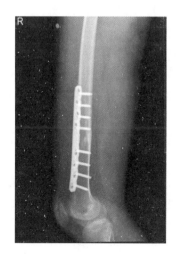

　（A）　　　　　　　　　　　　　（B）

图 9-40　LCP 固定术后正位(A)和侧位(B)X 线片

（2）股骨髁骨折　对于骨质疏松性股骨髁骨折的手术治疗，应当要求骨折尽可能达到满意的解剖复位，重建膝关节的解剖结构。

股骨单髁骨折属于股骨远端骨折 AO 分型中的 B 型骨折。对于老年骨质疏松性股骨单髁骨折患者，为求稳妥复位及固定，应当选用支撑钢板固定，如骨折线已扩展到近侧的干骺端，为预防骨折块的近侧移位可能，可选用解剖型钢板或锁定钢板[71-72]（图 9-41）。同时对合并膝关节韧带、半月板损伤者，可借助关节镜修复。

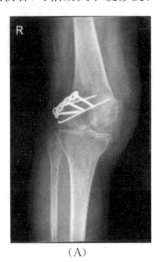 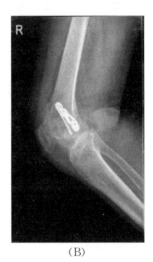

（A）　　　　　　　　　　　　　　　　（B）

图 9-41　股骨单髁骨折钢板固定术后正位（A）和侧位（B）X 线片

股骨髁间骨折相对股骨单髁骨折来说，复位比较困难，手术难度较大。对于骨质疏松性骨折切开复位内固定治疗应当满足以下几点要求：①恢复关节面平整；②恢复股骨远端的正常力线关系；③满足术后功能锻炼需要[73-74]。常用的内固定与股骨髁上骨折大致相同，包括髓内固定及髓外钉板固定等。但对于骨质疏松性股骨髁间骨折，因髁间骨折移位，远端锁定不稳妥，不宜选用髓内固定。因而对于骨质疏松性股骨髁间骨折，髓外固定如 DCS 固定、AO 解剖型髁钢板固定、LISS 固定较为常用。DCS 应用于股骨髁间骨折时，不同于股骨髁上骨折，为了稳定髁间骨折块，除主拉力螺钉外还需额外两枚半螺纹松质骨螺钉固定。通过钢板的良好贴附固定及拉力螺钉加压来增强骨折块之间的稳定性。需要注意的是，拉力螺钉应当与股骨髁远端关节面连线平行并与外髁骨面垂直。

AO 解剖型髁钢板适用于较为复杂的股骨髁间骨折，如双髁骨折合并股骨远端粉碎性骨折或前侧切线骨折。对于粉碎的骨块无须一一固定，如有缺损则需植骨，粉碎的大骨块经复位后可应用拉力螺钉固定，具有锁定作用的钢板用于固定股骨远端骨折端。AO 解剖型髁钢板能够最大程度地利用股骨髁部所提供的有效空间进行固定，并能够起到相对稳定的固定。

LISS 固定由于钢板较长、结构稳定、弹性固定、相对微创、疗效可靠而更适用于股骨髁上及髁间的复杂性粉碎性骨折。对于骨质疏松性患者，LISS 钢板为偏心型固定，如果股骨断端内侧皮质粉碎，引起内侧支撑不稳固，可引起膝内翻。可在用 LISS 钢板固定时在内侧加用一较短的支撑钢板，防止长期内翻应力。

（二）胫骨平台骨质疏松性骨折

胫骨平台（tibial plateau）作为膝关节的重要组成部分，其骨折发生率约占全身骨折的 1%，往往伴有关节面塌陷,半月板、十字韧带和侧副韧带等软组织损伤[75-77]。根据致伤原因可分为高能量损伤和低能量损伤,其中胫骨平台骨质疏松性骨折(osteoporotic fractures of the tibial plateau)多属于低能量损伤[78]。胫骨平台骨质疏松性骨折属于关节内骨折,骨折时易致胫骨平台塌陷、压缩性骨质缺损、软组织损伤等,而且骨质疏松老年患者往往合并心脏病、高血压、糖尿病、脑血管疾病等内科疾病,伤后卧床时间较长,易出现肺炎、压疮等并发症,对骨科医生来说仍是一大难题[79-80]。

1. 受伤机制

由于骨质疏松患者胫骨上端的骨小梁密度减小,骨的力学强度下降,骨骼脆性增加,轻微外力即可导致应力性骨折。受到外伤时,股骨髁的剪切和压缩的暴力作用于胫骨平台上,引起胫骨平台骨折,其中最常见的类型是压缩或劈裂骨折,或者两者均有。骨质疏松患者的胫骨髁致密的松质骨骨量逐渐减少,导致胫骨髁不能够抵挡平台上方股骨髁的压缩力量,所以胫骨平台骨质疏松性骨折多见劈裂压缩骨折。

2. 临床表现和诊断

一般都有不同程度的外伤史,老年人如滑倒、跌倒等轻微暴力即可致骨折。关注骨折跌倒是否有酗酒、晕厥等诱因,还应了解患者既往病史,如有无跌倒史及骨折史、骨质疏松病史以及高血压、糖尿病、肿瘤等内科病史。骨折端无移位患者,症状较轻,临床查体时,骨折部位可见明显压痛;骨折移位明显的患者,局部常可见血肿,膝关节周围及小腿上段肿胀疼痛,严重者可伴明显畸形,可见异常活动,甚至触及骨擦感。胫骨平台骨折常合并半月板、侧副韧带及交叉韧带的损伤。侧副韧带部位肿胀,压痛阳性,一般考虑侧副韧带损伤。膝关节在屈膝15°做Lachman试验,过度松弛则提示交叉韧带损伤可能。半月板损伤,常在手术探查时明确。内侧平台损伤时,要注意腓神经和腘血管是否伴有损伤。

3. 影像学检查

胫骨平台骨质疏松性骨折常用膝关节正侧位片明确诊断和了解骨折类型。CT更有利于全方位了解骨折的形态,更好地判断骨折块的塌陷程度,利于指导手术。MRI则更利于评估软组织的损伤。对于怀疑有血管损伤的患者,可采用动脉造影检查。因老年骨质疏松性骨折患者全身骨量丢失严重,为避免漏诊其他部位骨折及脱位,对其他可疑损伤部位,应当完善X线、CT、MRI等检查以明确诊断。

4. BMD检测

目前对骨密度检测的方法有多种,包括双能X线吸收法(DXA)、定量CT(QCT)、定量超声,其中DXA运用最为普遍,也是诊断的金标准。不过,目前尚缺乏针对胫骨平台骨密度的定量标准,胫骨平台骨密度与治疗选择之间也没有建立很好的指导关系。

5. 骨折分型

Schatzker分型是目前临床应用最广泛的分型方法(图9-42)。

Ⅰ型:单纯外侧平台劈裂骨折;无关节面塌陷,发生在松质骨致密的年轻人。

Ⅱ型:外侧平台劈裂伴有塌陷,是外侧屈曲应力合并纵向负荷所致,常见于胫骨髁松质骨骨量减少的人群。

Ⅲ型:单纯外侧平台塌陷,可发生在关节面的任何部分,但常见于中心区的塌陷。

Ⅳ型:内侧平台塌陷,因内翻和轴向负荷所致,常是中等或高能量损伤。

Ⅴ型:双髁骨折,伴有不同程度的关节面塌陷和移位,常见内髁骨折合并外髁劈裂或劈裂塌陷。

Ⅵ型：双髁骨折合并干骺端骨折，常见于高能量损伤或高处坠落伤。

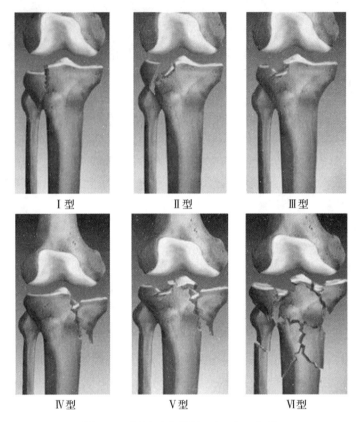

I 型　　　　　　　　Ⅱ型　　　　　　　　Ⅲ型

Ⅳ型　　　　　　　　Ⅴ型　　　　　　　　Ⅵ型

图 9-42　胫骨平台骨折 Schatzker 分型

6.治疗

胫骨平台骨质疏松性骨折有多种治疗方法，不同学者有不同的观点，有些学者主张保守治疗，有些学者主张通过手术治疗，使骨折达到解剖复位，同时对损伤的韧带、半月板等软组织进行修复，利于恢复关节功能，维持关节稳定。对于胫骨平台骨质疏松性骨折的患者，应综合考虑多方面因素，包括骨折的类型、骨折损伤情况、患者全身情况、年龄、皮肤条件等[81-83]。

(1)非手术治疗　胫骨平台骨质疏松性骨折的保守治疗主要是通过石膏制动和胫骨中下 1/3 牵引两种方法。由于胫骨平台骨折往往对膝关节软组织有所损伤，石膏固定时间超过 2～3 周就会造成膝关节僵硬，致使后期的康复锻炼也难以取得较好的效果。牵引虽然不影响膝关节的活动，但胫骨平台骨质疏松性骨折多数的关节面嵌插到下方的松质骨中，由于无软组织附着而不能复位，而且关节面的塌陷和松质骨骨折往往可以引起成角畸形，致使膝关节应力不均匀，后期造成膝关节畸形。所以，保守治疗主要适用于：无移位和轻度移位的骨折；轻度不稳定的外侧平台骨折；合并严重的内科疾病患者[84]。

石膏固定：对于有明显关节血肿的患者，先抽取血肿积液，再行加压包扎，石膏固定 4～6 周，去除石膏外固定，开始行膝关节功能锻炼，负重行走应在 8 周以后。

牵引治疗：采取胫骨中下 1/3 牵引，小腿放置于 Thomas 架和副架之上进行膝关节的活动。此方法牵引可控制小腿内外翻位置，利于早期膝关节功能锻炼。

(2)手术治疗　胫骨平台骨质疏松性骨折的治疗原则是获得稳定、良好的对线，尽早进行功能锻炼,抗骨质疏松综合治疗。通过手术治疗,可以使骨折达到解剖复位,恢复下肢力线,并且提供牢靠稳固的内固定,便于患者早期的膝关节功能锻炼[82]。胫骨平台骨质疏松性骨折外科手术治疗方法主要有切开复位钢板内固定、闭合复位经皮空心钉内固定、关节镜下内固定、可吸收材料内固定、膝关节置换术。

切开复位钢板内固定:切开复位,采用植骨、松质骨螺钉、空心加压螺纹钉、T型支撑钢板或者L型角钢板内固定的方法是治疗胫骨平台骨质疏松性骨折常用的方法。采用此种方法,术中具有较好的视野,能够对骨折端进行牢固稳妥的固定,利于早期进行功能锻炼,并发症较少[85-86]。

经皮微创内固定系统(LISS):LISS具有良好的成角稳定性,加强了对骨块的把持力,具有很好的抗拔出性,同时经皮微创技术对血供及软组织损伤较小,适用于胫骨平台骨质疏松性骨折患者[87]。

锁定加压接骨板(LCP):传统的钢板螺钉内固定系统治疗胫骨平台骨质疏松性骨折,内固定容易松动甚至失败,同时也无法满足膝关节早期功能锻炼的要求,对膝关节的功能恢复有很大的影响。LCP不仅具有锁定功能,同时也具备良好的加压功能,其螺钉具有良好的锚合力和抗拉力,其特殊构造对于胫骨平台骨质疏松性骨折的固定可靠,利于膝关节早期的功能锻炼,临床疗效满意[88-90]。

闭合复位经皮空心钉内固定:此种方法适用于骨折移位不明显、关节面无严重塌陷的胫骨平台骨质疏松性骨折。该术式较好地保护了软组织及骨折端周围血运,大大降低了手术并发症的发生。经皮空心螺钉的使用,其拉力直接作用于骨折线,骨折线两端能够更好地结合,促进骨折的愈合[91-92]。

关节镜下内固定:随着关节镜技术的发展与对胫骨平台骨折了解的深入,关节镜下内固定治疗胫骨平台骨质疏松性骨折越来越多。关节镜不仅可以诊断、评价膝关节软组织损伤的程度,而且还能够起到治疗的作用。通过关节镜可以清除关节内的碎屑、血肿等组织,还可以切除损伤的半月板,更好地了解骨折的复位和固定的情况[93-94]。关节镜的使用具有一定的局限性,其适用于低能量的胫骨平台外侧髁骨折。关节镜也有一定的缺陷,如引起深静脉栓塞、肺栓塞、筋膜间隔综合征、感染等[95]。

膝关节置换术:对于患有严重的膝关节骨性关节炎的胫骨平台骨质疏松性骨折患者,临床上可以通过膝关节置换术治疗[96]。膝关节骨性关节炎患者在骨折发生前就饱受一定程度的疼痛、膝关节畸形甚至活动受限的困扰,不当的内固定方法会加重其上述症状,而且患有严重膝关节骨性关节炎的患者在骨折术后的康复锻炼也往往达不到较好的预期。采用膝关节置换术不仅可以解决膝关节骨性关节炎对患者带来的疼痛、膝关节功能障碍等问题,而且置换后的人工膝关节能够彻底重建胫骨平台,恢复膝关节功能[97]。

(三)膝关节周围骨质疏松性骨折术后恢复

膝关节周围骨质疏松性骨折的治疗目的是减轻长期制动及卧床导致的并发症,如深静脉血栓、肺部感染、泌尿系感染等。术后要对这些并发症进行积极的预防和治疗,同时应当加强营养支持。早期功能锻炼也是防止膝关节功能丧失的重要环节,可使用持续被动训练(continuous passive motion,CPM)机来帮助膝关节主动活动,配合股四头肌力量锻炼。关节外骨折术后,通常在4~6周可以部分负重,之后可逐渐负重。关节外骨折的患者术后需要不负重或较长时间的部分负重。此外,术后抗骨质疏松治疗也同样很重要。

第五节　骨质疏松性桡骨远端骨折

一、概述

桡骨远端骨折(distal radius fractures)是指距桡骨下端关节面 2～3cm 的骨折,是临床骨折中常见的类型,约占全身骨折的 1/10[98],约占门急诊骨折的 1/6[99]。

桡骨远端骨折好发于中老年人,尤其是伴有骨质疏松的老年患者,女性多于男性。随着人口老龄化的加重,该病的发病率呈逐渐上升趋势[100]。在老年人群中,尤其是绝经后女性,随着自身骨量的不断流失,皮质骨变脆变薄,骨的强度与韧度不断下降,骨折的风险性增加,轻微的暴力即可导致骨折。桡骨远端处的骨质以松质骨为主,是骨质疏松性骨折最早发生且程度最严重的部位,极易发生骨折,且骨折程度重者多为粉碎性骨折。桡骨远端骨折常波及桡骨远端关节面,且伴有下尺桡关节不稳定,治疗不当常有疼痛、关节功能恢复不良等后遗症[101-102]。

桡骨远端是桡骨干皮质骨向松质骨移行部以远的松质骨部分,分为掌、背、尺、桡 4 个面。掌侧面增宽部分与桡骨干连成一光滑的弧形表面,有旋前方肌附着;背侧面稍突,为 Lister 结节和三条伸肌腱纵沟;桡侧面较粗糙,向远端延伸,形成桡骨茎突;尺侧面呈半圆形凹面称为桡骨尺侧切迹,与尺骨小头环状关节面共同形成下尺桡关节,切迹远端为三角纤维软骨盘的附着处。桡骨背侧关节面边缘长于掌侧,故关节面向掌侧倾斜 10°～15°,称为掌倾角(图 9-43)。桡骨远端外侧茎突较内侧茎突长 1～1.5cm,故其关节面还向尺侧倾斜 20°～25°,称为尺偏角(图 9-44)

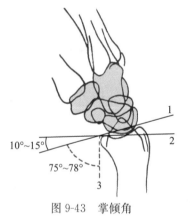
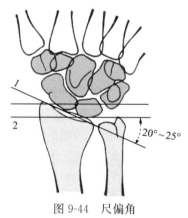

图 9-43　掌倾角　　　　　　　　图 9-44　尺偏角

二、损伤机制

桡骨远端骨折多为间接暴力导致,跌倒是引起骨折的重要原因。

跌倒时,肘部伸展、前臂旋前、腕关节背伸,手掌着地,应力作用于桡骨远端,造成远端骨折端向背侧移位、桡侧移位,向掌侧成角,背侧可有嵌入,常有旋后畸形,多见于 Colles 骨折。桡侧移位时常伴有三角纤维软骨盘的撕裂或者尺骨茎突骨折、下尺桡关节损伤。当间接暴力大时,骨折线可通过关节面,造成远端关节面的破坏或粉碎性骨折。当摔倒时腕骨冲击桡骨远端关节面的背侧缘,造成 Barton 背侧缘骨折。

跌倒时,腕背着地,腕关节急骤掌屈致伤,骨折线可处于关节外,也可波及关节面。关节外骨折,骨折块向掌侧移位、向背侧成角,背侧骨膜多断裂,掌侧骨质可粉碎,但是骨膜常保持连续性,多见于 Smith 骨折。当摔倒时腕骨冲击桡骨远端关节面的掌侧缘,造成 Barton 掌侧缘骨折,同时易伴有腕骨半脱位。

三、分型

桡骨远端骨折的分型、分类方法较多,但是目前临床上还没有哪一种分型将骨质疏松性骨折纳入,或者将骨密度和骨质量作为分型的考虑因素,所以骨质疏松性桡骨远端骨折仍参考临床上常用的分型系统。

(一)基于临床查体与体征的分型

在影像学技术未广泛应用于医学早期,临床医生主要依靠临床查体与解剖结构研究将桡骨远端骨折进行分型。1814 年,Abraham Colles 详细描述了一种发生于腕伸直位、远端骨折块向桡背侧移位的桡骨远端骨折,并命名为 Colles 骨折;1838 年,Barton 描述了一种腕关节半脱位伴随着桡骨远端关节面的骨折,并命名为 Barton 骨折;1847 年,Smith RW 详细描述了一种发生于腕屈曲位、远端骨折块向掌侧移位的桡骨远端骨折,并命名为 Smith 骨折。这三种分型目前广泛应用于临床。

(二)基于影像学检查的分型

1. Frykman 分型[103]

1967 年,Frykman 依据桡骨远端骨折位于关节内还是关节外、下尺桡关节是否损伤、是否合并尺骨茎突骨折将桡骨远端骨折分为 8 种类型,见图 9-45 所示。

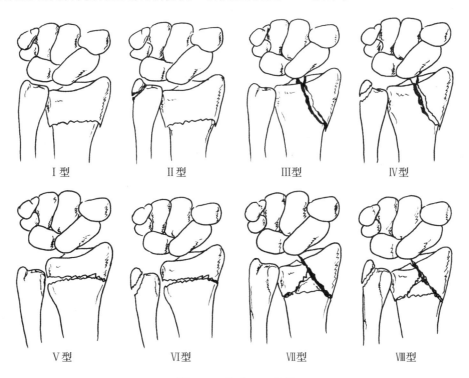

I 型　　　　II 型　　　　III 型　　　　IV 型

V 型　　　　VI 型　　　　VII 型　　　　VIII 型

图 9-45 Frykman 分型

Ⅰ型:关节外骨折,尺骨茎突没有骨折;

Ⅱ型:关节外骨折伴随尺骨茎突骨折;

Ⅲ型:关节内骨折波及桡腕关节,不影响下尺桡关节,没有尺骨茎突骨折;

Ⅳ型:关节内骨折波及桡腕关节,不影响下尺桡关节,伴有尺骨茎突骨折;

Ⅴ型:关节内骨折波及下尺桡关节,不涉及桡腕关节,没有尺骨茎突骨折;

Ⅵ型:关节内骨折波及下尺桡关节,不涉及桡腕关节,伴随尺骨茎突骨折;

Ⅶ型:关节内骨折累及下尺桡关节、桡腕关节,没有尺骨茎突骨折;

Ⅷ型:关节内骨折不仅累及下尺桡关节、桡腕关节,而且有尺骨茎突骨折。

2. AO分型[104]

AO分型由 Müller 于 1986 年提出并经过一系列修改,根据骨折形态与损伤机制,骨折是否累及关节面分为 A、B、C 三型(图 9-46)。

A 型:关节外骨折。A1:单纯尺骨远端骨折,桡骨结构完整;A2:桡骨远端骨折,无粉碎、嵌插;A3:桡骨远端骨折、粉碎、嵌插。

B 型:部分关节内骨折。B1:桡骨远端矢状面骨折;B2:桡骨远端背侧缘骨折;B3:桡骨远端掌侧缘骨折。

C 型:复杂关节内骨折。C1:简单骨折(2 块),干骺端不粉碎;C2:简单骨折(2 块),伴干骺端粉碎;C3:粉碎的关节内骨折。

该分型由于融合了伤情判断、治疗方式选择和治疗效果预测,是目前最详细、最全面的分型方法之一,对于临床具有良好的指导意义;但是由于分型复杂,不便于记忆,限制了其使用。

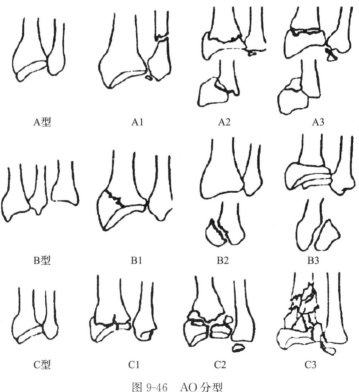

图 9-46　AO 分型

3. Fernández 分型[105]

1993 年,Fernández 依据患者的损伤机制提出了一种分类方法(图 9-47)。

Ⅰ型:屈曲骨折,这一型可以和 Colles 骨折及 Smith 骨折相对应。

Ⅱ型:剪切骨折,包括掌侧、背侧 Barton 骨折及桡骨茎突骨折。

Ⅲ型:压缩骨折,骨折块依据暴力的大小而不同,出现不同程度的移位。

Ⅳ型:撕脱骨折,复杂的桡骨与尺骨撕脱。

Ⅴ型:复杂的骨折,严重的骨折伴软组织损伤,常伴其他复合伤,多是由高能量所致。

这是目前临床最常用的分型方法之一,各分型对于明确患者伤情和疾病诊断大有助益。

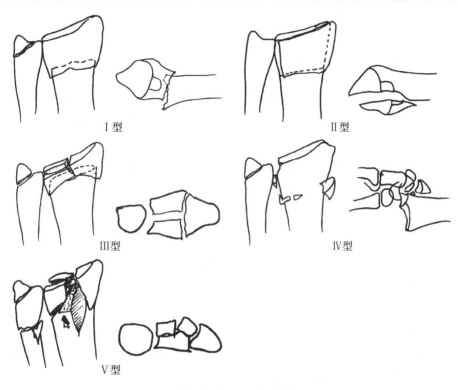

图 9-47 Fernandez 分型

四、临床症状与体征

桡骨远端骨折患者伤后症状与体征一般较明显,多表现为疼痛、肿胀、畸形、功能受限。

1. 疼痛

外伤后,患者常手托腕部前来就诊,主诉腕部疼痛,多呈持续性胀痛,腕关节处压痛阳性,纵向叩击痛阳性,粉碎严重者可及骨擦音。

2. 肿胀

伤后腕关节迅速肿胀伴有淤青,肿胀可及手指、手背与前臂的前 1/3 处。

3. 畸形

腕关节畸形明显,如 Colles 骨折侧面观形成"餐叉样畸形",正面观形成"枪托样畸形"(图 9-48)。Smith 骨折形成的畸形与 Colles 骨折相反。

4.功能受限

主被动活动受限,腕关节掌屈、背伸、桡尺偏活动受限,前臂旋前、旋后活动受限,严重者远侧掌指关节、指间关节活动亦受限。

5.解剖体征异常

仔细观察可发现尺桡骨茎突关系异常,如尺桡骨茎突处于同一水平,或者尺骨茎突较桡骨茎突更向远侧移位。下尺桡关节损伤和脱位时,被动活动下尺桡关节,可发现较健侧松弛,疼痛明显。

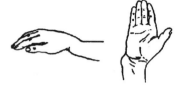

图9-48　Colles骨折畸形

桡骨远端骨折容易并发神经血管损伤,查体时需观察远端肢体的皮温,皮肤感觉是否异常,触摸桡动脉搏动是否异常。

五、影像学检查

患者受伤来院就诊,X线检查必不可少,当X线影像显示明显骨折移位或疑似骨质异常时,需行CT及三维重建检查,进一步明确诊断,怀疑合并软组织损伤时,可行MRI检查,中老年骨折患者在条件允许下可行骨密度检查,为预后抗骨质疏松治疗提供指导。

X线检查主要观察桡骨骨质粉碎、移位程度,是否短缩,骨折端是否成角,骨折是否波及关节面,尺桡骨茎突是否骨折,下尺桡关节是否在位,以及掌倾角、尺偏角改变程度。

(一)Colles 骨折

X线片常可见桡骨远端骨折块向背侧、桡侧移位,骨折端向掌侧成角,桡骨短缩,骨折端插嵌或粉碎,正侧位片可发现掌倾角及尺偏角减小或成负角,常见合并尺骨茎突骨折,尺骨茎突不同程度的分离,严重者可见向桡侧移位。远端骨折向桡侧移位明显时,常合并三角纤维软骨盘的损伤。

(二)Smith 骨折

X线片典型征象是桡骨远端骨折端连同腕骨向掌侧、近侧移位。掌侧骨皮质常有粉碎。

CT及三维重建主要用于确诊骨折,观察关节面损伤程度,各个骨折块移位情况,腕关节结构是否在位。MRI检查用于观察腕关节周围软组织损伤程度。

骨密度是目前诊断骨质疏松、骨量减少、预测骨质疏松性骨折风险、检测及评价药物干预疗效的最佳定量指标。目前临床和科研最常用的骨密度测量方法有双能X线吸收测定法(DXA)、定量计算机断层扫描术(QCT)。

临床上常用的骨质疏松诊断指标是DXA测出的T值。参照世界卫生组织(WHO)推荐的诊断标准[106],经双能X线骨密度测量仪测定腰椎正位骨密度,与青年成人平均值相比,T值≥−1SD为正常;−1SD>T值>−2.5SD为骨量减少;T值≤−2.5SD为骨质疏松,同时合并有骨折病史则为严重骨质疏松。

在临床与科研应用中逐渐发现DXA检测存在弊端,其所测的T值容易受到干扰,从而影响诊断与治疗。随着临床研究和影像学技术的开展,定量计算机断层扫描术(QCT)逐渐引起临床与研究的关注与应用。QCT所测量的是椎体松质骨的骨密度,是真正的骨密度。QCT诊断标准:国内专家共识建议采用国际临床骨密度学会(International Society for Clinical Densitometry,ISCD)2007年和美国放射学院(American College of Radiology,ACR)2013年建议的腰椎 QCT 骨质疏松诊断标准[107]，即骨密度绝对值≥120mg/cm^3 为正常，80mg/cm^3＜骨密度绝对值＜120mg/cm^3 为骨量减少，骨密度绝对值≤80mg/cm^3 为骨质疏松。

六、治疗原则与方法

骨质疏松性骨折的治疗原则是复位、固定、功能锻炼、抗骨质疏松治疗，与创伤骨折的治疗原则基本相同。理想的治疗效果是达到解剖复位，牢固的固定，早期的功能锻炼，规范的抗骨质疏松治疗。

骨质疏松性桡骨远端骨折的治疗总体分为保守治疗和手术治疗，具体采用哪种方法主要取决于骨折是否稳定，同时与患者的年龄、身体条件、生活工作需求、医疗条件都有关系。对于无移位、稳定、关节外桡骨远端骨折通常采用保守治疗，首选石膏或夹板外固定；对于不稳定、关节内桡骨远端骨折，宜行手术治疗。中老年骨质疏松性桡骨远端骨折患者无论保守治疗还是手术治疗，均要抗骨质疏松治疗。

骨折复位时应尽量解剖复位，即恢复桡骨长度、掌倾角、尺偏角，桡骨远端关节面无台阶样移位和分离，恢复下尺桡关节稳定。若关节面不能解剖复位，关节面台阶样移位应＜1mm。如难以达到解剖复位，功能复位也能获得较好的腕关节功能。目前临床上对于功能复位标准基本达成共识，即桡骨短缩＜5mm，背倾＜10°，关节面台阶＜2mm，桡骨远端尺侧切迹和尺骨头基本完好，腕骨排列无异常。

桡骨短缩是影响关节功能的主要因素，而关节面不平整是引起创伤性关节炎的主要原因。因此，纠正桡骨远端短缩，恢复关节面平整是获得良好腕关节功能的基础。

(一)保守治疗

对于简单的稳定型关节外桡骨远端骨折及部分关节内骨质疏松性桡骨远端骨折，手法复位可以达到较好的复位，再辅以石膏外固定，通常都可以取得满意的治疗效果。不同类型的桡骨远端骨折复位固定的体位不同。尽量在伤后 24h 之内手法整复，以减轻创伤后血肿和整复难度。

1. Colles 骨折

无明显移位的 Colles 骨折可无须复位，予功能位石膏固定即可，制动 4 周后可逐渐行腕关节功能锻炼；移位明显的 Colles 骨折需手法复位后石膏外固定。

复位技巧：患者取坐位或平卧位，肘关节屈曲 90°，前臂中立位。术者沿前臂长轴方向拔伸牵引，一手置于患腕尺侧上方，一手置于患腕桡侧下方，使腕关节尺偏，纠正远端桡侧移位，然后在牵引下折顶后远端旋前，纠正远端向背侧移位及旋后移位，保持腕关节掌屈尺偏位。

石膏固定：复位后腕关节掌屈尺偏位石膏夹板固定 2 周，2 周后更换为中立位石膏固定。解除石膏后可逐渐行腕关节功能锻炼。

2. Smith 骨折

骨折端稳定，无明显移位患者可行手法整复与石膏外固定。

复位技巧：患者取坐位或平卧位，肘关节屈曲 90°，前臂中立位。术者沿前臂长轴方向拔伸牵引，在牵引下折顶后，将远端骨折端由掌侧推挤向背侧，然后使腕关节背伸，保持腕关节背伸旋后位。

石膏固定：腕关节背伸位、前臂旋后位石膏固定 2 周，2 周后更换为中立位石膏固定。解除石膏后可逐渐行腕关节功能锻炼。

3. Barton 骨折

骨折端向背侧缘、掌侧、近侧缘移位,常合并腕骨脱位。

背侧缘骨折:患者取坐位,持续牵引下将骨折远端向掌侧及远侧端推挤,石膏固定于中立位,固定 4 周。尽量避免固定于掌屈位。

掌侧缘骨折:患者取坐位,持续牵引下将骨折远端向背侧及远侧端推挤,石膏固定于中立位,固定 4 周。尽量避免固定于背伸位。

(二)手术治疗

手术治疗的目的在于通过坚强的内固定,尽可能达到骨折解剖复位,增加骨折的稳定性,使患者早日康复。手术治疗的适应证:骨折移位长度大于 2mm;桡骨短缩长度在 5mm 以上;掌倾角与尺偏角丢失;存在尺骨远端骨折,下尺桡关节不稳定;桡腕关节不够稳定;进行复位固定后伴有复位丢失;背侧骨皮质粉碎严重。目前,临床上桡骨远端常用的手术治疗方法有以下几种:

1. 经皮克氏针固定

经皮克氏针固定是一种微创治疗手法,适用于不稳定的桡骨远端关节外粉碎性骨折以及一些简单的关节内桡骨远端骨折。这种治疗方式具有二次取出容易、对肌肉功能影响小、创伤小、手术简单等诸多优点。目前,单独使用克氏针固定桡骨远端骨折较少,多联合外固定支架运用于临床,且能取得良好的固定效果[108]。

经皮穿针内固定的缺点:有骨折再移位、伸肌腱损伤、桡神经浅支激惹征及反射性交感神经营养不良综合征等并发症的发生[109]。

2. 外固定支架

外固定支架可以分为跨关节和非跨关节两种,跨关节外固定支架应用较广泛。目前认为外固定支架适用于骨质疏松性骨折、干骺端粉碎骨折、不稳定关节骨折、开放性关节骨折的治疗。外固定支架能够克服骨折远端移位、嵌插及桡骨长度短缩等问题,而且还可以防止复位后再移位。

研究发现[110],对于骨质疏松导致的老年桡骨远端骨折患者,外固定支架可以防止桡骨短缩,维持桡腕关节稳定,能够最大程度保留骨折端血运。但由于骨质的疏松,容易出现穿针松动、复位丢失的情况。相关研究显示,过度外固定支架牵引容易引起骨折断端骨不连和骨折断端延迟愈合,并且有针道感染、关节僵硬、桡神经损伤的风险。临床医师需根据具体病情应用该技术。

3. 切开复位内固定术

切开复位内固定术适用于不稳定型骨质疏松性桡骨远端骨折,比如复杂的桡骨远端关节内骨折,尤其是涉及腕关节的关节面骨折以及粉碎性桡骨远端骨折,或采用非手术治疗方法再次发生移位者。

目前,临床上常用的切开复位手术有桡骨茎突切口、背侧切口、掌侧切口几种方式,其中背侧切口与掌侧切口的应用非常广泛,但是背侧入路手术具有损伤伸肌腱、切口美观性差、钢板断裂等缺点;经掌侧入路则腕背侧软组织损伤、瘢痕形成等异常情况发生率均可显著降低,显著提高术后患者腕关节功能恢复效果。AV(almost always volar)原则[111]指出,为减少手术相关并发症的发生,掌侧入路及掌侧钢板更符合临床需求。掌侧切开复位钢板内固定从整个进展过程看,掌侧板的设计越来越符合桡骨远端掌侧解剖学特点,多孔螺孔的出现,螺钉与螺孔的锁定技术等为骨折提供可靠的牢固固定,实现术后早期功能锻炼[112]。但近年来研究发现,掌侧固定后背侧伸肌腱激惹征发生率并未获得显著降低[113],分析原因可能为实施内固定的钢板具有过长螺钉,其将透过对侧皮质、背侧碎骨片等部位损伤肌腱。

采取何种手术入路应取决于骨折损伤类型,当引起骨折的应力来源于掌侧时,应采用背侧进路;当引起骨折的应力来源于背侧时,应采用掌侧路进;当受轴向应力损伤时,应采用背侧进路,而复杂的损伤应采用掌、背侧联合入路,或联合其他固定方法。

4.人工腕关节置换术

人工腕关节置换术已于近年来推广使用,目前主要应用于腕关节严重创伤、创伤性关节炎、关节僵硬等患者的治疗过程,并取得显著效果。有研究显示,对桡骨远端骨折患者选择合适的治疗方法将有利于提高其腕关节功能改善的效果,对保障患者生活质量及身心健康也具有相应的积极意义。

七、并发症

发生骨质疏松性桡骨远端骨折后,无论是采取保守治疗还是手术治疗,都可能有并发症的发生,临床上应早发现、早诊断、早治疗。

(一)早期并发症

常见的早期并发症包括前臂筋膜室综合征、正中神经卡压和下尺桡关节脱位。

桡骨远端骨折行保守治疗时,石膏或夹板固定过程中常使用掌屈尺偏加压固定,由于腕部过度屈曲易致前臂筋膜室压力升高,严重时将出现前臂筋膜室综合征[114]。因此,石膏或夹板固定后应严密观察患者末梢血运情况及疼痛性质的改变,短期内复查至关重要。

正中神经卡压常见于石膏或夹板固定患者。腕部过度屈曲、骨折部位血肿加重,使腕管内压力骤增,容易引起正中神经压迫和腕管综合征[115]。应严密观察患者远端肢体的活动度和皮肤感觉,早期发现后及时解除正中神经卡压,改为内固定治疗。

下尺桡关节脱位是桡骨远端骨折常见后遗症,容易被忽视或漏诊。多因下尺桡掌背侧韧带、三角纤维软骨盘受损或断裂造成,早期发现与治疗,可避免此类并发症的发生[116]。

(二)中晚期并发症

常见的中晚期并发症包括肌腱炎和肌腱断裂、骨折不愈合或延迟愈合、骨折畸形愈合、严重创伤性腕关节炎、肩手综合征。

手术治疗桡骨远端骨折采用掌侧钢板固定时,螺钉过长可能会穿过背侧皮质致伸肌腱损伤或切割,掌侧钢板放置位置不当以及螺钉直接磨损拇长屈肌腱可导致肌腱断裂,钢板放置过高,可撞击屈肌腱导致拇长屈肌腱断裂[117]。背侧钢板固定时,伸肌腱直接磨损常导致肌腱炎和肌腱断裂的发生。

桡骨远端骨折不愈合或延迟愈合多发生在使用外固定支架治疗患者,过度的牵引是其主要原因。未准确复位和未可靠固定是造成骨折畸形愈合的主要原因[118],畸形愈合将严重影响腕关节功能,最终可导致腕关节僵硬。因此,治疗时达到解剖或功能复位标准且有效固定是减少此类并发症的关键,对于较复杂的不稳定性桡骨远端骨折宜采用切开复位内固定。

涉及关节面的桡骨远端骨折存在超过2mm的关节面台阶是引起后期创伤性腕关节炎的主要原因[119],常用手法整复是关节面整复不良、术中关节面恢复不良的原因。

骨折后若未能早期功能锻炼,容易造成腕及手指肿胀僵硬,甚至波及肩关节,发生肩手综合征。

八、抗骨质疏松治疗与康复锻炼

(一)抗骨质疏松治疗的目的

骨质疏松性骨折的病理基础是骨质疏松,骨折后无论是保守治疗还是手术治疗,积极有效的抗骨质疏松治疗是必要的。其目的是缓解术后疼痛,促进骨折愈合,防止骨量进一步丢失,提高骨量与骨强度,从而降低再发骨折的风险。

(二)抗骨质疏松治疗的原则

骨质疏松性骨折后抗骨质疏松干预治疗需要根据患者骨质疏松程度、身体健康状况、经济条件、依从性、药物适应证与禁忌证,药物的疗效性、安全性综合考虑,治疗方案需要坚持个体化原则。

骨质疏松性骨折前已经开始抗骨质疏松治疗的患者,应继续抗骨质疏松治疗;骨折前未进行干预治疗的患者,在骨折处理、病情稳定后应尽早开始抗骨质疏松治疗;骨折后选用基础治疗,并依据骨折患者骨转化类型,选择抗骨吸收药物或促骨形成药物。

(三)抗骨质疏松药物治疗

1. 基础用药

钙剂与维生素 D 的联合用药是抗骨质疏松的基础治疗。2013 年版《中国居民膳食营养素参考摄入量》建议,除每天饮食补充钙以外,每日额外补充元素钙 $500\sim600mg$,每日补充普通维生素 D $800\sim1000U$。

充足的钙摄入对获得理想骨峰值、减缓骨丢失、改善骨矿化和维护骨骼健康有益。充足的维生素 D 可增加肠钙吸收、促进骨骼矿化、保持肌力、改善平衡能力和降低跌倒风险。维生素 D 不足可导致继发性甲状旁腺功能亢进,增加骨吸收,从而引起或加重骨质疏松症。

2. 抗骨质疏松药物

有效的抗骨质疏松症药物可以增加骨密度,改善骨质量,显著降低骨折的发生风险。抗骨质疏松症药物按作用机制可分为骨吸收抑制剂、骨形成促进剂、其他机制类药物及传统中药。

(1)骨吸收抑制剂 抑制骨吸收药:具有提高腰椎和髋部骨密度,降低易发骨折部位的再发骨折率。通常首选具有较广抗骨折谱的药物,如阿仑膦酸钠、唑来膦酸、利塞膦酸钠等。首选口服药物治疗,对口服不能耐受、禁忌、依从性欠佳及再发骨折风险者可考虑使用注射制剂,如唑来膦酸,每年注射 1 次,肌酐清除率<35ml/min 禁用;如仅椎体骨折高风险,而髋部和非椎体骨折风险不高的患者,可考虑选用雌激素或选择性雌激素受体调节剂(SERMs)。骨折后伴疼痛严重的患者可考虑短期使用降钙素,连续使用时间不超过 3 个月。

(2)骨形成促进剂 甲状旁腺激素类似物(parathyroid hormone analogue,PTHa)是当前促骨形成的代表性药物,间断使用小剂量 PTHa 能刺激成骨细胞活性,促进骨形成,增加骨密度,改善骨质量,降低椎体和非椎体骨折的发生风险[120-121]。

(3)活性维生素 D 及其类似物 目前国内上市用于治疗骨质疏松症的活性维生素 D 及其类似物(vitamin D analogue)有 1α 羟维生素 D_3(α-骨化醇)和 1,25-二羟维生素 D_3(骨化三醇)两种。因不需要肾脏 1α 羟化酶羟化就有活性,故得名为活性维生素 D 及其类似物。活性维生素 D 及其类似物更适用于老年人、肾功能减退以及 1α 羟化酶缺乏或减少的患者,具有提高骨密度,减少跌倒,降低骨折风险的作用[122]。治疗骨质疏松症时,应用上述剂量的活性维生素 D 总体是安全的。长期使用时,应在医师指导下使用,不宜同时补充较大剂量的钙剂,并建议定期监测患者血钙和尿钙水平。在治疗骨质疏松症时,可与其他抗骨质疏松药物联合应用。

（4）维生素 K 类（四烯甲萘醌）　四烯甲萘醌（menatetrenone）是维生素 K_2 的一种同型物,促进骨形成,并有一定抑制骨吸收的作用,能够增加骨质疏松症患者的骨量。

（5）中成药　中医药治疗骨质疏松症以补肾益精、健脾益气、活血祛瘀为基本治法,中药治疗骨质疏松症多以改善症状为主。可能改善本病证候的,且药物有效成分较明确的中成药主要包括骨碎补总黄酮、淫羊藿苷和人工虎骨粉,如骨疏康胶囊、仙灵骨葆胶囊、强骨胶囊、金天格胶囊。中医经方六味地黄丸、左归丸、右归丸、金匮肾气丸等均有较明显的改善骨质疏松患者临床症状的疗效。

（四）骨折术后康复锻炼

骨质疏松性桡骨远端骨折术后患者,早期掌指、指间、肩肘关节需主动锻炼,防治肩手综合征。在条件允许的前提下,应该尽早进行腕关节康复训练。运动铰链式外固定支架患者可在医师帮助下行腕关节被动屈伸活动。合理的康复锻炼有利于恢复关节功能,改善肌力、肌张力,防止或减少肌肉萎缩,增加肌肉的活动能力,有利于骨愈合,预防或减少再骨折。

第六节　肱骨近端骨质疏松性骨折

一、概述

肱骨近端骨折是肱骨外科颈以远 1～2cm 至肱骨头关节之间的骨折,其发病率约占全身骨折的 5％,所有肱骨骨折的 45％,是典型的老年患者的损伤,并且大多与骨质疏松有关[123],是老年人骨质疏松性骨折的常见部位之一,约占老年人全身骨折的 1/3。老年人因具有较高跌倒风险,饮食中低钙摄入,肱骨颈骨质量较差等因素大大增加了发生肱骨近端骨折的风险。

肱骨近端包括肱骨头,大、小结节及肱骨干骺端。肱骨头与大、小结节和干骺端相连的部位为肱骨解剖颈,在大、小结节基底下缘处为肱骨外科颈。大、小结节之间形成结节间沟,肱二头肌长头腱在此通过,也称为二头肌间沟。冠状面上,肱骨头与肱骨干有 130°～135°的交角。横断面上,肱骨头与肘关节横轴相交 20°～30°,也就是后倾角。

肱骨头血供由肱动脉旋前支,旋后支,胸肩峰动脉,肩胛上、下动脉,肱深动脉组成的吻合支供应。其中,供血量最大的为肱动脉旋后支,约占肱骨头血供的 64％,供应肱骨头后方、上方、下方区域（图 9-49）。

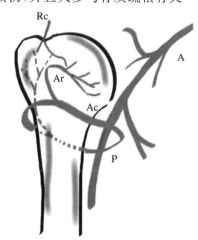

P. 肱动脉旋后支;A. 动脉;
Ac. 肱动脉旋前支;Ar. 弓动脉;
Rc. 供应冈上肌部分的血管。

图 9-49　肱骨近端血供

二、受伤机制

肱骨近端骨折可由间接暴力或直接暴力引起。

间接暴力是因跌倒时手或肘部触地,暴力通过肱骨干传导到肱骨近端,由于颈干角的存在,暴力易于在外科颈部位集中而引起骨折。年轻患者多数继发于高能量创伤,而对于伴有骨质疏松的老年患者,骨强度减弱,低能量的损伤即可引起骨折。

三、骨折分型

肱骨近端骨折的正确分型对治疗老年肱骨近端骨折方法的选择和预后的判定有重要的指导意义。肱骨近端骨折的分型、分类方法较多,但是目前临床上还没有哪一种分型将骨质疏松性骨折纳入,或者将骨密度和骨质量作为分型的考虑因素,所以骨质疏松性肱骨近端骨折仍参考临床上常用的分型系统。目前临床上常用的是 Neer 分型和 AO 分型。

(一)Neer 分型[124]

Neer 于 1970 年提出了肱骨近端骨折的四部分分类法。将肱骨上端 4 个组成部分即肱骨头、大结节、小结节和肱骨上端(关节部或解剖颈、大结节、小结节、骨干或外科颈)相互移位程度分为 6 个基本类型,移位>1cm 或成角>45°,否则不能认为是移位骨块。

Ⅰ型:轻度移位骨折。肱骨上端可为一处骨折(如单一肱骨外科颈骨折、单一大结节骨折或小结节骨折等),也可为多处骨折,即同时有两处或两处以上部位的骨折(如外科颈骨折合并大结节骨折等),但任何一处骨折的移位都不大于 1cm,骨端成角不大于 45°。从病理损伤角度考虑,这种骨折软组织损伤较轻,或骨端间有紧密的嵌插,骨折比较稳定,一般骨折愈合较快。这种类型骨折占肱骨上端骨折的绝大多数。这种没有明显移位的骨折,由于仍有软组织将骨折块连为一体,因此称为"一部分骨折"。

Ⅱ型:关节段移位骨折。按解剖部位命名即为肱骨解剖颈骨折,且骨端间移位大于 1cm 或成角大于 45°。此种骨折肱骨头的血循环受到破坏,常发生肱骨头缺血坏死。这种一处骨折因有明显的移位(或同时有轻度移位的大、小结节骨折),从而使肱骨头与肱骨干上端形成分离的两部分,因此属于"二部分骨折"。

Ⅲ型:骨干移位骨折。按解剖部位命名即为外科颈骨折。骨折移位大于 1cm 或成角大于 45°。单一骨干移位,肱骨上端分成两个分离的部分,因此也属于"二部分骨折"。如同时合并一个结节骨折且移位也大于 1cm 时,因为肱骨上端分成三个各自分离的部分,因此应属于"三部分骨折"。如同时合并两个结节的骨折,且均有大于 1cm 的移位,肱骨上端则分成四个各自分离的骨块,即肱骨头、大结节、小结节和肱骨干上端,这种骨折属于"四部分骨折"。

Ⅳ型:大结节骨折。大结节骨折且移位大于 1cm 以上。大结节有三个面作为冈上肌、冈下肌和小圆肌的附着点。外伤时可造成整个大结节骨折移位,也可为大结节的一个面撕脱骨折。如为部分撕脱骨折且有明显移位,则说明肩袖有纵行撕裂。如大结节移位骨折的同时有外科颈的移位骨折,则关节段骨块由于受附于小结节的肩胛下肌的牵拉而发生内旋。

Ⅴ型:小结节移位骨折。可为单独小结节撕脱骨折,移位大于 1cm,即属"二部分骨折"。如同时合并外科颈骨折且有明显移位,则属于"三部分骨折"。此时关节段由于只受附着于大结节的肩袖牵拉,因此可发生外展、外旋移位。

Ⅵ型:肱骨上端骨折合并盂肱关节脱位。肱骨上端骨折脱位是指肱骨上端骨折同时合并盂肱关节的真正完全脱位,而不是指肱骨头的旋转移位或关节内的半脱位现象。在"二部分骨折"或"三部分骨折"脱位的病例,肱骨头仍可能有一定的血循环。如发生"四部分骨折"脱位时,肱骨头血循环遭受破坏,易造成肱骨头缺血坏死。

(二)AO/OTA 分型[125]

按肱骨近端骨折是否累及关节将其分为 3 种类型。A 型:关节外一处骨折;B 型:关节外两处骨折;C 型:关节内骨折。共计 27 个亚型。该分型提示了肱骨头坏死的危险性:A 型骨折肱骨头血供破坏小,缺血性坏死的发生率低;B 型骨折波及了肱骨近端的三个部分,肱骨头血供受到影响,有一定的缺血性坏死的发生率;C 型骨折是关节内骨折,波及肱骨解剖颈,肱骨头血供常受损伤,容易造成缺血性坏死。

1.A 型骨折

A 型骨折是关节外的一处骨折。肱骨头血循环正常,因此不会发生肱骨头缺血坏死。

①A1 型骨折是肱骨结节骨折。再根据结节移位情况分为三个类型。

A1.1:结节骨折,无移位。

A1.2:结节骨折,伴有移位。

A1.3:结节骨折,伴有盂肱关节脱位。

②A2 型骨折是干骺端的嵌插骨折(外科颈骨折)。根据有无成角及成角方向也分为三个类型。

A2.1 型:冠状面没有成角畸形,侧位前方或后方有嵌插。

A2.2 型:冠状面有内翻成角畸形。

A2.3 型:冠状面有外翻成角畸形。

③A3 型是干骺端移位骨折,骨端间无嵌插。可分为三个类型。

A3.1 型:简单骨折,伴有骨折块间的成角畸形。

A3.2 型:简单骨折,伴有远端骨折块向内侧或向外侧的移位,或伴有盂肱关节脱位。

A3.3 型:多块骨折,可有楔形骨折块或伴有盂肱关节脱位。

2.B 型骨折

B 型骨折是更为严重的关节外骨折。骨折发生在两处,波及肱骨上端的三个部分。一部分骨折线可延及关节内。肱骨头的血循环部分受到影响,有一定的肱骨头缺血坏死发生率。

①B1 型骨折是干骺端有嵌插的关节外两处骨折。根据嵌插的方式和结节移位的程度可分为三个类型。

B1.1 型:干骺端骨折有嵌插,伴有大结节骨折。

B1.2 型:干骺端骨折有嵌插,伴有轻度的内翻畸形和肱骨头向下移位,合并小结节骨折。

B1.3 型:干骺端骨折有嵌插,侧位有向前成角畸形,同时伴有大结节骨折。

②B2 型骨折是干骺端骨折无嵌插,骨折不稳定,难以复位,常需手术复位内固定。

B2.1 型:干骺端斜行骨折伴有移位及结节骨折移位。

B2.2 型:干骺端横断移位骨折,肱骨头有旋转移位,伴有结节移位骨折。

B2.3 型:干骺端粉碎移位骨折,伴结节移位骨折。

③B3 型骨折是关节外两处骨折伴有盂肱关节脱位。

B3.1 型:干骺端斜行骨折,伴盂肱关节脱位。虽然只有一骨折线,但通过结节及干骺端。

B3.2 型:与 B3.1 型相似,伴有结节骨折及盂肱关节脱位。

B3.3型：干骺端骨折伴盂肱关节后脱位及小结节骨折。

3.C型骨折

C型骨折是关节内骨折，波及肱骨解剖颈，肱骨头的血循环常受损伤、易造成缺血坏死。

①C1型骨折为轻度移位的骨折，骨端间有嵌插。

C1.1型：肱骨头、大结节骨折，颈部骨折处有嵌插，成内翻畸形。

C1.2型：头、结节骨折，颈部骨折处有嵌插，成内翻畸形。

C1.3型：肱骨解剖颈骨折，无移位或轻度移位。

②C2型骨折是头骨折块有明显移位，伴有头与干骺端嵌插。

C2.1型：头、结节骨折，头与干骺端在外翻位嵌插，骨折移位较明显。

C2.2型：头、结节骨折，头与干骺端在内翻位嵌插。

C2.3型：通过头及结节的骨折，伴有内翻畸形。

③C3型骨折是关节内骨折伴盂肱关节脱位。

C3.1型：为解剖颈骨折伴肱骨头脱位。

C3.2型：解剖颈骨折伴肱骨头脱位及结节骨折。

C3.3型：头和结节粉碎骨折，伴头脱位或头的部分骨折块脱位。

四、临床表现及诊断

患者有骨质疏松性骨折史或轻微外伤史。可出现疼痛、肿胀、功能障碍等症状，畸形、骨擦感(音)、异常活动等体征，也有患者骨折后缺乏上述典型表现。骨折的确诊和准确分型依赖于影像学检查，如X线、CT＋上肢骨骼三维重建、MRI等。

(1)局部肿胀、压痛；

(2)骨擦感；

(3)主、被动活动受限；

(4)患肢紧贴胸壁，用健侧手托住，且怕别人接触伤部；

(5)合并肩关节的半脱位(肩关节内出血、积液压力增高)。

五、治疗

骨质疏松性肱骨近端骨折的治疗效果直接影响肩关节的功能，治疗原则是争取骨折早期解剖复位，保留肱骨头血运，合理可靠的骨折固定，早期功能锻炼，减少关节僵硬和肱骨头坏死的发生。骨折治疗方法的选择需综合考虑骨折类型、骨质量条件、患者的年龄、功能要求和自身的医疗条件。无论是保守治疗还是手术治疗，长期的抗骨质疏松治疗必不可少。

(一)保守治疗

大部分的肱骨近端骨折都可以采用保守治疗的方法，没有移位或者移位较小，能维持稳定的骨折通常能顺利地通过非手术的方法治疗[126-128]。复位后能维持稳定的肱骨近端两部分骨折可采用保守治疗，其方法包括闭合复位颈腕吊带制动、石膏固定、夹板外固定、外展架固定等。保守治疗需要定期复查，要求患者具有良好的依从性。保守治疗需要制动较长时间，易出现异位骨化、骨折畸形愈合、肩关节僵硬等并发症。

(二)手术治疗

复位后不稳定、保守治疗不成功的骨折应采取手术治疗。手术治疗的目的是给予骨折良好的复位并固定,以便早期活动肩关节,尽可能恢复肩关节功能。手术方式根据骨折的类型不同而不同。手术方法多样,目前主要包括经皮穿针、髓内钉、钢板螺钉固定、假体置换等,且没有一种手术方式是有其单一指征的。而对于老年骨质疏松性肱骨近端骨折行内固定治疗,主要应考虑两方面的问题:一是如何选择有效的内固定物;二是如何尽量保护肱骨头的血供。

1.闭合复位经皮内固定

此种术式对软组织损伤较小,但提供骨折稳定性不如切开复位内固定,适用于两部分外科颈骨折及一些稳定的三、四部分骨折,不适合解剖颈骨折、肱骨头粉碎性骨折及严重外翻成角的嵌插骨折。主要并发症为钉道感染、骨折片再移位及钢针移位。

2.髓内钉固定

髓内钉固定作为一项传统的内固定方式,在肱骨近端骨折的治疗中有其独特地位。其优点在于间接复位,保护了骨折周围血供,间接促进骨折愈合,多应用于二部分外科颈骨折患者,尤其是同时伴有肱骨干骨折的患者。潜在的肩袖损伤是髓内钉固定的主要缺点之一。

3.切开复位锁定钢板内固定

传统的钢板螺钉内固定系统,其稳定性依靠钢板与骨骼间的摩擦力维持,而锁定钢板的工作原理则是依靠螺钉钢板联为一体,使螺钉与骨骼间的应力维持骨折部位稳定。因此对于伴有骨质疏松或粉碎性骨折的患者,锁定钢板系统有其理论上的优越性。近年来,随着专为肱骨近端骨折量身定制的角度稳定解剖型钢板的问世,越来越多的外科医生选择将其作为固定骨质疏松性及粉碎性骨折的工具,最为常用的包括肱骨近端锁定钢板(locking proximal humerus plate,LPHP)和肱骨近端内固定锁定系统(proximal humeral internal locking system,PHILOS)型解剖钢板,后者因其肱骨头部分锁定螺钉提供的多方向强大抗拔出作用而更具优越性。根据总体预后的 Constant 评分统计,锁定钢板系统在二部分骨折及三部分骨折中优良率较高,而四部分及 C 型骨折预后不尽如人意。

4.肩关节置换术

半肩关节置换术和全肩关节置换术,主要适用于 Neer Ⅳ 型老年性肱骨近端骨折。全肩关节置换术是在半肩关节置换术基础上再植入关节盂假体,在肱骨近端骨折治疗中不及半肩关节置换术广泛,适用于严重的肱骨近端骨折伴关节盂破坏。半肩关节置换术又称肱骨头置换术,近年来在肱骨近端骨折治疗中应用逐渐增多。对有骨质疏松的患者,肱骨大结节移位和骨折不愈合等会限制肩关节置换术后的功能。反式肩关节置换在有严重骨质疏松或者肩袖周围肌肉附着点严重撕裂的患者中能取得较好的效果。

(三)抗骨质疏松药物治疗

无论是保守治疗还是手术治疗,长期的抗骨质疏松治疗必不可少。已用抗骨质疏松药物者,可继续应用。骨折前未用抗骨质疏松药物者,根据患者情况分两类进行选择:第一,骨折后急诊或早期进行内固定手术者,在手术后患者全身情况稳定时,建议适时进行抗骨质疏松治疗。第二,骨折后暂时不做手术或保守治疗患者待全身创伤反应稳定时,建议适时进行抗骨质疏松治疗。用药注意事项:应选用基础药物。依据骨转换类型决定选用抗骨吸收药物或促骨形成药物。用药前应参照药物说明书,遇有不良反应及时停药和处理,或更换不同药物。

(1)基础治疗药物 维生素 D、钙制剂。建议每日额外补充钙元素 500～600mg[33,129,130]。每日补充普通维生素 D 800～1000U。

(2)活性维生素 D 老年人肾功能不全及 1α 羟化酶缺乏者,应补充活性维生素 D,注意监测血钙与尿钙[131]。

（3）抗骨吸收药　双膦酸盐、降钙素、选择性雌激素受体调节剂、雌孕激素替代治疗。

（4）促骨形成药　PTH1-34片段。

（5）双向作用机制药物　活性维生素D、维生素K_2等。

（6）中药　补肾壮骨类药物、含黄酮类生物活性成分等中药。

六、并发症

（1）血管损伤。肱骨近端骨折合并动、静脉损伤较少见。老年患者由于血管硬化，血管壁弹性差，骨折移位相对较易发生血管损伤。

（2）神经损伤。臂丛神经损伤，肱骨近端骨折合并臂丛神经损伤发病率为6.1%。由于解剖关系，腋神经损伤最常见，肩胛上神经、肌皮神经和桡神经也有损伤。除了骨折移位造成的神经损伤外，也可能有上臂上举位造成的牵拉伤。

（3）同侧的胸壁损伤，肋骨骨折和血气胸。

（4）肩关节僵硬。由于骨折时的损伤，手术时软组织剥离和功能锻炼的延迟，可造成关节囊韧带滑囊粘连和肩周肌肉的挛缩。

（5）骨折畸形愈合。较轻度的畸形愈合常不影响肩关节功能。如畸形严重，可影响上举。常见畸形为向前成角，必要时可考虑截骨矫形。

（6）肱骨头缺血性坏死。肱骨头坏死是肱骨近端三、四部分骨折的常见并发症。

（7）骨折不愈合，临床少见。如固定不牢固、软组织嵌入、对位差，造成骨折不愈合者，常需再次手术。

（8）复发性肩关节脱位。肱骨近端骨折合并肩关节脱位时，除治疗骨折外，复位后关节盂唇未进行修复，或固定时间不够，过早行肩关节功能锻炼，均可造成肩关节脱位复发。

七、总结

骨质疏松性肱骨近端骨折是临床中较为常见的疾病。新的手术技术和更好的设备可以为患者的治疗提供更佳的方案。部分这类骨折的患者保守治疗也可以获得较好的疗效。手术治疗的目的是缩短患者的制动时间，但手术治疗也会增加并发症的发生率。每种治疗骨折的方法都有其自身的优点和缺点。仔细分析判断患者手术适应证、对损伤机制充分的认识和合理的术后康复锻炼等措施会改善这一骨折的预后。而长期的抗骨质疏松治疗则是必不可少的一个环节。

参考文献

[1]Kim DH，Vaccaro AR. Osteoporotic compression fractures of the spine：current options and considerations for treatment [J]. Spine J，2006，6(5)：479-487.

[2]中华医学会骨科学分会骨质疏松学组.骨质疏松性骨折诊疗指南[J].中华骨科杂志，2017，37(1)：1-10.

[3]中华医学会骨质疏松和骨矿盐疾病分会.原发性骨质疏松症诊疗指南(2017)[J].中华骨质疏松和骨矿盐疾病杂志，2017，10(5)：413-443.

[4]Mo D，Hsieh P，Yu H，et al. The relationship between osteoporosis and body com-

position in pre-and postmenopausal women from different ethnic groups in China [J]. Ethn Health，2017，22(3):295-310.

[5]白璧辉，谢兴文，李鼎鹏，等. 我国近 5 年来骨质疏松症流行病学研究现状 [J]. 中国骨质疏松杂志,2018,24(2):253-258.

[6]李石伦,鞠林林,陈伟,等.老年脊柱骨折的流行病学特征分析[J].中华老年骨科与康复电子杂志,2015,1(1):50-54.

[7]杨立民.老年骨质疏松脊柱骨折的治疗应取积极态度[J].中国骨与关节损伤杂志,2005,20(7):433.

[8]Kamer L，Noser H，Popp AW，et al. Computational anatomy of the proximal humerus：An ex vivo high-resolution peripheral quantitative computed tomography study[J]. J Orthop Translat,2016，4:46-56.

[9]Yi C，Wang MY，Wei J，et al. Preoperative QCT assessment of femoral head for assessment of femoral head bone loss [J]. Exp Ther Med，2017，13(4)：1470-1474.

[10]陈超,李前龙,刘海全,等.骨质疏松性椎体骨折后局部应力分布的有限元研究[J].中国骨质疏松杂志,2008,14(1):5-7,51.

[11]印平,马远征,马迅,等.骨质疏松性椎体压缩性骨折的治疗指南[J].中国骨质疏松杂志,2015,21(6):643-648.

[12]徐妍妍,李斌,邹海波,等. X 线、CT、MRI 在评估症状性骨质疏松椎体压缩骨折手术治疗中的价值[J].中华医学杂志,2014,94(11):832-835.

[13]郭跃春.脊椎骨质疏松性骨折的影像学诊断[J].医学理论与实践,2009,22(8):922-924.

[14]李凯,李新民,闫东,等.腰椎 QCT 与 DXA 对老年骨质疏松的诊断差异[J].中华骨质疏松和骨矿盐疾病杂志,2017,10(3):271-276.

[15]张天宇,程晓光,王玲,等.定量 CT 测量北京城乡老年人股骨近段骨密度与骨结构比较[J].中华骨质疏松和骨矿盐疾病杂志,2017,10(4):342-349.

[16]Wang L，Su YB，Wang QQ，et al. Validation of asynchronous quantitative bone densitometry of the spine：Accuracy，short-term reproducibility，and a comparison with conventional quantitative computed tomography [J]. Sci Rep，2017，7:6284.

[17]Silva BC，Broy SB，Boutroy S，et al. Fracture risk prediction by non-BMD DXA measures：the 2015 ISCD official positions part 2：trabecular bone score [J]. J Clin Densitom，2015，18(3)：309-330.

[18]伍忠根,刘飙,邹建军,等.MRI 对陈旧与新鲜椎体骨折的鉴别诊断价值[J].实用临床医学,2007,8(10):102-104.

[19]Liang BC,Shi ZY，Wang B，et al. Intravenous zoledronic acid 5 mg on bone turnover markers and bone mineral density in east China subjects with newly diagnosed osteoporosis：a 24-month clinical study [J]. Orthop Surg,2017,9(1):103-109.

[20]施振宇,刘钟,陈文亮,等.中医综合疗法防治绝经后骨量减少的多中心临床研究[J].中医正骨,2017,29(4):1-7.

[21]Kim YY，Rhyu KW. Recompression of vertebral body after balloon kyphoplasty for

osteoporotic vertebral compression fracture [J]. Eur Spine J,2010,19(11):1907-1912.

[22]冯博,郝定均,郭浩. 经皮椎体后凸成形术治疗老年骨质疏松性椎体压缩骨折的研究进展[J]. 中华老年骨科与康复电子杂志,2016,2(3):185-188.

[23]Patil S, Rawall S, Singh D, et al. Surgical patterns in osteoporotic vertebral compression fractures [J]. Eur Spine J, 2013, 22(4): 883-891.

[24]Kanis JA, McCloskey EV, Johansson H, et al. European guidance for the diagnosis and management of osteoporosis in postmenopausal women [J]. Osteoporos Int, 2012,24(1):23-57.

[25]Aspenberg P, Genant HK, Johansson T, et al. Teriparatide for acceleration of fracture repair in humans: a prospective, randomized, double-blind study of 102 postmenopausal women with distal radial fractures [J]. J Bone Miner Res, 2010,25(2): 404-414.

[26]Luo Y. A biomechanical sorting of clinical risk factors affecting osteoporotic hip fracture. [J]. Osteoporos Int, 2016, 27(2):423-439.

[27]刘璠. 老年髋部骨折的特点及其治疗方法[J]. 中国骨与关节杂志,2018,7(3):161-162.

[28]Khan A, Dubois S, Khan AA, et al. A randomized, double-blind, placebo-controlled study to evaluate the effects of alendronate on bone mineral density and bone remodelling in perimenopausal women with low bone mineral density[J]. J Obstet Gynaecol Can, 2014, 36(11): 976-982.

[29]刘文和,刘忠厚,陈鹏,等. 老年人骨质疏松性髋部骨折与 Singh 指数和股骨近端几何结构的相关性初探[J]. 中国骨质疏松杂志,2012,18(3):193-196.

[30]Seinsheimer F. Subtrechanterie fractures of the femur [J]. Orthop Clin North Am, 1978,60(3):202-208.

[31]Lee YK, Lee YJ, Ha YC, et al. Five-year relative survival of patients with osteoporotic hip fracture[J]. J Clin Endocrinol Metab, 2014, 99(1):97-100.

[32]Roberts KC, Brox WT. AAOS clinical practice guideline: management of hip fractures in the elderly[J]. J Am Acad Orthop Surg, 2015, 23(2): 138-140.

[33]Hou HT, Li WY, Liu YW, et al. Subtype classification of Garden Ⅲ femoral neck fractures in the elderly based on frontal Garden index and its clinical significance[J]. China J Orthop Trauma, 2016, 29(11):982-988.

[34]Wong TM. Commentary: dynamic hip screw fixation versus multiple screw fixation for intracapsular hip fracture[J]. J Orthop Surg, 2016,24(2):144.

[35]Aminian A, Gao F, Fedoriw WW, et al. Vertically oriented femoral neck fractures: mechanical analysis of four fixation techniques[J]. J Orthop Trauma, 2007, 21(8):544-548.

[36]Sidhu AS, Singh AP, Singh AP, et al. Total hip replacement as primary treatment of unstable intertrochanteric fractures in elderly patients[J]. Int Orthop, 2010, 34(6):789-792.

[37]Crespo E, Gómez, S, Palacios V, et al. Long-term results after treatment of pertrochanteric femoral fractures with percutaneous compression plate (PCCP)[J]. Eur J Orthop Surg Traumatol, 2016, 26(6):613-617.

[38]Yu W, Zhang X, Wu R, et al. The visible and hidden blood loss of Asia proximal femoral nail anti-rotation and dynamic hip screw in the treatment of intertrochanteric fractures of elderly high-risk patients: a retrospective comparative study with a minimum 3 years of follow-up[J]. BMC Musculoskelet Disord, 2016, 17(269):1-10.

[39]Arslan A, Utkan A, Koca TT. Results of a compression pin alongwith trochanteric external fixation in management of high risk elderly intertrochanteric fractures[J]. Indian J Orthop, 2016, 50(6):636-640.

[40]Scaglione M, Fabbri L, Rollo FD, et al. The second hip fracture in osteoporotic patients: not only an orthopaedic matter[J]. Clin Cases Miner Bone Metab, 2013, 10(2):124-128.

[41]Berry DJ. Epidemiology: hip and knee[J]. Orthop Clin North Am, 1999, 30(2):183-190.

[42]Berry DJ. Periprosthetic fractures associated with osteolysis: A problem on the rise[J]. J Arthroplasty, 2003, 18(3 Suppl 1):107-111.

[43]Lewallen DG, Berry DJ. Periprosthetic fracture of the femur after total hip arthroplasty: treatment and results to date[J]. Instr Course Lect, 1998, 47(12):243-249.

[44]郜振武,吴斗,郭军政,等.骨质疏松性股骨侧假体周围骨折的治疗及策略[J].中华关节外科杂志(电子版),2015,9(5):680-684.

[45]Ehlinger M, Ducrot G, Adam P, et al. Iconography: distal femur fractures. surgical techniques and a review of the literature[J]. Orthop Traumatol Surg Res, 2013, 99(3):353-360.

[46]王光林,张晖,刘雷,等.膝关节周围骨折的治疗建议[J].中华创伤骨科杂志,2010,12(12):1150-1155.

[47]Cao J, Liu YL, Wang YQ, et al. Salvage thrombolysis and extracorporeal membrane oxygenation for massive pulmonary embolism during the distal femur fracture surgery[J]. Am J Emerg Med, 2016, 34(6): 1189. e3-1189. e5.

[48]张智海,刘忠厚,李娜,等.中国人骨质疏松症诊断标准专家共识(第三稿·2014版)[J].中国骨质疏松杂志,2014,20(9):1007-1010.

[49]王孝辉,丁强.外固定架治疗高危老龄股骨近端骨折的临床评价[J].中医正骨,2013,25(8):36-37.

[50]郝俊,张晓伟,吴延飞,等.股骨远端骨折几种不同固定方法疗效分析[J].实用骨科杂志,2006,12(3):240-241.

[51]李晗,王威,侯志勇,等.三种内固定方式治疗股骨远端骨折的疗效比较[J].中华创伤骨科杂志,2012,14(11):950-953.

[52]杨青,郭卫春,刘洋,等.不同内固定器固定股骨髁上骨折的生物力学比较[J].中国组织工程研究,2015,19(9):1452-1456.

[53]Scolaro JA, Christina E, Samir M. Prevention of cortical breach during placement of an antegrade intramedullary femoral nail[J]. Orthopedics, 2013, 36(9):688-692.

[54]Biber R, Bail HJ. Retrograde intramedullary nailing for periprosthetic fractures of the distal femur[J]. Oper Orthop Traumatol, 2014, 26(5):438-454.

[55]Başcl O，Karakaşll A，Kumtepe E，et al．Combination of anatomical locking plate and retrograde intramedullary nail in distal femoral fractures：comparison of mechanical stability[J]．Eklem Hastalik Cerrahisi,2015，26(1)：21-26．

[56]陈景春,侯孝廉,刘杰,等.AO钢板治疗股骨下段及髁间粉碎性骨折疗效分析[J].骨与关节损伤杂志,2003,18(3):213.

[57]何顺.股骨远端骨折治疗方法的选择及疗效分析[J].实用骨科杂志,2010,16(9):698-700.

[58]黄智,云雄,邹重文,等.股骨髁部骨折的手术治疗[J].中华创伤骨科杂志,2008,10(7):638-642.

[59]李怀忠,姜尚玉,张本领,等.动力髁螺钉治疗股骨远端骨折[J].中国矫形外科杂志,2005,13(8):629-630.

[60]任国文,苏庚洵,王国柱,等.动力髁螺钉内固定治疗股骨远端骨折[J].中国骨与关节损伤杂志,2006,21(4):313-314.

[61]关继奎,关雨,赵丽,等.内固定物置入治疗股骨远端骨折的生物力学变化与临床效果[J].中国组织工程研究,2013,17(13):2439-2446.

[62]张鹏,毕郑刚.股骨远端骨折:固定方式及个体化治疗[J].中国组织工程研究,2018,22(23):3723-3729.

[63]乐建辉,吴伟.AO解剖型股骨髁钢板治疗股骨髁骨折[J].临床骨科杂志,2010,13(3):356.

[64]陈新,闫旭,王凯,等.微创稳定系统(LISS)和解剖钢板治疗股骨远端复杂骨折的对比研究[J].中华骨科杂志,2010,30(3):260-264.

[65]张力丹,刘洪波,刘国会,等.微创内固定系统对股骨远端骨折的间接复位作用[J].中华创伤骨科杂志,2012,14(7):577-581.

[66]Shen L，Li X，Wang T，et al．Reverse polyaxial less invasive stabilization systems for treatment of femoral intertrochanteric fractures of the distal femur[J]．Arch Orthop Trauma Surg，2016，136(11):1-7．

[67]杨阳,马信龙,马剑雄,等.微创内固定系统与动力髁螺钉固定股骨远端不稳定骨折的生物力学研究[J].中华实验外科杂志,2016,33(7):1736-1738.

[68]Stoffel K，Lorenz KU，Kuster MS．Biomechanical considerations in plate osteosynthesis：the effect of plate-to-bone compression with and without angular screw stability[J]．J Orthop Trauma，2007，21(6):362-368．

[69]王飞达,高耀祖,苑伟,等.附加锁定加压钢板联合植骨治疗股骨干骨折髓内钉固定术后无菌性骨不连[J].中国骨伤,2014,27(10):815-818.

[70]梁锦英,丁真奇,林达生,等.附加锁定钢板微创治疗股骨骨折髓内钉固定术后骨不连[J].临床骨科杂志,2014,17(6):680-682.

[71]Bel JC，Court C，Cogan A，et al．Unicondylar fractures of the distal femur[J]．Orthop Traumatol Surg Res,2014,100(8):873-877．

[72]雷金来,庄岩,丛雨轩,等.内后侧入路对侧微创内固定系统钢板治疗单纯股骨内髁骨折[J].中华创伤骨科杂志,2018,20(3):262-266.

[73]Giotikas D，Nabergoj M，Krkovic M．Surgical management of complex intra-articular distal femoral and bicondylar Hoffa fracture[J]．Ann R Coll Surg Engl，2016，98(8)：e168-e170.

[74]Telleria JJM，Barei DP，Nork SE．Coronal Plane Small-Fragment Fixation in Supracondylar Intercondylar Femur Fractures[J]．Orthopedics，2016，39(1)：e134-e139.

[75]中华创伤骨科杂志编辑委员会．胫骨平台骨折诊断与治疗的专家共识[J]．中华创伤骨科杂志，2015，17(1)：3-7.

[76]Bove F，Sala F，Capitani P，et al．Treatment of fractures of the tibial plateau (Schatzker Ⅵ) with external fixators versus plate osteosynthesis[J]．Injury，2018，49(Suppl 3)：S12-S18.

[77]Kugelman DN，Qatu AM，Strauss EJ，et al．Knee stiffness after tibial plateau fractures：predictors and outcomes (OTA-41)[J]．J Orthop Trauma，2018，32(11)：e421-e427.

[78]Shimizu T，Sawaguchi T，Sakagoshi D，et al．Geriatric tibial plateau fractures：Clinical features and surgical outcomes[J]．J Orthop Sci，2016，21(1)：68-73.

[79]王万宗，徐皓，陈宗雄，等．老年骨质疏松性胫骨平台骨折的治疗策略[J]．中国骨与关节损伤杂志，2012，27(8)：751-752.

[80]孙杰，卜国云，张金利．骨质疏松性胫骨平台骨折的治疗进展[J]．天津医药，2018，46(8)：894-899.

[81]刘璠．胫骨平台骨折治疗相关问题与思考[J]．中华骨科杂志，2016，36(18)：1149-1150.

[82]王国旗，张里程，唐佩福．胫骨平台骨折的治疗策略与进展[J]．中华骨科杂志，2016，36(18)：1202-1207.

[83]张英泽．胫骨平台骨折微创治疗策略与进展[J]．中华创伤骨科杂志，2017，19(10)：829-832.

[84]Rozell JC，Vemulapalli KC，Gary JL，et al．Tibial plateau fractures in elderly patients[J]．Geriatr Orthop Surg Rehabil，2016，7(3)：126-134.

[85]张巍，罗从风，曾炳芳．四种不同内固定治疗胫骨平台后外侧剪应力骨折的生物力学研究[J]．中华创伤骨科杂志，2010，12(11)：1069-1073.

[86]蒋煜青，黄健，郭伟康，等．外侧前后联合入路双钢板内固定治疗累及后外髁的胫骨外侧平台骨折[J]．中华创伤骨科杂志，2017，19(4)：340-345.

[87]鲍飞龙，刘涛，亢世杰，等．传统切开复位内固定与双反牵引微创复位经皮内固定治疗胫骨平台骨折的临床疗效比较[J]．中华创伤骨科杂志，2017，19(10)：854-860.

[88]陈红卫，张根福，潘俊，等．改良前外侧入路胫骨近端锁定加压钢板固定治疗胫骨平台后外侧骨折[J]．中华骨科杂志，2013，33(9)：935-940.

[89]陈昌博，鲁道海．经皮锁定加压钢板固定与交锁髓内钉固定治疗胫骨远端关节外骨折效果对比观察[J]．山东医药，2016，56(44)：86-88.

[90]杨宗西，程晓东，朱炼，等．内侧和外侧锁定钢板固定 Schatzker Ⅵ型胫骨平台骨折的有限元分析[J]．中华创伤骨科杂志，2018，20(2)：157-161.

[91]陈佳，龙兴敬，杨世林，等．闭合复位及经皮空心螺钉内固定治疗胫骨平台骨折 17 例

疗效分析[J]. 重庆医学,2010,39(21):2957-2958.

[92]汪志芳,李丹勇,郭健行,等. 关节镜辅助下空心钉微创内固定治疗 Schatzker Ⅰ～Ⅳ型胫骨平台骨折 26 例疗效分析[J]. 中国骨与关节损伤杂志,2014,29(8):831-832.

[93]顾三军,李海峰,芮永军,等. 关节镜下微创治疗胫骨平台后柱骨折[J]. 中华创伤骨科杂志,2016,18(4):351-354.

[94]邢海祥,沈建明,山关心. 关节镜下经皮内固定治疗胫骨平台骨折合并半月板损伤的近远期疗效分析[J]. 浙江医学,2016,38(19):1594-1597.

[95]方永刚,邱小魁,张鹏. 关节镜辅助下复位内固定治疗 Schatzker Ⅰ-Ⅳ 型胫骨平台骨折[J]. 中国矫形外科杂志,2018,26(22):2103-2106.

[96]Parratte S,Ollivier M,Argenson JN. Primary total knee arthroplasty for acute fracture around the knee[J]. Orthop Traumatol Surg Res,2018,104(S1):S71-S80.

[97]王上增,李基威,王义生. 关节置换术治疗膝骨性关节炎合并胫骨平台骨折[J]. 中国矫形外科杂志,2017,25(2):181-183.

[98]Nellans KW,Kowalski E,Chung KC. The epidemiology of distal radius fractures[J]. Hand Clinic,2012(28):113-125.

[99]姜保国,龙奎元,张殿英,等. 桡骨远端骨折的治疗策略[J]. 中华创伤骨科杂志,2004,6(10):1118-1121.

[100]Yoneda H,Watanabe K. Primary excision of the ulnar head for fractures of the distal ulna associated with fractures of the distal radius in severe osteoporotic patients [J]. J Hand Surg Eur Vol,2014,39(3):293-299.

[101]Rozental TD,Branas CC,Bozentka DJ,et al. Survival among elderly patients after fractures of the distal radius [J]. J Hand Surg Am,2002,27(6):948-952.

[102]Fanuele J,Koval KJ,Lurie J,et al. Distal radial fracture treatment:what you get may depend on your age and address [J]. J Bone Joint Surg Am,2009,91(6):1313-1319.

[103]Frykman G. Fracture of the distal radius including sequelae shoulder-hand-finger syndrome,distrubance in the distal radioulnar joint and impairment of nerve function. A clinical and experimental study[J]. Acta Orthop Scand,1967,38(Suppl 108):1-155.

[104]Müller ME. Manual of inter nail fixation techniques recommended by the AO-ASIF group[M]. 3rd Ed. New York:Springe,1991:1.

[105]Fernández DL. Fractures of the distal radius:operative treatment[J]. Instr Course Lect,1993,42:73-88.

[106]Kanis JA. Assessment of fracture risk and its application to screening for postmenopausal osteoporosis:synopsis of a WHO report. WHO Study Group[J]. Osteoporos Int,1994,4(6):368-381.

[107]张智海,刘忠厚,李娜,等. 中国人骨质疏松症诊断标准专家共识(第三稿·2014 版)[J]. 中国骨质疏松杂志,2014,20(9):1007-1010.

[108]魏勇,梁文清,常西海. 动力跨关节型外固定架治疗不稳定性桡骨远端骨折[J]. 中国矫形外科杂志,2010,18(16):1384-1385.

[109]安欣,权元强,李兆红,等. 桡骨远端骨折的治疗进展[J]. 滨州医学院学报,2016,39

(3)：201-202,234.

[110]邓宾,胡栢均,伍中庆,等. 手法复位结合外固定支架治疗老年骨质疏松患者桡骨远端骨折的疗效[J]. 中国老年学杂志,2012,32(19):4310-4312.

[111]Liporace FA,Gupta S,Jeong GK,et al. A biomechanical comparison of a dorsal 3.5 mm T-plate and a volar fixed-angle plate in a model of dorsally unstable distal radius fracture[J]. J Orthop Trauma,2005,19(3):187-191.

[112]Richard MJ,Katolik LI,Hanel DP,et al. Distraction plating for the treatment of highly comminuted distal radius fractures in elderly patients[J]. J Hand Surg,2012,37(5):948-956.

[113]张屹,杨拓,李辉,等. 掌侧与背侧入路钢板置入固定修复桡骨远端骨折并发症的Meta 分析[J]. 中国组织工程研究,2014,18(22):3560-3566.

[114]Leversedge FJ,Srinivasan RC. Management of soft-tissue injuries in distal radius fractures[J]. Hand Clin,2012,28(2):225-233.

[115]Cannata G,De Maio MF,Mancini F,et al. Physeal fractures of the distal radius and ulna:long-term prognosis[J]. J Orthop Trauma,2003,17(3):172-180.

[116]Bessho Y,Nakamura T,Nagura T,et al. Effect of volar angulation of extra-articular distal radius fractures on distal radioulnar joint stability:a biomechanical study[J]. J Hand Surg Eur Vol,2015,40(8):775-782.

[117]Asadollahi S,Keith PP. Flexor tendon injuries following plate fixation of distal radius fractures:a systematic review of the literature[J]. J Orthop Traumatol,2013,14(4):227-234

[118]Haase SC,Chung KC. Management of malunions of the distal radius[J]. Hand Clin,2012,28(2):207-216.

[119]Erhart S,Schmoelz W,Lutz M. Clinical and biomechanical investigation of an increased articular cavity depth after distal radius fractures:effect on range of motion,osteoarthrosis and loading patterns[J]. Arch Orthop Trauma Surg,2013,133(9):1249-1255.

[120]Neer RM,Arnaud CD,Zanchetta JR,et al. Effect of parathyroid hormone (1-34) on fractures and bone mineral density in postmenopausal women with osteoporosis[J]. N Engl J Med,2001,344(19):1434-1441.

[121]Jiang Y,Zhao JJ,Mitlak BH,et al. Recombinant human parathyroid hormone (1-34)[Teriparatide]improves both cortical and cancellous bone structure[J]. J Bone Miner Res,2003,18(11):1932-1941.

[122]Bischoff-Ferrari HA,Dawson-Hughes B,Staehelin HB,et al. Fall prevention with supplemental and active forms of vitamin D:a meta-analysis of randomised controlled trials[J]. BMJ,2009,339(7725):b3692-b3703.

[123]Court-Brown CM,Garg A,McQueen MM. The epidemiology of proximal humeral fractures[J]. Acta Orthop Scand,2001,72(4):365-371.

[124]Neer C,Displaced proximal humeral fractures. Ⅰ. Classification and evaluation[J]. J Bone Joint Surg Am,1970,52(6):1077-1089.

[125]Müller ME,Nazarian S,Koch P,et al. The Comprehensive Classification of Fractures of Long Bones[M]. London: Springer-Verlag,1990:120-121.

[126]Zyto K. Non-operative treatment of comminuted fractures of the proximal humerus in elderly patients[J]. Injury,1998,29(5):349-352.

[127]Gaebler C,McQueen MM,Court-Brown CM. Minimally displaced proximal humeral fractures: epidemiology and outcome in 507 cases[J]. Acta Orthop Scand,2003,74(5):580-585.

[128]Koval KJ,Gallagher MA,Marsicano JG,et al. Functional outcome after minimally displaced fractures of the proximal part of the humerus[J]. J Bone Joint Surg Am,1997,79(2):203-207.

[129]Khan A,Dubois S,Khan AA,et al. A randomized,double blind,placebocontrolled study to evaluate the effects of alendronate on bone mineral density and bone remodeling in perimenopausal women with low bone mineral density[J]. J Obstet Gynaecol Can,2014,36(11):976-982.

[130]Cosman F,de Beur SJ,LeBoff MS,et al. Clinician's guide to prevention and treatment of osteoporosis[J]. Osteoporos Int,2014,25(10):2359-2381.

[131]Larsen ER,Mosekilde L,Foldspang A. Vitamin D and calcium supplementation prevents osteoporotic fractures in elderly communitydwelling residents: a pragmatic population-based 3-year intervention study[J]. J Bone Miner Res,2004,19(3):370-378.

第十章　骨质疏松性骨折康复

骨质疏松性骨折与骨质量、骨密度、神经肌肉稳定性、环境因素等多方面有关。骨质疏松性骨折康复不仅指骨骼肌肉功能的改善和康复，还包括全身状态的改善和康复，如精神神经、认知、营养、心肺功能、睡眠、心理状态等；另外，还包括环境的改造。就个体而言，包括药物治疗和非药物治疗。药物治疗积极有效，非药物治疗地位重要、内容广泛。无论男女，从出生到死亡都应该预防骨质疏松和骨折，而非仅仅针对绝经后妇女。从少年到青年时期的生活习惯，如摄入钙和其他营养物质的多少、负重运动的情况等影响了 20％左右的骨密度峰值变化及以后一生当中骨丢失的速度[1,2]。随着骨骼的生长、发育，青少年期骨量达到了一生中最大的值，称为"骨量峰值"。若青少年期骨组织储备量充分，就能有效避免女性绝经后及老年时骨量的丢失，必然会延缓骨质疏松症的发生。老年时骨骼的健康水平常常是年轻时骨代谢状况的结果。目前尚无任何一种方法使疏松的骨骼恢复正常的骨量，已经发生骨折的脊柱椎体亦很难恢复原状，因此关键是预防。早期筛查、适量运动、恰当饮食、预防跌倒、增加肌力、改善平衡和柔韧性、减轻跌倒时冲击力、酌情药物干预等是治疗的要点。

第一节　抗骨质疏松药物康复治疗

抗骨质疏松药物治疗是基础治疗之一，没有改善骨骼的质量和密度，反复合并骨折，则康复效果极差，甚至无从谈起。目前，常用的抗骨质疏松药物有雌激素、降钙素、选择性雌激素受体调节剂、双膦酸盐、甲状旁腺激素、雷奈酸锶等。药物使用要考虑效果和副作用之间的相互平衡，有所取舍。

雌激素和降钙素应用渐渐减少，雌激素对于绝经后妇女尤其是老年妇女存在一些健康风险（如雌激素相关肿瘤、深静脉血栓、冠心病等），降钙素抗骨折的效应并不肯定，尚存争议，尤其是对非椎体骨折。

抗骨质疏松药物应用和研究最多的是双膦酸盐，一级预防研究 HORIZON-PFT 研究发现3889 名绝经后骨质疏松妇女使用唑来膦酸钠治疗后，3 年内椎体骨折事件下降 70％、非椎体骨折发生率下降 25％、髋部骨折发生率下降 41％[3]。HORIZON-PFT 研究是二级预防研究，纳入 1065 例患者，平均随访 1.9 年，减少临床再发骨折 35％，其中减少椎体骨折 46％、非椎体骨折 27％、髋部骨折 30％[4]。关于其他双膦酸盐的研究有类似的发现[5,6]。但双膦酸盐可能出现胃肠反应、肌肉骨骼疼痛、急性反应、房颤、不典型骨折、骨折延迟愈合、颞颌关节骨坏死、高敏反应、肾功能不全等副作用。

具有促骨形成特性的药物特立帕肽和雷奈酸锶，在老年人中也有明显减少骨折风险的作用[7,9]。锶盐可能出现高敏反应、静脉血栓等副作用。

选择性雌激素受体调节剂因不同药物有不同表现，雷洛昔芬在临床试验中未发现确定的抗骨折效应[10]，而新型制剂 bazedoxifene 在一项日剂量为 20mg 的 3 年研究中，减少非椎体骨折风险 50%[11]。选择性雌激素受体调节剂可能出现潮红、腿部肌肉抽搐、静脉血栓形成等副作用。

狄诺塞麦（denosumab）是一种人单克隆抗体，特异性地结合于核因子-κβ 受体活化因子配体，被认为是一种新的抗骨吸收制剂，FREEDOM 研究纳入 7868 名绝经后骨质疏松妇女，60mg/次，每 6 个月一次，治疗 3 年，可减少新发椎体骨折风险 68%、非椎体骨折风险 20%、髋部骨折风险 40%。但潜在的治疗收益仍需进一步研究[12]。它的副作用是肌肉骨骼方面的疼痛、高胆固醇血症、膀胱炎、胰腺炎、感染等。

需要注意的是，抗骨质疏松治疗是否影响骨折的愈合。国际专家合作组复习大量文献后认为没有充分的循证依据拒绝骨折时进行抗骨质疏松治疗，抑或骨折发生时中断已进行的治疗；同时，建议及早进行预防性治疗[13]。

抗骨质疏松治疗还可能降低死亡率，HORIZON-PFT 研究结果表明不仅减少骨折再发，而且骨折导致的死亡率下降 28%，这可能是其抗炎、抗血管新生、免疫调节的作用使患者更少死于肺炎或心律失常[14]。另一荟萃研究，纳入患者 40000 例以上，包含 10 个随机对照研究，涉及 5 种药物（阿仑膦酸钠、利塞膦酸钠、唑来膦酸钠、雷奈酸锶、狄诺塞麦），提示降低死亡率 10%，尤其是降低年龄更大、更易发生髋部骨折患者的死亡率[15]。骨质疏松性骨折中最严重的是髋部骨折，发生髋部骨折后患者的生存率和生活质量明显下降，5 年以上死亡率约上升 20%。老年人有髋部骨折史意味着发生其他骨折的高风险性，未来脊柱骨折风险增加 2.5 倍，髋部再骨折风险增加 2.3 倍。因此，提倡早期使用抗骨质疏松治疗。

目前的研究并未发现明显的药物之间的相互作用，总体来说，骨质疏松药物治疗通常是安全的、可良好耐受的，治疗收益大于风险[16]。但是，在风险人群中抗骨质疏松治疗比例较低、疗程较短。如在美国，一个全国范围因髋部骨折住院的调查，涵盖 53325 人、318 家医院，仅有 6.6% 的患者使用钙剂和维生素 D，7.3% 的患者使用抗骨吸收或促骨形成的药物[17]。比利时另一研究结果报道，在因髋部骨折入院同时院前未进行抗骨质疏松治疗的患者中，仅有 6% 的患者住院后采用抗骨质疏松治疗，仅有 40% 的患者在其后 12 个月仍坚持治疗，平均中位治疗疗程为 10 个月[18]。因此，在适宜的人群中抗骨质疏松治疗仍需强化。

第二节　营养康复治疗

骨密度 46%～62% 的变异取决于基因，38%～54% 的变异受环境因素影响，其中营养是主要因素[19]。营养与形成骨骼蛋白框架和钙化有关，与肌肉强度有关。运动训练配合充足营养才能获得最大骨强度[20]。老年人通常存在营养不良，足够的营养对减少骨丢失、促进骨骼愈合、预防摔倒等至关重要，尤其是对营养不良的患者，健康饮食可以增加胰岛素样生长因子 I 和骨骼肌生长相关酶类。

一、蛋白质

对于蛋白质摄入量和骨健康之间的关系有争议，蛋白质摄入过高通常被认为对骨健康是不利的，因为相关酸负荷可能导致骨骼中释放钙增多、尿钙增多、继发骨量减少和骨折[21]。但由于蛋白质摄入所致的胰岛素样生长因子Ⅰ增高，使肠道钙吸收增多[22]。Hannan 等发现在绝经后妇女和男性中，蛋白质摄入量与骨密度均呈正相关[23]。荟萃分析也显示有轻微的正性相关[24]。Framingham 骨质疏松研究中心观察 946 例老年人，发现蛋白质摄入量在 25％高位以上的患者，髋部骨折风险下降 37％[25]。蛋白质改善骨密度和骨折风险的作用似乎与动物蛋白摄入有关，而非植物蛋白的作用[26]。但也有前瞻队列研究发现，65 岁以上妇女摄入过高动物蛋白与高股骨颈骨密度下降和高髋部骨折风险有关[27]。摄入动物蛋白过高的风险可以被补充钙剂(500mg/d)和维生素 D(700U/d)抵消[28]。也有学者认为，高蛋白摄入与前臂骨折风险相关[29]。另有学者认为，一旦髋部骨折发生，每日补充 20g 的蛋白质，可以降低卧床、感染、甚至死亡等并发症，能够缩短住院时间[30]。有些研究提示素食者骨重建加快、骨密度下降[31]；而另一大型研究却没有发现素食者与非素食者之间骨折风险的区别[32]。由此可见，关于蛋白质与骨健康的关系尚无定论，仍需更多大规模、前瞻性的研究来证实。具体该摄入多少蛋白质，摄入何种蛋白质，在什么情况下需要增多或减少摄入都值得进一步探讨。平衡饮食、必要蛋白质摄入能预防体重丢失、肌肉萎缩，而肌肉萎缩是身体衰弱和跌倒的重要危险因子。RDA 推荐的每日蛋白摄入量女性为 46g/d、男性为 56g/d[33]。

二、钙剂和维生素 D

富钙食物主要是奶制品、绿色蔬菜、三文鱼、谷物，维生素 D 主要在肝脏、鱼类脂质、蛋黄中，食物中维生素 D 含量很少，人体维生素 D 主要来源于皮肤合成。维生素 D 是小肠吸收和肾脏重吸收钙质的关键因子，保证钙质和维生素 D 充足可促进骨骼矿化、减少骨吸收、纠正继发性甲旁亢、预防摔倒、增强双膦酸盐药效。世界上大多数地区约 30％～50％的老年人处于维生素 D 不足或亚正常状态，原因主要是缺乏皮肤合成、肾脏羟化 25-羟维生素 D 下降。在预防和治疗骨质疏松中，钙剂和维生素 D 的补充是关键因素。关于钙剂和维生素 D 防治骨质疏松的研究很多，但研究的异质性明显，导致研究的结果差异很大。

大多数补充钙剂的研究结果建议日补充钙元素 1000～1200mg。有荟萃分析研究了 63897 例平均年龄 67.8±9.7 岁的患者，发现补充钙剂(合用或不用维生素 D)可减少各类型骨折风险 12％[34]。也有荟萃分析显示大剂量补充钙剂并不能减少更多的骨折风险[35]。一项随机对照研究发现可以增加 47％的各种心血管事件(定义为猝死、心肌梗死、心绞痛或胸痛)的相对风险[36]，还使肾结石或肾功能不全的发生率增加了 17％[37]。因此，目前对于补充钙剂的正确剂量仍有争议，日补充剂量(包括食物和补充剂)1000mg 似乎是足够的、安全的。事实上，只有极少的老年人达到了每日钙的需要量，一项研究中只有不到 1％的 70 岁以上老年人达标[38]。

大多数研究是联用钙剂和维生素 D 的，大多能够减少骨折发生的风险。单用维生素 D 似乎没有减少髋部骨折的作用[39,40]。也可能是维生素 D 的补充剂量不足，有研究认为 25-羟维生素 D 预防骨折的水平在 30～80nmol/L，需要日均补充 800～1000U。维生素 D 的效果存在剂量依赖性，高剂量(日均补充大于 400U)补充后能减少髋部骨折 18％[41]。维生素 D 改善骨密度的效果是有争议的，其减少骨折部分是因为改善肌肉力量和神经肌肉联系而减少摔倒。当维生素 D 浓度<50nmol/L 时，下肢运动能力下降[42]。维生素 D 减少跌倒风险似乎也与剂量相关，一项关于 1921 例患者的荟萃研究发现，日补充维生素 D 700～1000U 能下降跌倒风险比为 0.81。而且，当 25-(OH)VD 浓度>60nmol/L 时，跌倒的风险比为 0.77；当 25-(OH)VD 浓度<60nmol/L 时，跌倒的风险比为 1.35[43]。补充维生素 D 要注意其浓度或血钙浓度，维生素

D引起高钙血症或高钙尿症的安全边际较低,每日服用维生素D不应超过2000U[44]。

三、其他维生素和微量元素

类胡萝卜素族维生素包括多种维生素,主要分为胡萝卜素族和叶黄素族,其中大多数维生素对骨代谢的作用不是十分清楚或研究结果有分歧。但对其中β类胡萝卜素的研究是肯定的,通过分子水平和细胞培养的研究发现,β类胡萝卜素促进成骨细胞的骨形成和骨钙化、抑制破骨细胞的骨吸收[45-47],而锌离子能促进β类胡萝卜素的骨代谢作用[48]。临床研究发现,血液β类胡萝卜素的浓度与摄入剂量呈剂量依赖,每日补充3～6mg的β类胡萝卜素对绝经前、绝经后的妇女和男性都有改善骨代谢的作用,对血钙磷浓度和甲状旁腺激素水平无影响,其安全性是肯定的[49]。β类胡萝卜素能部分改善绝经后妇女骨密度,减少髋部骨折风险[50,51]。β类胡萝卜素和维生素D呈季节特点,维生素D在夏季血浓度高,β类胡萝卜素在冬季血浓度高,因此,β类胡萝卜素也许具有对维生素D季节性短缺的替代作用,以保障持续良好的骨代谢[52]。

在其他抗氧化剂研究中,维生素C或维生素E摄入可以减少膝关节病变[53],而膝关节病是跌倒的危险因素,也是骨质疏松患者常见的合并症。

维生素K不是单一的化合物,是一组具有共同结构的物质,富含于新鲜绿叶蔬菜、发酵食物(如纳豆)、鳗鱼、肉、蛋黄等食物中。维生素K一直被认为仅是合成凝血相关因子的必需维生素,事实上,维生素K是Gla蛋白家族成员,Gla蛋白家族还包括骨钙素、基质Gla蛋白、Gas6蛋白等分别与骨强度、动脉硬化抑制、细胞生长调节等相关的蛋白。Gla蛋白需要羧化才能更好地发挥作用,维生素K缺乏会使Gla蛋白低水平羧化,甚至无羧化[54]。长期摄入亚临床量的维生素K不会影响凝血功能相关因子的合成,但会导致骨质疏松[55]、动脉粥样硬化[56]和癌症。这是因为生命合成的"策略选择",使Gla蛋白的羧化顺序有先后,先羧化防止大量出血而致生命威胁的维生素K,然后再羧化其他具有慢性生命调节功能的Gla蛋白[57,58]。也就是说,先要保证合成与生命功能关系密切的物质,其次才是合成一些长期需要的物质。类似现象也发生在其他维生素上,维生素C不仅与血管致密性有关,还有抗氧化作用;维生素D也不仅作用于神经肌肉系统,还发现有防癌作用。维生素长期缺乏虽然不会立即导致致命性危险,却会增加年龄相关性疾病。因此,虽然凝血所需的维生素K摄入量并不大,但这并不意味着长期保持亚临床量的摄入是有益的。目前,我们关于摄入维生素K的需要量多基于凝血的需要,还需更多的研究来了解与骨质疏松等生命长期健康有关的需要量。

钠盐摄入过多会导致尿钙排出增多,但是个体之间的盐敏感性差异较大。大约每100mmol的钠排出伴随着1mmol的尿钙丢失[59],那么,是否摄入足够的钙剂能抵消钠盐的不利影响呢?在一关于绝经后妇女的研究中,对照低钠(3.9g/d)和高钠(11.2g/d)饮食,高钠使尿钙排出增加36%,并且不能被高钙(1284mg/d)饮食所抵消,高钠组还导致甲状旁腺激素升高11.4%、尿液N端肽升高19%[60]。

高磷摄入会使尿钙减少、粪钙增多,作用相互抵消,摄入磷的水平似乎对钙平衡无大的影响[61,62]。钾具有减少尿钙丢失的保护性作用。钾离子富含于新鲜果蔬当中。但钾离子的保护作用会被摄入或肠道吸收钙减少而抵消。增加绝经后妇女一些矿物质(如镁、硼)和维生素的摄入可以减少骨丢失[63],但这些物质的作用与钙剂和维生素D补充的作用不能相提并论。

单成分营养物质的补充是不正确的,最好联合补充,最佳的补充方式是通过日常食物的混合补充[64],比如蛋类的摄入,2018年一项关于不同人种、性别、体重儿童时期每日摄食蛋类对骨骼状态影响的研究发现,蛋类摄入可以减少儿童发生骨折和骨质疏松的风险[65]。

四、能量摄入

能量摄入应随运动强度增大而增大,碳水化合物占能量供给的 60％,脂肪占 25％～30％,蛋白质占 15％。碳水化合物应作为主要的供能来源,否则会引起脂肪和蛋白质的消耗。虽然维生素、矿物质、水也是健康所必需,但不能提供能量。在女运动员中由于训练过度导致脂肪组织过度消耗,会继发雌激素下降,继而月经不调、骨质疏松、应力性骨折风险加大,尤其是合并饮食失调时,而饮食失调在年轻女性中逐步增多。国外研究资料显示,一般人群中继发月经不调者约 5％,在大学生运动员中约 10％～20％,而在精英运动员中高达 50％[66]。尽管在她们年轻时不会轻易骨折,但随着年龄的增大,骨折风险明显加大。因此,充足的能量补充也是非常必要的。

五、烟、酒、咖啡因、食物纤维、大豆异黄酮问题

酗酒、烟草滥用、雄激素降低是中老年男性骨质疏松的高危因素。吸烟使男女髋部骨折风险上升 30％,戒烟使髋部骨密度升高[67]。

Framingham 骨质疏松研究中心随访 12 年,发现如果每天摄入咖啡因≥2.5 单位(一杯咖啡＝1 单位咖啡因,一杯茶＝0.5 单位咖啡因),每隔 2 年髋部骨折的风险就增加明显[68],这可能是因为咖啡因增加尿、粪钙质的排出。每天摄入咖啡因 330mg(600ml 咖啡)者比＜200mg 者,可增加骨质疏松性骨折风险[69]。但咖啡因的作用似乎能被高钙摄入抵消,40mg 钙能抵消 177.5ml(约 1 杯)咖啡的作用[70]。

高纤维膳食(＞30g/d)导致肠道钙吸收下降 20％～30％[71],也使血浆雌二醇水平下降,但对骨骼系统整体的影响尚不明确[72]。

大豆异黄酮被视为植物雌激素,结构和功能上类似 17β-雌二醇,体外和动物实验发现它可以通过基因或非基因途径作用于成骨细胞或破骨细胞[73]。一个纳入 1240 名绝经后妇女的荟萃分析显示,平均每日摄入 82mg 的大豆异黄酮,持续 6～12 个月,脊椎 BMD 上升 2.38％[74];但另一关于高加索绝经后妇女大型随机对照研究,既没发现预防骨丢失的作用,也没发现影响骨代谢的作用,还有相当一部分患者观察到淋巴细胞减少症[75]。关于大豆异黄酮的不同研究结果可能是因为研究的异质性所致,也许是干预时间长短不同或人种不同或基线骨密度状态不同等。大豆异黄酮对股骨颈、股骨转子或整个髋部骨密度的明显影响还未观察到。

六、结论

总之,各种营养素对骨代谢的影响需要进一步探讨,任何营养素的缺乏对骨骼整体健康状态都有影响,均衡饮食才是要点。结合预防摔倒的运动训练、平衡训练,可改善失能和存活状况。排除继发性骨质疏松和治疗共存疾病也十分重要。各种多原则治疗方案的结合才能为骨折患者带来更佳预后。

第三节 康复治疗中的体重控制

体重过轻会导致骨骼受力减少、骨质疏松,同时常合并营养不良,肌肉形成的瘦体重减少,肌肉的质量下降,严重影响运动的协调性、爆发力、耐久性等能力,导致运动损伤的可能性增大,增加骨折的机会。

传统观点认为,尽管肥胖对许多慢性疾病都是危险因素,但由于体重的原因肥胖对骨形成是正性作用。现在这一观点被认为是有争议的,因为源于肥胖的高体重,或者换言之,脂肪的堆积是否对骨形成有益值得进一步研究。肥胖和骨形成的关系是复杂的,近来流行病学和动物研究都强烈支持肥胖对骨形成是有害的观点。肥胖可能通过一些机制影响骨代谢。首先,脂肪细胞和成骨细胞均来源于同一间质干细胞的分化,肥胖或成骨细胞分化抑制剂均可以增加间质细胞向脂肪细胞的分化和脂肪积聚,同时减少向成骨细胞的分化和骨形成;反之亦然,脂肪细胞分化抑制剂的使用可以促使间质干细胞向成骨细胞的分化。其次,肥胖与慢性炎症相关,脂肪组织不仅是储能器官,同时具有内分泌特性,可以产生前炎性因子等物质,而血液与组织中增高的前炎性因子,可以通过 OPG/RANKL/RANK 通路的改变而影响破骨细胞的活性,促进骨吸收。同时,肥胖导致脂肪细胞瘦素表达增多而脂联素表达减少,使前炎性因子上调,直接影响骨形成,间接增强骨吸收。最后,高脂饮食使肠道内容物皂化,影响钙离子吸收[76]。

鉴于上述原因,康复训练强调增加骨量和平衡能力的训练,强调增加肌肉组织的训练,而不仅仅是增加体重。

第四节 肌肉减少症

骨骼肌是身体活动的动力因素,骨骼肌的质量、重量、肌力、耐力等情况影响着人体运动的能力;骨骼肌也是人体的蛋白库,60%的蛋白质以各种形式储存在骨骼肌中。随着年龄的增大,人体逐渐出现肌肉萎缩、力量下降等退行性病变。过去认为这是一种不可避免的生理性变化,而现在认为骨骼肌减少的危害也相当严重,它不仅影响运动系统,还增加了跌倒风险、骨折风险,限制了老年人的活动范围,降低了他们的认知能力和生活质量。30 岁以后,肌肉萎缩的速度是每 10 年减少 10%;65 岁以后,萎缩速度还会加快[44]。71%的老年髋关节骨折患者存在肌肉减少[77]。骨骼肌减少常见的诱因是老化、肿瘤、营养不良、失用,而老年人常同时存在这些问题。

目前应用较多的骨骼肌减少症的诊断标准是 Baumgartner 提出的标准,即如果四肢骨骼肌质量(kg)与身高的平方(m^2)的比值低于相应族群青年人平均值 2 个标准差以上,诊断为肌肉减少症。可以通过测定骨骼肌质量和肌力来进行诊断,检验肌肉质量的方法有 DXA、MRI、CT、生物电阻抗法等,检验肌肉力量的方法有等速测力等。随着对肌肉减少症认识的深入,更多的学术组织(如 ESPEN、EWGSOP、EUGMS、IAGG、IANA)认为这种疾病的诊断不仅要包含上述肌肉含量和强度的下降(较同族年轻人 2SD 以上的改变),还应包括功能的下降,如 4m

步行试验中步行速度小于等于 0.8m/s[78]。

肌肉减少症常见的改变是具有快速运动转换能力的 Ⅱ 肌肉纤维的减少和运动神经元的减少，这两种结构正是保持平衡等运动能力、防止跌倒的关键因素。

肌肉减少症的发病机制许多地方与骨骼衰退的机制相似，因此，肌肉减少症和骨质疏松常合并出现。这些机制有对合成激素敏感性下降、炎性因子水平增高、活动减少等。例如，成骨细胞和肌肉细胞都受到性激素、氢表雄酮、生长激素、胰岛素样生长因子 Ⅰ（IGF-Ⅰ）等因素的正性调节，由炎性因子（如血清白细胞介素-1、血清白细胞介素-6、血清肿瘤坏死因子 α）诱导的对正性调节因素的不敏感导致成骨减少、破骨相对增多、肌肉细胞利用氨基酸减少、蛋白质降解、肌肉细胞内脂肪聚集或被脂肪细胞替代等改变。

由于肌肉减少症和骨质疏松发病机制有许多相同的地方，所以在它们的治疗上也有许多共同之处。例如，肌肉蛋白的合成同样依赖蛋白的充分供给、运动负荷的刺激、多种细胞信号的影响（如性激素、维生素 D、细胞因子等），退化的肌肉也可以通过运动（如每周数次的抗阻训练）、营养支持、维生素 D 的补充等来改善。

抗阻训练可以使细胞因子 IGF-Ⅰ 水平提高，从而刺激肌肉生长。2009 年的一个荟萃研究，纳入 121 个随机对照研究，发现抗阻训练能轻微改善步行速度、中度改善从椅子站起的速度、明显改善肌肉的强度[79]。

传统观点认为，蛋白质的摄入量达到 0.8g/(kg·d)，就可以形成蛋白质出入平衡状态。现在这一观点受到质疑，尤其在老年人和合成代谢障碍的患者中。有研究发现，严格按照每日摄入蛋白质 0.8g/(kg·d)，则会导致尿氮排出减少和放射线检测的大腿横截面肌肉面积的下降；研究者还认为老年人对氨基酸合成代谢下降，且肠道和肝脏自身保留的氨基酸较多，导致循环中的氨基酸水平不足，从而影响肌肉蛋白的合成；因此，老年人应摄入更多的蛋白质，推荐摄入量为 1.0~1.5g/(kg·d)[80]。目前，有许多研究关注的目标是蛋白质供给自身的问题，也有关注氨基酸的问题。例如，有研究认为亮氨酸能够增加肌肉蛋白合成和肌肉功能[81]。

维生素 D 不仅影响骨代谢，对肌肉健康也至关重要。肌纤维膜上也有大量维生素 D 的受体，维生素 D 能促进肌肉蛋白合成。

第五节　运动训练

运动训练是治疗骨质疏松性骨折的基本要求，必须根据患者的适能水平和骨折的预期结果进行个体化运动。运动增加骨骼肌肉质量和强度、关节柔韧性、平衡能力、减少跌倒；制动加重骨量丢失和运动能力的下降，应尽量避免。运动早期并不会出现肌肉大小的改变[82]，但可以改善肌肉激活或运动协调性[83]。虽然运动的重要性非常明确，但关于能够预防骨量丢失的最小运动量却仍存争议[84]。

一、运动训练的原则

(一)个体化原则

对于骨质正常者，训练着重于易骨折的区域，如髋部、腕部、脊柱。对于骨质疏松的患者，目的是减少骨量丢失、甚至增加骨量，要以促进骨生长的训练为主，高冲击性训练（如跳跃、肌力训练)比低中冲击性训练(如快走)更有效。骨骼脆弱的患者,由于骨密度很低,不能进行高冲击性训练,更宜进行力量训练、平衡训练、提高灵活性训练,以预防骨折。还要根据患者的个人健康史、风险因素、行为特点、训练目标、运动喜好来确定运动处方和细节。

(二)脊柱中立位原则

所有患者都要在脊柱中立位(neutral position)进行核心肌肉训练和等长训练。对于骨密度低下,尤其是衰弱的患者应避免脊柱弯曲运动。

(三)可逆性原则

运动训练的效果会随着训练停止而逐渐消失,具有可逆性。同时,因年龄增长而导致的肌肉骨骼问题会逐渐显现和增多。保持终身锻炼十分必要。

(四)渐进原则

为持续提高骨密度,运动强度必须是逐步增大的。训练强度应在骨骼的耐受范围之内,以每周10%的速度缓慢提高运动时间或强度可降低损伤风险[44]。初始较低的训练量也能给患者带来显著的功能改善[85],尤其对平日缺乏运动的患者,应从短时间、低强度开始。

(五)回报递减原则

通过运动获得的功能性提高在达到一定程度后,提高的速度降低。也就是说,要想得到一定的进步需要付出更多的努力。

(六)完整训练原则

每次训练都应以适当的热身运动开始,以整理运动结束。这些强度较低的运动对改善运动能力、降低运动风险大有裨益。

二、预防跌倒和平衡能力

步行的前提是支撑和平衡,缺乏步行会严重限制人的活动能力和活动范围。支撑和平衡障碍导致易跌倒,减弱患者步行的意愿和可能。跌倒的高危因素有人口统计学、神经肌肉、医药性、环境条件等。人口统计学因素,如年长者、女性、有摔倒病史者、功能受限者;神经肌肉因素,如平衡不好、步态异常、肌肉减少症、脊柱后凸、本体感觉下降、功能缺损(转移性、灵活性)等;医药因素,如意识障碍、视力不好、自主排尿控制差、体位性低血压、用药(止痛、高血压性肾病、抗癫痫等药物)、抑郁、焦虑、精神亢进、喝酒(>3瓶/日)、营养不良、害怕摔倒等;环境因素,如不良光照、不平地面、松滑地毯等。

跌倒的主要相关因素之一是平衡能力下降。平衡能力是指静止状态(如坐、站)或运动状态时保持向上或稳定的能力,也就是说,在身体有限支撑的条件下(可以使用辅具增大支撑面)保持身体重心稳定的能力。平衡能力是日常完整生活能力的必要部分。平衡控制是复杂的、多因素的,涉及人体和环境。纵观人的一生,与平衡和运动相关的多个系统(如中枢和周围神经系统、肌肉和骨骼系统、认知和心理、营养和代谢状态、视听觉系统等)随着年龄增长而衰退,老年人失平衡时常常反应不足或反应过度。当任务复杂时,他们的平衡调整更加困难。

正常人步行反应步骤是先激活稳定重心的姿势肌,再激活运动肢体的相关肌肉,而老年人激活顺序出现了问题,因此老年人更易跌倒[86]。跌倒的可能性是髋关节骨折的独立危险因素,并与其他许多因素有关,如跌倒的方向和受到冲击的解剖部位等[87]。较年轻的成年人趋向向侧面或后面跌倒,老年人趋向向侧面或就地跌倒,尤其是步态不稳的老年人[88]。侧向跌倒会使冲击力主要集中在髋部,使髋部骨折风险增加 6 倍。相比较而言,髋部骨密度值下降 1 个 SD 骨折风险增加 3 倍[88]。跌倒时,还有一些其他因素影响对股骨的着力,如身高、体重、重心高低和位置、皮下脂肪的厚度、摔倒的速度、肌肉收缩保护的情况、地面的质地等。跌倒时,股四头肌及其他一些下肢肌肉的收缩降低了股骨近端的冲击速度和冲击力。因此,运动训练增加下肢肌力,可能减轻跌倒时的撞击程度而预防骨折[89]。

老年人 90% 的骨折(其中 98% 的髋部骨折)源于跌倒,再骨折的风险取决于骨骼力量和摔倒倾向,即虚弱的程度。预防再跌倒和再骨折是治疗的重点之一。体质衰弱是平衡能力变差的主要原因,越来越受到人们的重视,就像对待年龄和体重一样。体质衰弱与肌肉力量变弱、肌肉减少、耐受力下降、活力下降、易疲劳、步履缓慢有关。

人的感觉系统具有高度适应性,可以通过学习调整姿势来正确地重获平衡。训练平衡能力的方法有多种。目前大量研究认为,运动能增加骨密度和预防跌倒,但必须长期坚持。但也有研究认为,平衡训练能改善平衡、减少跌倒和跌倒相关损伤,却不能减少骨折风险[90]。

家庭和社会环境的改造、合适鞋子的穿戴和运动辅具的使用、护理人员正确的帮助技巧都是预防跌倒及相关损伤的必要条件。穿戴髋部护具是否可以预防髋部骨折尚无定论,因为患者依从性常是个问题[91]。

三、评估

(一)临床评估

康复治疗基于准确判断骨流失程度、骨折的危险因素、跌倒的可能性、参与安全训练的能力、疼痛程度等。各种骨质疏松的第一临床表现就是骨折,最好在骨折前能对患者进行筛查和评估,及早进行治疗。

由英国 Sheffield 大学 Kanis 等开发的 FRAX WHO 骨折风险评估工具可以在临床对没有用药的骨密度降低(DXA 检查 T 值在 -1SD~-2.5SD)的患者治疗提供指导。输入患者的相关信息,如年龄、性别、种族、体重、已知骨质疏松风险、髋部骨密度值等后,FRAX 可以根据WHO 的指南指导是否需要治疗和下一步的检查。

对具有骨质疏松风险的患者需要进行全面仔细的评估,包括:完整病史的采集,以了解患者存在的危险因素;分项的骨质疏松摄入问卷以了解标准化的摄入史;确认脆性骨折史和持久性疼痛的部位;确认跌倒史和相关危险因素;记录成年以来身高的降低,身高降低>3.8cm 则需要 DXA 检查;了解当前的运动训练情况;了解进食障碍、烟酒史;了解家庭、社会史和生活环境;了解是否需要辅具帮助行动;了解牙科情况,以明确是否能及时使用抗骨质疏松药物;对已存在的骨折进行评估,以明确对全身的影响;记录跌倒的高危因素;评估安全负重和抗阻运动的潜在能力(如认知水平、心肺功能水平、姿势、驼背度、做主动运动或抗阻运动时的疼痛问题和平衡问题);等等。

测量和记录身高、体重、挛缩受限、下肢长度差异;评估脊柱活动度和肢体关节活动度;评估腹肌、脊柱肌肉、肢体肌肉力量;检查疼痛的区域,通常 T8 到 L2 椎体的骨折与骨质疏松有关,T6 及以上椎体的骨折可能与恶性肿瘤有关[92];对廋的、女性跑步运动员(尤其是月经不规则或停经者)检查胫骨压痛;评估对药物不耐受的危险。

(二)运动评估

运动训练前的评估非常重要,没有正确的评估和训练,老年人会有更高的跌倒和骨折风险。评估内容包括平衡能力评估、步态评估、关节活动度评估、本体感觉评估等。

1.平衡能力评估

平衡能力评估包括有稳定支撑的静态评估和从一个支撑面换向另一支撑面的动态评估。评估指标有直接评估和间接评估两种。直接评估可以通过分析身体重心和支撑面的变化关系来实现。间接评估可以通过观察、自我报告、客观功能测试等方法。常用的有站起时间、三米步行测试、转身返回坐立测试(如起立和行走测试)、单腿站立能力测试(包括睁眼和闭眼单腿站立能力测试)、步行速度测试、日常生活状态测试(如包含 14 项条目的 Berg 平衡量表测试)等,还有上肢功能距离测试、四方位步行测试、八次定标测试、平行站立测试、平衡杠等少用的测试方法。间接评估虽然方便易行,但评估结果反映的内容是多种状态的综合,不仅反映了平衡能力,还反映了肌肉强度、本体感觉、反射、神经肌肉系统的完整性、疼痛、视力、认知、关节活动度、对于跌倒的担忧程度等情况。

2.步态评估

步态周期是步行的基本单位,步态总体评估内容包括运动的对称性和稳定性评估。常用步态时空参数包括速度、步频、步幅、支撑相百分比、摆动相百分比、双支撑相百分比、躯干运动、手臂摆动、主观用力程度等。常用的检查状态是患者在水平地面舒适步行的状态,还可以观察改变步行速度、使用辅具、上下坡、上下楼梯等状况时患者步态的变化。检查时应从患者的前面、后面、两侧分别进行观察,注意特定异常步态出现在步态周期的哪个时相。步态异常增加跌倒风险、过度能量消耗、有害的关节应力而致退行性病变。

3.关节活动度评估

可以通过量角器、电子角度计、曲率计等进行角度测量,也可以通过某些动作进行柔韧性评估。关节活动度受很多因素影响,包括肌肉、肌腱、韧带、关节囊等软组织结构的紧张度,非随意的肌痉挛收缩,关节面的形状,关节内的游离体,关节内积液等。不同个体之间关节活动度差异较大,全关节范围的活动有利于锻炼关节的活动度,长期制动会导致关节周围软组织挛缩、软骨营养不良而变性、变薄、骨营养受损等并发症。关节活动度还受到年龄、性别、环境温度等影响,年轻、女性、环境温度高一般关节活动度较好。

4.本体感觉评估

精确评价关节运动觉和位置觉的方法还未建立,临床常用非定量位置觉测定,如将患者肢体放在某个位置,让患者进行位置的描述;或观察患者按要求将肢体移动至某一位置的能力。检验身体姿势摆动度和对外界姿势干扰的反应,即可以评估平衡和协调能力,也可以用来评价本体感觉。本体感觉来自肌肉、关节囊、韧带、皮肤中的传入信息,这些结构的损伤不仅影响运动,还影响本体感觉。损伤神经的疾病(如糖尿病神经病变)也会影响本体感觉,年龄也是本体感觉下降的因素之一。

四、运动训练

运动训练计划包括短期目标、长期目标和患者教育。康复的目标是减少疼痛,改善或维持骨量、肌肉力量、柔韧性。建立安全的训练方式,减少跌倒,最大程度地恢复独立能力。实现这些目标需要注意骨质疏松的继发因素(任何畸形、疼痛、挛缩),同时增加核心和外周肌力、平衡能力,改善步态。骨折后功能恢复的情况受到术前功能状态、康复训练情况、年龄、心理依赖程度、并发症情况、疼痛问题、其他基础疾病等健康问题、所在医疗或护理机构处理疾患的能力、社会网络等影响。防治骨质疏松的运动训练的最终目的是减少骨折发生,但是,目前缺乏设计良好的、大型的、前瞻对照的以减少骨折为主要目标的研究。大多数研究目标是减少骨折的风险因素,如减少跌倒倾向的风险、骨密度改变、平衡改变、肌肉强度改变等。

推荐终身运动,8岁以上儿童每天运动60min,成年人每天运动30min[44]。运动方案应包括每周3~4次,每次45min的负重训练;或每周2~3次,每次20~30min的举重训练。负重训练包括走路、跑步机在内的低负荷训练,还有慢跑、网球、足球等高负荷训练,老年人更适宜前者。肌力训练如跳跃、举重、抗阻训练等为中高强度,应从低强度开始,逐渐加大训练强度。游泳对骨密度没有影响,有利于心血管和预防跌倒。规律运动能提高骨含量0.5%~3%,中高强度活动能降低老年人20%~45%髋关节骨折发生率[93,94]。限制运动并没有降低跌倒风险,反而增加受伤和摔倒死亡的风险。

运动并不需要达到费力的程度才见效[95],通常来说,缓慢的运动(如太极),对改善平衡、肌力、心肺适能、柔韧性等都有效。研究发现,通过6个月,每周3次的太极训练,使跌倒发生率下降55%,与对照组相比跌倒所致损伤为7%∶18%[90],还能使绝经后妇女骨密度出现延迟降低[96]。值得注意的是,并非所有的缓慢运动方式都适用于每个人,作为世界范围内广泛传播的瑜伽,有改善身心的作用,但有些动作并非十分安全,与瑜伽相关的运动损伤并不少见,严重的如截瘫也会发生。因此,每项运动、每个具体动作是否适用于某个体,都应进行认真、专业的评估。近期的一项欧洲研究显示,有些中老年妇女在进行瑜伽的脊柱柔韧性训练后发生与之相关的压缩性骨折,尤其是椎体骨折,这种风险超过了运动改善BMD的获益[97]。

需要大量的研究以明确运动训练的方式对预防跌倒和骨折的作用。在Liu-Ambrose等人的研究中,发现对于75~85岁低骨质的老年女性进行定期运动,能降低跌倒风险37.4%~43.3%,其中抗阻运动对身体活动能力的改善(3.8%)远低于平衡训练(29.2%)和牵伸训练(37.7%)[98]。

(一)肌肉强度训练

肌肉强度训练主要是渐进抗阻训练(包括负重训练、肌力训练等)。负重训练等渐进抗阻训练通过收缩骨上肌肉产生的压电效应刺激骨的塑造。负重运动能增加特定部位的骨密度[94]。抗阻训练早期可以增加神经适应(包括增强运动单位的募集能力、放电频率和同步化),数月后可以增大肌肉横截面积、增加瘦体重[99],6~12月可以增加骨密度和关节软骨厚度。抗阻训练还改变急性代谢水平、激素、神经、心血管反应。任何形式的抗阻训练都应包括全身主要大关节的全关节活动范围的运动。患者进行抗阻训练的目的不是使肌肉力量最大化,而是最大化地改变功能。因此,需要考虑针对核心稳定性、旋转性力量与速率、平衡、反应时间、速度、加速度、灵敏性等的设计方案。

抗阻训练包括等长运动模式、动态向心运动模式、动态离心运动模式。例如,肩关节稳定性和手关节伸展的等长训练可以提高使用拐杖的能力。主动抗阻训练锻炼大肌群肌肉(如下蹲、推举、引体向上);辅助抗阻训练锻炼较小的辅助主动肌的肌群(如肘屈伸运动时肱三头肌伸展、肱二头肌屈曲)。多关节运动比单关节运动需要更长的学习时间和神经反应过程,但对老年人功能的改善更有益。

运动训练的循环顺序一般是:整体运动中,各部位推拉运动交替、上下肢运动交替;先大肌群运动,后小肌群运动;先多关节运动,后单关节运动;先较弱肌群运动,后较强肌群运动;先技巧性运动,后力量性运动。对训练组数的研究,大多认为多组训练较单组训练更好地改善肌肉力量和肌肉耐力[100],一般用3~6组的训练方式。训练间隙休息时间一般为3~5min,以使肌肉ATP-CP能源再合成和乳酸清除,因为肌肉力量和爆发力的增加高度依赖肌肉中的ATP-CP能源供给,该能源的补充需要3min,去除乳酸等代谢产物至少需要4min。间歇时间过短会造成强烈的心理焦虑和疲劳感。

肌适能指肌力和肌耐力。肌力是指肌肉对抗某种阻力时所发出的力量,一般而言是指肌肉在一次收缩时所能产生的最大力量;肌耐力是指肌肉使用某种肌力时,能持续用力的时间或反复次数。等张训练的最大重复(repetition maximum,RM),指肌肉在不疲劳的情况下能完成的最多的反复次数。低RM(如1~6RM)高负荷的重量训练主要训练肌力,高RM(如>12~15RM)低负荷的重量训练主要训练肌耐力。训练时,须考虑渐增负荷的原则,否则进步有限。只要进行重量训练,不管训练的方式为何,肌力与肌耐力皆会有所进步,只是程度上会有差异。高强度低RM的重量训练比较容易同时增加肌力与肌耐力,高RM低强度的训练计划,则需要较长的训练时间,对于老年患者宜采用后者。应用各种不同的阻力负荷训练比做所有运动都用6RM负荷对提高肌适能更有益[101]。

运动重复速度取决于训练负荷、疲劳程度和训练目标,并对抗阻训练的神经适应、肌肉肥大、代谢有显著影响。以最大张力慢速训练对力量增长有效,高速训练则有效提高肌肉爆发力和运动速度,但在上述两极之间速度与力量的相互作用对增加肌肉力量和爆发力是最有效的,例如中到快速(1~2s向心收缩,1~2s离心收缩)的肌肉收缩。

对于未受过训练者,运动训练频度一般从每周2~3次开始是一个非常有效的初始训练频度,但并非适用于每位患者,要根据每个人的需求和目标确定特定的运动量。如果能在训练前进行患者各种适能水平的评估(如1RM肌力测试、心肺联合功能测试等),则对制订训练计划更为有利。关于抗阻训练一个最严重的错误就是在患者尚未达到相应的能力前就给予过大的负荷。

(二)平衡训练

训练有多种方法,如步行训练、平衡训练、协调训练、任务训练、肌肉强度训练(包括爆发力、阻力训练)、三维训练(如太极拳、气功、瑜伽、舞蹈等)、散步、骑自行车、计算机视觉反馈平衡训练、振动平台训练或上述多种训练的复合训练等。有微弱证据显示步行训练、平衡训练、协调训练、任务训练、肌肉强度训练、三维训练、复合训练对老年人平衡功能的改善稍优于其他训练方式,主要体现在训练后即刻平衡功能的改善[102]。

有效的平衡训练应由坐到站,由易到难,循序渐进,一般每周训练3次,每次1h,持续3个月以上,同时要包含站立位动态训练[102]。荟萃研究发现至少50h以上的高难度平衡训练才能达到减少跌倒的目的[103]。为了促进平衡功能、加强对意外的反应,还应进行肌肉强度训练、神经肌肉反应性训练、视觉反馈训练、生物反馈训练等。对于大多数老年人来讲,单纯坐位平衡训练不能增进站位或运动时的平衡能力,因为坐位平衡训练对神经肌肉反应的提高效果有限[104]。

躯干稳定训练:据推测,上肢肌力训练和核心肌群肌力训练可能增加整体功能和体能,可以减少跌倒和骨折,但研究未呈现定论。伸膝力量训练是躯干稳定训练中较有效的训练,能降低跌倒风险[105]。

(三)步态训练

老年人很多步态异常是下肢肌力减退引起的步速下降所致[106],但也存在着其他影响平衡的原因。步态训练首先要确定患者的最终步行目标,如独立社区步行、社区内有限步行或家庭内步行。如果肌力减退是步态异常的主要原因,那么主动肌和固定肌的肌力训练即是有效的训练方法。如果合并进行性疾病,那么应考虑使用辅具或轮椅等移动工具来代偿肌力不足。如果合并痉挛,可能需要使用抗痉挛药物或手术治疗,但痉挛可能与稳定肢体有关,要注意治疗的尺度。

(四)柔韧性训练

保持充分的关节活动度对于个体的自主活动极为重要,即使较小的活动度下降也能影响相邻组织的生物力学适应性,产生异常的张力,导致继发损害。活动度下降可以通过自我训练进行改善。牵伸技术的支持者认为牵伸具有许多积极的作用,可以预防骨骼肌肉损伤,改善运动能力,减少运动后肌肉疼痛,促进全身功能的康复,但支持这些观点的依据还不十分充分[107]。有研究认为,肌力和肌肉爆发力训练在疾病早期非常重要。在训练前不要进行牵伸运动,以避免肌肉损伤,牵伸运动应放在肌力和爆发力训练之后或单独进行[108]。

改善关节活动度的常用技术有震荡性牵伸、静态牵伸、本体感觉神经肌肉促通术(PNF术)。震荡性牵伸可以产生较大张力,并在一定肌肉牵拉长度时肌腱连接处会吸收较多能量,因此存在较大风险。同时,研究也未提示震荡性牵伸对改善关节活动度方面较其他牵伸训练有更多优势[109],故不推荐使用。静态牵伸被认为可以降低肌肉牵张反射,操作简单,可以主动训练或被动训练,几乎没有受伤的风险。动物研究表明,牵伸12~18s内可以出现最大程度的放松,4次牵伸后肌肉肌腱单元的长度就几乎不再改变[110]。PNF术利用交互抑制和牵张反射来促进被牵拉肌肉的放松。在牵伸训练中,若患者能够主动参与,则效果更佳。每周牵伸训练3~5次就能使活动度改善,有些患者可以每天牵伸数次。在牵伸治疗前,若先行超声波等理疗使组织温度升高,则效果会更好。当存在疼痛扳机点时,可以局部注射少量麻醉剂。

在骨质疏松合并腕部骨折中常需固定6~8周,对患者的手指、肩部要做一些被动或主动的关节活动度训练,在制动解除后,仍要做这些训练,还要加手腕、前臂、肘部的关节活动度练习。训练时可能需要一个腕托来支撑和保护腕部。

(五)本体感觉训练

经典方法是用一个倾斜的板(跷跷板或平衡板)进行单向晃动训练,能力提高后再进行多向晃动训练。还可以采用倒退行走、侧身行走、跑步、弹力带训练、其他敏捷性训练方法进行训练。对本体感觉下降的患者建议穿结实的鞋,使用手杖、助行器等。

(六)其他训练

1. 全身振动训练

全身振动训练对长期使用辅具的患者有改善平衡、肌肉力量和骨质的作用[111]。髋部骨折患者,运动能力变差,骨骼更脆弱,除传统肌肉耐力等训练外,还可采用全身振动训练,这种训练可改善肌肉强度,与传统训练效果相仿,还可以增加绝经后妇女的骨密度[112]。

2. 等长训练

对于椎体骨折患者缓慢诱导的等长训练是安全的。在训练过程中要严格保持脊柱处于自立姿势。

3.高冲击性训练

高冲击性训练有利于提高骨密度,甚至每天只有 5~10min 的此类训练即对髋部和脊柱有促进效应[44]。但要注意患者适应证的把握。

4.被动训练

被动站立对有活动能力的人不推荐,但对于无法站立的患者(如合并截瘫、脑血管意外及脑损伤患者等),使用站立床、站立架、站立椅等辅具帮助站立,有助于减少骨量丢失和改善心肺功能,减少压疮的发生等。

5.渐进移动训练

康复应及早进行,避免功能丧失过快,但运动的程度、难度应该是渐进的。例如,髋关节骨折术后第一天就可以开始训练,可以和手术医师协商后确定术后稳定性问题,决定负重的程度。

6.神经肌肉反应性训练

常用本体感觉神经肌肉促通术,以正常运动模式和运动发育为基础,充分利用本体感觉刺激,增强有关肌肉、神经的反应性,促进相应肌肉收缩,着重强调在螺旋对角线运动模式中多个关节功能和感觉功能的发挥。在躯干训练模式中,所有动作都不是仅仅训练躯干,而是把躯干运动与双侧的、对称或不对称的上肢或下肢运动及颈部运动相结合,并充分利用了本体感觉刺激、视觉刺激,不但增强了躯干功能,而且增强了躯干与相关肢体和感觉功能的协调性,进而增加了躯干及整个身体的稳定性和平衡能力。

7.日常生活活动训练

日常生活活动训练有利于提高患者的自我服务、自我管理水平,提高生活质量,减轻照料者的负担。

8.其他训练

椎体骨折可以导致患者驼背,进而使腹部膨出,胃肠道功能紊乱(如腹胀、便秘等),也压缩了肺部,影响肺功能。因此,排便训练、通便治疗、呼吸训练、排痰训练等减少并发症的训练和治疗就非常必要和有效。身体其他部位肌肉(如上肢、胸腹部)的训练对改善整体平衡能力、柔韧性、脊柱良好的中立位维持、抗疲劳等也有相当的益处。

五、运动损伤的预防

发生骨质疏松骨折的患者大多为老年人,常合并各种慢性疾病、脏器功能低下,因此做好运动前的评估极为重要,尤其是心肺功能的评估。冠心病患者进行剧烈运动时可能有较大风险,冠心病患者的训练要根据其相关危险因素的分层制订不同的训练计划,例如,冠心病低危患者可以和同龄人群一样进行训练;中危患者在进行>60%最大摄氧量的较大强度运动时要行运动评估;高危患者则要进行严格评估(心肺功能联合测试等)。根据美国运动医学会(American College of Sports Medicine, ACSM)危险分层,老年人至少属于中危人群,因此对新加入训练的老年人一定要遵循渐进原则,训练可以先分成几个小部分分次进行,尽量选择对关节影响小的运动方式(如走路、骑车、游泳),用峰心率的百分比制定运动处方较用年龄预测最大心率百分比更佳(因为 65 岁以上老年人心率变异性很大)。严格的运动中监控能使风险降至最小,有规律的运动还可能减少体力活动中猝死或心肌梗死的风险[113]。

个体化的运动处方应考虑运动训练的要求和患者个体的实际情况,能大大降低运动风险。

运动时合理的进程安排,合适的衣服、鞋子、场地、照明、看护、指导等细节的管理也是降低运动风险的必要手段。经常检查运动设备可以避免器械相关损伤。

第六节　物理治疗

一、热疗和冷疗

热疗和冷疗是常用的物理治疗手段,均可用在骨质疏松性骨折患者的康复治疗中,需要注意应用的阶段、适应证、禁忌证。热和冷对组织均有影响,过冷或过热均可导致组织损伤甚至死亡。一定范围内波动的温度,能影响肌肉关节活动度、胶原延展性、神经传导速度、局部血液循环、酶反应的速度、代谢的改变等。对于正常个体,在一定范围内的冷热波动不会明显影响核心体温的改变。例如,有研究将人体放在 22℃ 的冷水浴或 42℃ 的热水浴中,20min 后,核心温度变化 $0.3\sim0.4℃$[114]。热疗可以镇痛、增加血流、改变局部或全身浅表温度、降低肌张力。冷疗也可以镇痛、降低肌张力,还降低灌注。冷疗和热疗之间有许多相似之处。

热疗适应证:疼痛;肌痉挛;挛缩;紧张性肌痛;改善循环;加快新陈代谢;血肿消散期。禁忌证和注意事项:急性期的炎症、创伤或出血;出血性疾病;皮肤感觉障碍;不能表达或对疼痛无反应;体温调节不良(如使用镇静药物);恶性肿瘤;不稳定性心绞痛或血压不稳;心肌梗死 6~8 周内失代偿性心力衰竭。

冷疗适应证:肌肉骨骼系统创伤急性期(疼痛、肿胀、出血、感觉障碍);疼痛;中枢神经损伤性肌痉挛;辅助肌肉再训练;降低局部或全身代谢活动。禁忌证和注意事项:缺血;不能耐受冷疗;雷诺现象或雷诺病;严重的冷加压反应;冷过敏;不能表达或对疼痛无反应;体温调节障碍;皮肤感觉障碍。

能量通过传导、对流、辐射进行相互交换,热疗和冷疗就是利用这些原理进行治疗的。常用的方法有浅表热疗(如湿热袋敷疗法、热灯疗法、水疗法、石蜡疗法等),透热治疗(如超声波透热疗法、短波透热疗法、微波透热疗法),冷疗法(如冰敷疗法、冰按摩疗法、冰加压包裹法、冰水涡流浴法、喷射冷冻剂法)。

二、电疗

经皮神经电刺激疗法(transcutaneous electric nerve stimulation therapy,TENS)在镇痛方面的使用较多,原理可能是与疼痛闸门理论、频率相关效应、中枢神经系统内啡肽机制等有关。应用 TENS 技术在肌肉骨骼疼痛方面的治疗结果早期的报道令人兴奋,近年有一些质疑,尚未十分确定。这可能是因为不同的疾病、不同的物理参数选择、不同的疗程、不同的设备、不同的治疗手法、不同的治疗部位选择等出现不同的结果,治疗似乎呈现更多的"艺术性",对其"科学性"还需更多的研究。也许是我们对这一治疗手段如何精准地应用尚未掌握。目前认为,除接触性皮炎和皮肤过敏外,TENS 基本没有安全问题,为避免异位节律,电极要避免放在心前区,凡装有起搏器、电子内置物、心律失常的患者禁用 TENS,电极也不能接近颈动脉窦、会厌、孕妇的腰腹部和下肢。

三、其他理疗

低强度电磁场治疗、干扰电治疗、静电疗法、磁场疗法、体外冲击波治疗等理疗技术的研究状况也类同于 TENS,并未十分明确。不过,近来研究发现了一些可喜的结果,提示人们也许应对药物治疗以外的手段增加更多关注,毕竟药物治疗有副作用相伴,同时药物治疗也只是对提高 BMD 比较确定,对骨质量的改变和骨折的预防作用并不肯定。

例如,体外低能冲击波治疗能够改善去势后骨质疏松雌鼠骨折的愈合情况,无论是形态学、生物力学、量化实时 PCR 等方面都得到印证,从而在质量和数量两方面改善骨愈合的进程[115]。磁共振在许多细胞培养研究和动物实验中发现有促进软骨重建和骨形成的作用,临床中对风湿退行性疾病引起的疼痛有缓解作用。克罗地亚和奥地利的研究者发现,经过 5 年磁共振治疗,临床上具有高危骨折风险的骨质疏松患者有可能提高 BMD,减少外伤后骨折的发生,停止治疗后效果仍可持续 1~2 年[116]。

第七节　脊柱支持

人与动物的区别之一是直立行走,正是直立行走提高了人类进化的水平。人类脊柱的柔韧性和稳定性之间独特的平衡能力帮助实现了进化性革新。大多数人在机体组织撕裂和磨损的情况下仍能终生维持这种平衡。当平衡被破坏时,脊柱会在一个或多个运动平面产生畸形。脊柱的平衡还受到头颈部、上下肢、骨盆位置等的影响。

骨质疏松患者常见椎体压缩性骨折、髋部骨折等情况,影响了整个躯体的平衡维持,而作为维持躯体平衡的主要解剖结构——脊柱因此而严重受损,从而继发一些脊柱相关疾病和其他内脏疾病。据报道,大于 50 岁的人群中退行性脊柱侧凸患病率为 6%,大于 50 岁又合并骨质疏松的人群患病率为 36%[117]。脊柱侧凸会导致疼痛、影响平衡和活动能力、增加跌倒风险、降低心肺功能、增加心理疾患等。

脊柱柔韧性和稳定性的形成依赖脊柱椎体独特的解剖特点,也依赖韧带、神经肌肉等软性的动态平衡因素,因此可以通过神经肌肉的锻炼来部分治疗脊柱侧凸的问题,运动可以改善躯干姿势,减缓病理性弯曲的发展,能够预防继发性疾病和减少进展性脊柱畸形中脊柱外的身体结构变化。必要时使用脊柱矫形器或矫形手术也能部分改善脊柱功能。

第八节　疼痛管理

疼痛被定义为一种令人不悦的感觉和对刺激的情感反应,包括急性疼痛和慢性疼痛。疼痛不仅是简单的功能性物理损伤,还受到焦虑、抑郁、期望等心理因素的影响,也受到其他生理因素的影响,还受到职业、经济、人际关系等社会因素的影响。而疼痛体验受到个人经验的影响,对疼痛的描述源于个人体验。急性疼痛是对确定的组织伤害性刺激的反应,持续数天到数周,如果没有得到有效治疗,也可能转为慢性疼痛。慢性疼痛则伴随着上述复杂状况,持续较长时间,甚至终生。疼痛未有效解决可伴发抑郁、焦虑等心理疾患及药物滥用、成瘾。

疼痛可能发生在骨质疏松的任何时期,包括骨折前期、骨折期、骨折后期。疼痛常严重影响患者的生活质量,因此需要重视骨质疏松患者的疼痛管理。不同类型的疼痛和部位处理时有共同之处,也有各自的特点。

例如,椎体骨折常合并严重的疼痛,常影响患者的日常生活,如床上转移、走路、梳头、穿衣等。疼痛常持续数周,容易激发脊柱的力学异常,如驼背、脊柱旁肌肉痉挛、关节炎、神经卡压、肋髂撞击综合征等。在急性背部疼痛期(多是骨折后的前2～3周),可以采用以下措施:限制性休息;加强营养;使用止痛药物治疗;小心使用麻醉剂;考虑使用背部支具;检查骨折位置处神经根病和脊髓压迫症状;活动时强调脊柱中立位原则(要教授患者学习相应的床上姿势和活动技巧);训练照料者去帮助患者安全地小量脊柱负荷;必要时选择合适的移动帮助装置;适当地给予物理治疗和作业治疗;等等。在慢性背部疼痛期(多是骨折的后4～8周),可以采用以下措施:改善姿势、转移和改善步态模式来限制椎体压缩力;可以考虑使用姿势支持矫形器来减少韧带牵拉;调整止痛药物;若保守治疗失败可考虑椎体成形术来提高痛阈;评估和治疗心理问题(包括学习放松技巧和生物反馈治疗);学习训练自我管理技巧。

桡骨骨折常能很好地愈合,但疼痛可能持续存在,这是由于韧带或三角纤维软骨复合体受损,而这在腕部骨折中经常发生,也经常被漏诊[118]。

常用的止痛药包括非甾体类消炎镇痛药物、阿片类药物、辅助用药等,给药方式包括口服、贴片、塞肛、静脉给药等。对于老年人,常合并肺肾等内脏功能减退或疾病,使用药物治疗要小心谨慎,掌握好适应证和禁忌证。非甾体类消炎镇痛药在外周神经起效,不能改变痛觉传导和输入,不会成瘾和耐受,具有"天花板"效应,可能导致消化道出血、肝肾毒性、血液病变等副作用。阿片类药物用于急性疼痛、周期性疼痛和癌性疼痛,需要注意成瘾性、耐受性、依赖性,但由于医生对此问题的担忧,常常给药剂量不足,反而导致上述问题的潜在发生可能。"按时给药"优于"按需给药",规律给药可以减少疼痛强度的波峰和波谷,最大限度地减少疼痛。常见的副作用有呼吸抑制、不必要的镇静、嗜睡、便秘等,增加了跌倒的风险。辅助药物包括抗抑郁药、抗癫痫药、解痉药等。

在肌肉骨骼急性损伤期,作为疼痛的一种有效保护机制,肌肉常缩短,随着疾病的好转,逐步恢复灵活性。但如果肌肉长度不能有效恢复,则会形成慢性疼痛。因此,符合躯体力学的多样化的运动训练对于一些慢性疼痛也是有效的,如牵伸运动,对多裂肌、腹横肌、盆底肌、膈肌的锻炼[119,120]。

生物反馈可以通过表面肌电信号来放松肌肉或调控温度。通过生物反馈训练,患者可以学会疼痛的自我控制。一些合适的辅助用具、物理治疗、经皮神经电刺激治疗、针灸治疗、心理行为治疗、神经阻滞治疗等也能减轻患者的疼痛。

第九节　心理治疗

老年患者因身体原因,害怕跌倒,常主动减少运动量,反过来又使运动的能力迅速下降。加强患者心理辅导,提高治疗依从性,能更好地减少各种骨折的风险。有荟萃分析显示,治疗依从性大于80%,可使各种骨折减少24%[34]。还有研究排除了不依从的患者资料后,骨折风险比原先治疗下降29%[37]。提高患者依从性,首先要让患者理解疾病本身的机制,理解康复治疗作为一种治疗手段,不仅需要患者接受,更需要患者的主动参与。在进行各种康复治疗前,事先告知会减轻患者的担忧,提高患者配合程度,也能使患者更及时、准确地反映治疗过程中和治疗后的各种不适,减少治疗风险。尽量选择患者喜欢的、能负担的运动方式;尽量让患者体会到运动带来的益处、安全性;尽量融入患者的日常生活体会,切实为患者带来改变。

骨质疏松患者常见的心理问题是抑郁,对绝经后妇女的社区调查显示,有骨质疏松的群体抑郁评分显著高于骨密度正常的人群[121,122]。另一关于髋关节骨折后恢复期的研究认为,手术后抑郁评分高的患者更容易出现功能恢复不良的情况[123]。情绪的影响有时会超过肢体活动、娱乐、日常生活、社会生活对个体的影响,患者常害怕跌倒、害怕再骨折,感到挫败、愤怒、孤独、脆弱、丧失自尊等。同时,抑郁的女性易出现骨量减少和骨折,抑郁可能通过细胞因子的改变和不健康的生活方式(如吸烟、体力活动少等)而影响骨代谢。例如,抑郁与高皮质醇水平相关,也会出现 IL-6、TNF-α、C-反应蛋白等炎性因子及其他前炎性因子的升高,抑郁还与交感神经兴奋性增高、高胰岛素血症、雌激素、睾酮等因子相关,这些因子同样会影响骨代谢[124,128]。抑郁患者吸烟、饮酒比例明显增高,吸烟抑制雌激素的活性和肠道钙离子的吸收[129],酒精抑制骨细胞的增殖和功能[130]。抑郁容易合并疲劳感、运动减少,也会导致骨量减少[131]。许多临床研究认为,服用抗抑郁药可以使骨密度下降、骨折增多[132,134],但也有结论相反的研究[135]。动物实验鲜有直接研究抗抑郁药和骨代谢的关系,从一些研究中发现,两者的关系似乎依赖发育的阶段和性激素的状况[136,137]。

第十节　其他康复相关问题

一、对其他健康问题的关注和防治

患者已存在的健康问题,如各种慢性疾病的共存,常常影响骨质疏松发生、发展和预后,影响是否合并骨折、再骨折,从而影响患者的生存状态、生活质量和死亡率。老年骨质疏松性骨折患者常合并心肺疾病、神经系统疾病、电解质紊乱、糖尿病、痴呆、白内障等,也可能服用影响肌力和平衡的药物,增加了患者发生骨折时处理和康复的难度,对这些健康问题的关注也是康复过程中的重点之一。

二、环境因素

改造不良环境因素,减少跌倒风险,对具有高危摔倒因素的患者极为重要。光线不足可以通过加强过道、台阶、入口、浴室等处的照明解决;路线上的障碍物:需要清除杂乱的物体及易动的家具;松滑的地毯:需要固定或不用地毯;浴室缺少辅助设施:应增设抓握杠、增高便桶高度;室内装修:要求降低床高,有条件时设置报警装置;湿滑的室外环境:需要老年人穿用结实的鞋子和给予辅助器械;潮湿的浴室及厨房地面:要使用防滑垫、抓握杠、木椅木凳;不穿不合适的鞋,鼓励穿低跟、结实的鞋子;不平整的地面及地下室台阶:需要使用楼梯扶手、手杖或助行器;还要注意家庭宠物的行动。

三、教育

就像许多慢性疾病的防治,患者的配合程度、对疾病的理解程度决定了患者的依从性和预后，针对骨质疏松性骨折康复的多种方法都依赖患者的执行，因此，健康教育也是康复治疗的重要内容。

四、辅具

辅具的使用对于患者减轻疼痛，改善姿势，提高平衡能力、行走能力等都有帮助，最终改善了患者的生活质量、心理状态。

例如，在椎体骨折急性期，使用合适的卧床、床垫、枕头、滚筒等能保持患者脊柱处于正常的中立位，延长患者坐立的时间，进而减少心肺功能的衰退。腰围使用的目的是限制前屈，以缓解疼痛和增加功能，预防软组织挛缩导致的畸形。还有姿势训练支具、脊柱外固定支具、腰骶支具、胸腰骶矫形器等。一般来说，坚硬的矫形器用在骨折的急性期，非坚硬的矫形器用在稳定性骨折的一般处理和疼痛处理。所有的矫形器都不能预防轴向压缩引起的骨折。一般不鼓励长期使用脊柱矫形器，因为可以引起脊柱肌肉的萎缩和无力，减少脊柱的活动，反而增加椎体骨折的风险。提高脊柱肌肉力量才是改善脊柱支撑、稳定能力的最终手段[138]。

第十一节　总结

传统治疗不能替代康复治疗、运动训练、健康教育、改变生活方式、优化营养状态、戒烟戒酒、预防跌倒、改造生活环境、疼痛管理等措施，综合防范可以明显提高治疗效果，减少再骨折的发生率和死亡率[139-140]。

参考文献

[1]Rubin LA，Hawker GA，Peltekova VD，et al．Determinants of peak bone mass：clinical and genetic analyses in a young female Canadian cohort［J］．J Bone Miner Res，1999，14(4)：633-643.

[2]Drake AJ 3rd，Armstrong DW 3rd，Shakir KM．Bone mineral density and total body bone mineral content in 18-to 22-year-old women［J］．Bone，2004，34(6)：1037-1043.

[3]Black DM，Delmas PD，Eastell R，et al．Once-yearly zoledronic acid for treatment of postmenopausal osteoporosis［J］．N Engl J Med，2007，356(18)：1809-1822.

[4]Lyles KW，Colón-Emeric CS，Magaziner JS，et al．Zoledronic acid in reducing clinical fracture and mortality after hip fracture［J］．N Engl J Med，2007，357(18)：1799-1809.

[5]Boonen S，McClung MR，Eastell R，et al．Safety and efficacy of risedronate in reducing fracture risk in osteoporotic women aged 80 and older：implications for the use of antiresorptive agents in the old and oldest old［J］．J Am Geriatr Soc，2004，52(11)：1832-1839.

[6]Ensrud KE，Black DM，Palermo L，et al．Treatment with alendronate prevents fractures in women at highest risk：results from the fracture intervention trial［J］．Arch Intern Med，1997，157(22)：2617-2624.

[7]Seeman E，Vellas B，Benhamou C，et al．Strontium ranelate reduces the risk of vertebral and nonvertebral fractures in women eighty years of age and older［J］．J Bone Miner

Res, 2006, 21(7):1113-1120.

[8]Reginster JY, Seeman E, De Vernejoul MC, et al. Strontium ranelate reduces the risk of nonvertebral fractures in postmenopausal women with osteoporosis: Treatment of Peripheral Osteoporosis (TROPOS) study [J]. J Clin Endocrinol Metab, 2005, 90 (5): 2816-2822.

[9]Boonen S, Marin F, Mellstrom D, et al. Safety and efficacy of teriparatide in elderly women with established osteoporosis: bone anabolic therapy from a geriatric perspective [J]. J Am Geriatr Soc, 2006, 54(5):782-789.

[10]Cranney A, Tugwell P, Zytaruk N. Meta-analyses of therapies for postmenopausal osteoporosis. Ⅳ. Meta-analysis of raloxifene for the prevention and treatment of postmenopausal osteoporosis [J]. Endocr Rev, 2002, 23(4):524-528.

[11]Silverman SL, Christiansen C, Genant HK, et al. Efficacy of bazedoxifene in reducing new vertebral fracture risk in postmenopausal women with osteoporosis: results from a 3-year, randomized, placebo-, and active-controlled clinical trial [J]. J Bone Miner Res, 2008, 23(12):1923-1934.

[12]Cummings SR, San Martin J, McClung MR, et al. Denosumab for prevention of fractures in postmenopausal women with osteoporosis [J]. N Engl J Med, 2009, 361(8):756-765.

[13]Goldhahn J, Little D, Mitchell P, et al. Evidence for anti-osteoporosis therapy in acute fracture situations—Recommendations of a multidisciplinary workshop of the International Society for Fracture Repair[J]. Bone, 2010, 46(2):267-271.

[14]Colón-Emeric CS, Mesenbrink P, Lyles KW, et al. Potential mediators of the mortality reduction with zoledronic acid after hip fracture [J]. J Bone Miner Res, 2010, 25(1): 91-97.

[15]Bolland MJ, Grey AB, Gamble GD, et al. Effect of osteoporosis treatment on mortality: a meta-analysis [J]. J Clin Endocrinol Metab, 2010, 95(3):1174-1181.

[16]Rizzoli R, Reginster JY, Boonen S, et al. Adverse reactions and drug-drug interactions in the management of women with postmenopausal osteoporosis [J]. Calcif Tissue Int, 2011, 89(2): 91-104.

[17]Jennings LA, Auerbach AD, Maselli J, et al. Missed opportunities for osteoporosis treatment in patients hospitalized for hip fracture [J]. J Am Geriatr Soc, 2010, 58(4):650-657.

[18]Rabenda V, Vanoverloop J, Fabri V, et al. Low incidence of anti-osteoporosis treatment after hip fracture [J]. J Bone Joint Surg Am, 2008, 90(10): 2142-2148.

[19]Rizzoli R, Bonjour JP, Ferrari SL. Osteoporosis, genetics and hormones [J]. J Mol Endocrinol, 2001, 26(2):79-94.

[20]Bass SL, Naughton G, Saxon L, et al. Exercise and calcium combined results in a greater osteogenic effect than either factor alone: a blinded randomized placebo-controlled trial in boys [J]. J Bone Miner Res, 2007, 22(3): 458-464.

[21]Meyer HE, Pedersen JI, Loken EB, et al. Dietary factors and the incidence of hip

fracture in middle-aged norwegians: a prospective study [J]. Am J Epidemiol, 1997, 145(2): 117-123.

[22]Kerstetter JE, O'Brien KO, Insogna KL. Dietary protein affects intestinal calcium absorption [J]. Am J Clin Nutr, 1998, 68(4): 859-865.

[23]Hannan MT, Tucker KL, Dawson-Hughes B, et al. Effect of dietary protein on bone loss in elderly men and women: the Framingham Osteoporosis Study [J]. J Bone Miner Res, 2000, 15(12): 2504-2512.

[24]Darling AL, Millward DJ, Torgerson DJ, et al. Dietary protein and bone health: a systematic review and meta-analysis [J]. Am J Clin Nutr, 2009, 90(6): 1674-1692.

[25]Misra D, Berry SD, Broe KE, et al. Does dietary protein reduce hip fracture risk in elders? The Framingham osteoporosis study [J]. Osteoporos Int, 2011, 22(1): 345-349.

[26]Munger RG, Cerhan JR, Chiu BC. Prospective study of dietary protein intake and risk of hip fracture in postmenopausal women [J]. Am J Clin Nutr, 1999, 69(1): 147-152.

[27]Sellmeyer DE, Stone KL, Sebastian A, et al. A high ratio of dietary animal to vegetable protein increases the rate of bone loss and the risk of fracture in postmenopausal women. Study of Osteoporotic Fractures Research Group[J]. Am J Clin Nutr, 2001, 73(1): 118-122.

[28]Dawson-Hughes B, Harris SS. Calcium intake influences the association of protein intake with rates of bone loss in elderly men and women [J]. Am J Clin Nutr, 2002, 75(4): 773-779.

[29]Rizzoli R. Nutrition: its role in bone health[J]. Best Pract Res Clin Endocrinol Metab, 2008, 22(5): 813-829.

[30]Tkatch L, Rapin CH, Rizzoli R, et al. Benefits of oral protein supplementation in elderly patients with fracture of the proximal femur [J]. J Am Coll Nutr, 1992, 11(5): 519-525.

[31]Ho-Pham LT, Nguyen ND, Nguyen TV. Effect of vegetarian diets on bone mineral density: a Bayesian meta-analysis [J]. Am J Clin Nutr, 2009, 90(4): 943-950.

[32]Appleby P, Roddam A, Allen N, et al. Comparative fracture risk in vegetarians and nonvegetarians in EPIC-Oxford [J]. Eur J Clin Nutr, 2007, 61(12): 1400-1406.

[33]Trumbo P, Schlicker S, Yates AA, et al. Dietary reference intakes for energy, carbohydrate, fiber, fat, fatty acid, cholesterol, protein, and amino acid [J]. J Am Diet Assoc, 2002, 102(11): 1621-1630.

[34]Tang BMP, Eslick GD, Nowsan C, et al. Use of calcium or calcium in combination with vitamin D supplementation to prevent fractures and bone loss in people aged 50 years and older: a meta-analysis [J]. Lancet, 2007, 370(9588): 657-666.

[35]Bischoff-Ferrari HA, Dawson-Hughes B, Baron JA, et al. Calcium intake and hip fracture risk in men and women: a metaanalysis of prospective cohort studies and randomized controlled trials [J]. Am J Clin Nutr, 2007, 86(6): 1780-1790.

[36]Bolland MJ, Barber PA, Doughty RN, et al. Vascular events in healthy older women receiving calcium supplementation: randomised controlled trial [J]. BMJ, 2008, 336

(7638): 262-266.

[37]Jackson RD, LaCroix AZ, Gass M, et al. Calcium plus vitamin D supplementation and risk of fracture [J]. N Engl J Med, 2006, 354(7): 669-683.

[38]Reid IR, Ames R, Mason B, et al. Randomized controlled trial of calcium supplementation in healthy nonosteoporotic, older men [J]. Arch Intern Med, 2008, 168(20): 2276-2282.

[39]Avenell A, Gillespie WJ, Gillespie LD, et al. Vitamin D and vitamin D analogues for preventing fractures associated with involutional and post-menopausal osteoporosis[J]. Cochrane Database Syst Rev, 2009(2): CD000227.

[40]Boonen S, Lips P, Bouillon R, et al. Need for additional calcium to reduce the risk of hip fracture with vitamin D supplementation: evidence from a comparative meta analysis of randomized controlled trials [J]. J Clin Endocrinol Metab, 2007, 92(4): 1415-1423.

[41]Bischoff-Ferrari HA, Dawson-Hughes B, Baron JA, et al. Prevention of nonvertebral fractures with oral vitamin D and dose dependency, a meta-analysis of randomized controlled trials [J]. Arch Intern Med, 2009, 169(6): 551-561.

[42]Bischoff-Ferrari HA, Dietrich T, Orav EJ, et al. Higher 25-hydroxyvitamin D concentrations are associated with better lower-extremity function in both active and inactive persons aged $\geqslant$60 y [J]. Am J Clin Nutr, 2004, 80(3): 752-758.

[43]Bischoff-Ferrari HA, Dawson-Hughes B, Staehelin HB, et al. Fall prevention with supplemental and active forms of vitamin D: a meta-analysis of randomised controlled trials [J]. BMJ, 2009, 339(7725): b3692-b3703.

[44]U. S. Department of Health and Human Services. Bone health and osteoporosis: a report of the surgeon general, 2004.

[45]Yamaguchi M, Uchiyama S. Effect of carotenoid on calcium content and alkaline phosphatase activity in rat femoral tissues in vitro: the unique anabolic effect of β-cryptoxanthin [J]. Biol Pharm Bull, 2003, 26(8):1188-1191.

[46]Yamaguchi M, Uchiyama S. β-Cryptoxanthin stimulates bone formation and inhibits bone resorption in tissue culture in vitro [J]. Mol Cell Biochem, 2004, 258(1-2):137-144.

[47]Uchiyama S, Yamaguchi M. β-Cryptoxanthin stimulates cell proliferation and transcriptional activity in osteoblastic MC3T3-E1cells [J]. Int J Mol Med, 2005, 15 (4): 675-681.

[48]Uchiyama S, Ishiyama K, Hashimoto K, et al. Synergistic effect of β-cryptoxanthin and zinc sulfate on the bone component in rat femoral tissues *in vitro*: the unique anabolic effect with zinc [J]. Biol Pharm Bull, 2005, 28(11): 2142-2145.

[49]Yamaguchi M, Igarashi A, Uchiyama S, et al. Bone metabolic markers on circulating bone metabolic markers: Intake of juice (*Citrus unshiu*) supplemented with β-cryptoxanthin has an effect in menopausal women [J]. J Health Sci, 2006, 52(8): 758-768.

[50]Sugiura M, Nakamura M, Ogawa K, et al. Bone mineral density in post-menopausal female subjects is associated with serum antioxidant carotenoids [J]. Osteoporos Int,

2008，19(2)：211-219.

[51]Sahni S, Hannan MT, Blumberg J, et al. Protective effect of total carotenoid and lycopene intake on the risk of hip fracture: a 17-year follow-up from the Framingham osteoporosis study [J]. J Bone Miner Res, 2009, 24(6)：1086-1094.

[52]Granado-Lorencio F, Olmedilla-Alonso B, Herrero-Barbudo C, et al. Seasonal variation of serum alpha- and beta-cryptoxanthin and 25-OH-vitamin D_3 in women with osteoporosis [J]. Osteoporos Int, 2008, 19(5)：717-720.

[53]Wang Y, Hodge AM, Wluka AE, et al. Effect of antioxidants on knee cartilage and bone in healthy, middle-aged subjects: a cross-sectional study [J]. Arthritis Res Ther, 2007, 9(4)：R66.

[54]Shearer MJ, Newman P. Metabolism and cell biology of vitamin K [J]. Thromb Haemost, 2008, 100(4)：530-547.

[55]Luukinen H, Käkönen S-M, Petterson K, et al. Strong prediction of fractures among older adults by the ratio of carboxylated to total serum osteocalcin [J]. J Bone Miner Res, 2000, 15(12)：2473-2478.

[56]Schurgers LJ, Barreto DV, Liaboeuf S, et al. The circulating inactive form of matrix Gla protein is a surrogate marker for vascular calcification in chronic kidney disease: a preliminary report [J]. Clin J Am Soc Nephrol, 2010, 5(4)：568-575.

[57]Cranenburg EC, Vermeer C, Koos R, et al. The circulating inactive form of Matrix Gla Protein (ucMGP) as a biomarker for cardiovascular disease [J]. J Vasc Res, 2008, 45(5)：427-436.

[58]Cranenburg EC, Koos R, Schurgers LJ, et al. Characterization and potential diagnostic value of circulating matrix Gla protein (MGP) species [J]. Thromb Haemost, 2010, 104(4)：811-822.

[59]Massey LK, Whiting SJ. Dietary salt, urinary calcium, and bone loss [J]. J Bone Miner Res, 1996, 11(6)：731-736.

[60]Teucher B, Dainty JR, Spinks CA, et al. Sodium and bone health: impact of moderately high and low salt intakes on calcium metabolism in postmenopausal women [J]. J Bone Miner Res, 2008, 23(9)：1477-1485.

[61]Fenton TR, Lyon AW, Eliasziw M, et al. Phosphate decreases urine calcium and increases calcium balance: a meta-analysis of the osteoporosis acid-ash diet hypothesis [J]. Nutr J, 2009, 8：41.

[62]Heaney RP, Recker RR. Effects of nitrogen, phosphorus, and caffeine on calcium balance in women [J]. J Lab Clin Med, 1982, 99(1)：46-55.

[63]Schaafsma A, de Vries PJ, Saris WH. Delay of natural bone loss by higher intakes of specific minerals and vitamins [J]. Crit Rev Food Sci Nutr, 2001, 41(4)：225-249.

[64]Rafferty K, Heaney RP. Nutrient effects on the calcium economy: emphasizing the potassium controversy [J]. J Nutr, 2008, 138(1)：S166-S171.

[65]Coheley LM, Kindler JM, Laing EM, et al. Whole egg consumption and cortical

bone in healthy children [J]. Osteoporos Int，2018，29(8)：1783-1791.

[66]Kazis KI. The female athletes triad [J]. Adolesc Med，2003，14(1)：87-95.

[67]Oncken C，Prestwood K，Kleppinger A，et al. Impact of smoking cessation on bone mineral density in postmenopausal women [J]. J Womens Health (Larchmt)，2006，15(10)：1141-1150.

[68]Kiel DP，Felson DT，Hannan MT，et al. Caffeine and the risk of hip fracture：the Framingham Study [J]. Am J Epidemiol，1990，132(4)：675-684.

[69]Hallström H，Wolk A，Glynn A，et al. Coffee，tea and caffeine consumption in relation to osteoporotic fracture risk in a cohort of Swedish women [J]. Osteoporos Int，2006，17(7)：1055-1064.

[70]Barrett-Connor E，Chang JC，Edelstein SL. Coffee-associated osteoporosis offset by daily milk consumption. the Rancho Bernardo study [J]. JAMA，1994，271(4)：280-283.

[71]Heaney RP，Weaver CM，Fitzsimmons ML. Soybean phytate content：effect on calcium absorption [J]. Am J Clin Nutr，1991，53(3)：745-747.

[72]Feng W，Marshall R，Lewis-Barned NJ，et al. Low follicular oestrogen levels in New Zealand women consuming high fibre diets：a risk factor for osteopenia? [J]. N Z Med J，1993，106(965)：419-422.

[73]Atmaca A，Kleerekoper M，Bayraktar M，et al. Soy isoflavones in the management of postmenopausal osteoporosis [J]. Menopause，2008，15(4 Pt 1)：748-757.

[74]Taku K，Melby MK，Takebayashi J，et al. Effect of soy isoflavone extract supplements on bone mineral density in menopausal women：meta-analysis of randomized controlled trials [J]. Asia Pac J Clin Nutr，2010，19(1)：33-42.

[75]Weaver C，Heaney RP. Nutrition and osteoporosis. In：Rosen CJ，editor. Primer on metabolic bone diseases and disorders of mineral metabolism [M]. Washington：American Society for Bone and Mineral Research，2008：206-208.

[76]Cao JJ. Effects of obesity on bone metabolism [J]. J Orthop Surg Res，2011，6：30.

[77]Fiatarone Singh MA，Singh NA，Hansen RD，et al. Methodology and baseline characteristics for the sarcopenia and hip fracture study：a 5-year prospective study [J]. J Gerontol A Biol Sci Med Sci，2009，64(5)：568-574.

[78]Cruz-Jentoft AJ，Baeyens JP，Bauer JM，et al. Sarcopenia：European consensus on definition and diagnosis：Report of the European Working Group on Sarcopenia in Older People[J]. Age Aging，2010，39(4)：412-423.

[79]Liu CJ，Latham NK. Progressive resistance strength training for improving physical function in older adults[J]. Cochrane Database Syst Rev，2009(3)：CD002759.

[80]Campbell WW，Trappe TA，Wolfe RR，et al. The recommended dietary allowance for protein may not be adequate for older people to maintain skeletal muscle [J]. J Gerontol A Biol Sci Med Sci，2001，56(6)：M 373-380.

[81]Rieu I，Balage M，Sornet C，et al. Leucine supplementation improves muscle protein synthesis in elderly men independently of hyperaminoacidaemia [J]. J Physiol，2006，575

(Pt 1)：305-315.

［82］Moritani T，deVries HA．Neural factors versus hypertrophy in the time course of muscle strength gain ［J］．Am J Phys Med，1979，58(3)：115-130.

［83］Enoka RM．Muscle strength and its development．New perspectives ［J］．Sports Med，1988，6(3)：146-168.

［84］Moayyeri A．The association between physical activity and osteoporotic fractures：a review of the evidence and implications for future research ［J］．Ann Epidemiol，2008，18 (11)：827-835.

［85］Evans WW，Campbell WW．Sarcopenia and age-related changes in body position and functional capacity ［J］．J Nutr，1993，123(Suppl 2)：465-468.

［86］Maki BE，McIlroy WE．Change-in-support balance reactions in older persons：an emerging research area of clinical importance ［J］．Neurol Clin，2005，23(3)：751-783.

［87］Ford CM，Keaveny TM，Hayes WC．The effect of impact direction on the structural capacity of the proximal femur during falls ［J］．J Bone Miner Res，1996，11(3)：377-383.

［88］Cumming RG，Klineberg RJ．Fall frequency and characteristics and the risk of hip fracture ［J］．J Am Geriatr Soc，1994，42(7)：774-778.

［89］Tinetti ME，Baker DI，McAvay G，et al．A multifactorial intervention to reduce the risk of falling among elderly people living in the community ［J］．N Engl J Med，1994，331 (13)：821-827.

［90］Li F，Harmer P，Fisher KJ，et al．Tai Chi and fall reductions in older adults：a randomized controlled trial ［J］．J Gerontol A Biol Sci Med Sci，2005，60(2)：187-194.

［91］Parker MJ，Gillespie WJ，Gillespie LD．Effectiveness of hip protectors for preventing hip fractures in elderly people：systematic review ［J］．BMJ，2006，332(7541)：571-574.

［92］Kaplan RJ，Vo AN，Stitik TP．Rehabilitation of orthopedic and rheumatologic disorders．1．Osteoporosis assessment，treatment，and rehabilitation ［J］．Arch Phys Med Rehabil，2005，86(3 Suppl 1)：S40-S47.

［93］Bonaiuti D，Shea B，Lovine R，et al．Exercise for preventing and treating osteoporosis in postmenopausal women［J］．Cochrane Database Syst Rev，2002(3)：CD000333.

［94］Layne JE，Nelson ME．The effect of progressive resistance training on bone density：a review ［J］．Med Sci Sports Exerc，1999，31(1)：25-30.

［95］Taaffe DR，Pruitt L，Pyka G，et al．Comparative effects of high- and low-density training on thigh muscles strength，fiber area，and tissue composition in elderly women ［J］．Clin Physiol，1996，16(4)：381-392.

［96］Wayne PM，Kiel DP，Krebs DE，et al．The effect of Tai Chi on bone mineral density in postmenopausal women：a systematic review ［J］．Arch Phys Med Rehabil，2007，88 (5)：673-680.

［97］Sfeir JG，Drake MT，Sonawane VJ，et al．Vertebral compression fractures associated with yoga：a case series ［J］．Eur J Phys Rehabil Med，2018，54(6)：947-951.

［98］Liu-Ambrose TY，Khan KM，Eng JJ，et al．The benefical effects of group-based exercise on fall risk profile and physical activity persist 1 year post-inervention in older women with low bone mass: follow-up after withdrawl of exercise [J]. J Am Geriatr Soc, 2005, 53(10): 1767-1773.

[99]Chan DC, Chang CB, Han DS, et al. Effects of exercise improves muscle strength and fat mass in patients with high fracture risk: a randomized control trial [J]. J Formos Med Assoc, 2018, 117(7): 572-582.

[100]Marx JO, Ratamess NA, Nindl BC, et al. Low-volume circuit versus high-volume periodized resistance training in women [J]. Med Sci Sports Exerc, 2001, 33(4): 635-643.

[101]Fleck SJ. Periodized strength training: a critical review [J]. J Strength Cond Res, 1999, 13(1): 82-89.

[102]Howe TE, Rochester L, Neil F, et al. Exercise for improving balance in older people. Cochrane Database Syst Rev, 2011(11): CD004963.

[103]Sherrington C, Whitney JC, Lord SR, et al. Effective exercise for the prevention of falls: a systematic review and meta-analysis [J]. J Am Geriatr Soc, 2008, 56 (12): 2234-2243.

[104] Mackey DC, Robinovitch SN. Mechanisms underlying age-related differences in ability to recover balance with the ankle strategy [J]. Gait posture, 2006, 23(1): 59-68.

[105]Carter ND, Khan KM, Petit MA, et al. Results of a 10-week community based strength and balance training programme to reduce fall risk factors: a randomized controlled trial in 65-75 year old women with osteoporosis [J]. Br J Sports Med, 2001, 35(5): 348-351.

[106]Kerrigan DC, Todd MK, Della Croce U, et al. Biomechanical gait alterations independent of speed in the healthy elderly: evidence of specific limiting impairments [J]. Arch Phys Med Rehabil, 1998, 79(3): 317-322.

[107]Shrier I. Dose stretching improve performance? A systemic and critical review of the literature [J]. Clin J Sport Med, 2004, 14(5): 267-273.

[108]Rubini EC, Costa AL, Gomes PS. The effects of stretching on strength performance [J]. Sports Med, 2007, 37(3): 213-224.

[109]Wallin D, Ekblom B, Grahn R, et al. Improvement of muscle flexibility. A comparison between two techniques [J]. Am J Sports Med, 1985, 13(4): 263-268.

[110]Taylor DC, Dalton JD Jr, Seaber AV, et al. Viscoelastic properties of muscle-tendon units. the biochemical effects of stretching [J]. Am J Sports Med, 1990, 18 (3): 300-309.

[111]Bautmans I, Van Hees E, Lemper JC, et al. The feasibility of whole body vibration in institutionalized elderly persons and its influence on muscle performance, balance and mobility: a randomized controlled trial [J]. BMC Geriatr, 2005, 5: 17-24.

[112]Verschueren SM, Roelants M, Delecluse C, et al. Effect of 6-month whole body vibration training on hip density, muscle strength, and postural control in postmenopausal women: a randomized controlled pilot study [J]. J Bone Miner Res, 2004, 19(3): 352-359.

[113]American College of Sports Medicine and American Heart Association. Exercise

and acute cardiovascular events: placing the risk into perspective [J]. Med Sci Sports Exerc, 2007, 39(5): 886-897.

[114]Doering TJ, Aaslid R, Steuernagel B, et al. Cerebral autoregulation during whole-body hypothermia and hyperthermia [J]. Am J Phys Med Rehabil, 1999, 78(1): 33-38.

[115]Mackert GA, Schulte M, Hirche C, et al]Low-energy extracorporeal shockwave therapy (ESWT) improves metaphyseal fracture healing in an osteoporotic rat model [J]. PLoS One, 2017, 12(12): e0189356.

[116]Krpan D, Kullich W. Nuclear magnetic resonance therapy (MBST) in the treatment of osteoporosis. case report study [J]. Clin Cases Miner Bone Metab, 2017, 14(2): 235-238.

[117]Poredoš P, Čelan D, Možina J, et al. Determination of the human spine curve based on laser triangulation [J]. BMC Med Imaging, 2015, 15: 2.

[118]Richards RS, Bennett JD, Roth JH, et al. Arthroscopic diagnosis of intra-articular soft tissue injuries associated with distal radius fractures [J]. J Hand Surg Am, 1997, 22 (5): 772-776.

[119]Ferreira PH, Ferreira ML, Hodges PW. Contraction of the pelvic floor muscles in patients with low back pain: ultrasound measurement of muscle activity [J]. Spine (Phila Pa 1976), 2004, 29(22): 2560-2566.

[120]Laasonen EM. Atrophy of the sacrospinal muscle groups in patients with chronic, diffusely relating lumber back pain [J]. Neuroradiology, 1984, 26(1): 9-13.

[121]Coehlo R, Silva C, Maia A, et al. Bone mineral density and depression: a community study in women [J]. J Psychosom Res, 1999, 46(1): 29-35.

[122]Jacka FN, Pasco JA, Henry MJ, et al. Depression and bone mineral density in a community setting of perimenopausal women: Geelong Osteoporosis Study [J]. Menopause, 2005, 12(1): 88-91.

[123]Mossey JM, Mutran E, Knott K, et al. Determinants of recovery 12 months after hip fracture: the importance of psychological factors [J]. Am J Public Health, 1989, 79(3): 279-286.

[124]Ganesan K, Teklehaimanot S, Tran T, et al. Relationship of c-reactive protein and bone mineral density in community-dwelling elderly females [J]. J Natl Med Assoc, 2005, 97 (3): 329-333.

[125]Thrailkill KM, Lumpkin CK Jr, Bunn RC, et al. Is insulin an anabolic agent in bone? Dissecting the diabetic bone for clues [J]. Am J Physiol Endocrinol Metab, 2005, 289 (5): E735-745.

[126]Rehman HU, Masson EA. Neuroendocrinology of female aging [J]. Gend Med, 2005, 2(1): 41-56.

[127]Carnahan RM, Perry PJ. Depression in aging men: the role of testosterone [J]. Drugs Aging, 2004, 21(6): 361-376.

[128]Altindag O, Altindag A, Asoglu M, et al. Relation of cortisol levels and bone

mineral density among premenopausal women with major depression [J]. Int J Clin Pract, 2007, 61(3): 416-420.

[129]Kapoor D, Jones TH. Smoking and hormones in health and endocrine disorders [J]. Eur J Endocrinol, 2005, 152(4): 491-499.

[130]Chakkalakal DA. Alcohol-induced bone loss and deficient bone repair [J]. Alcohol Clin Exp Res, 2005, 29(12): 2077-2090.

[131]Korpelainen R, Korpelainen J, Heikkinen J, et al. Lifelong risk factors for osteoporosis and fractures in elderly women with low body mass index—a population-based study [J]. Bone, 2006, 39(2): 385-391.

[132]Wong SY, Lau EM, Lynn H, et al. Depression and bone mineral density: is there a relationship in elderly Asian men? Results from Mr. Os (Hong Kong) [J]. Osteoporos Int, 2005, 16(6): 610-615.

[133]Yazici KM, Akinci A, Sütcü A, et al. Bone mineral density in premenopausal women with major depressive disorder [J]. Psychiatry Res, 2003, 117(3): 271-275.

[134]Takkouche B, Montes-Martinez A, Gill SS, et al. Psychotropic medications and the risk of fracture: a meta-analysis [J]. Drug Saf, 2007, 30(2): 171-184.

[135]Vrkljan M, Thaller V, Lovricević I, et al. Depressive disorder as a possible risk factor for osteoporosis [J]. Coll Antropol, 2001, 25(2): 485-492.

[136]Warden SJ, Robling AG, Sanders MS, et al. Inhibition of the serotonin (5-hydroxytryptamine) transporter reduces bone accrual during growth [J]. Endocrinology, 2005, 146(2): 685-693.

[137]Battaglino R, Vokes M, Schulze-Späte U, et al. Fluoxetine treatment increases trabecular bone formation in mice [J]. J Cell Biochem, 2007, 100(6): 1387-1394.

[138]Pfeifer M, Gehlen M, Hinz C. Spinal orthoses in the treatment of vertebral fractures with osteoporosis: a systematic review article [J]. Z Rheumatol, 2017, 76(10): 860-868.

[139]Bruyere O, Brandi ML, Burlet N, et al. Post-fracture management of patients with hip fracture: a perspective [J]. Curr Med Res Opin, 2008, 24(10): 2841-2851.

[140]Frontera WR. Delisa's physical medicine & rehabilitation: principles and practice [M]. 5th ed. Philadelphia: Lippincott Williams & Wilkins Publishers, U.S.A. 2010.